医用工学入門

木 村 雄 治 著

コロナ社

は じ め に

　日進月歩の科学技術の発展に，医療の分野も例外なくその恩恵にあずかっている。新しい医用工学技術が医療の発展をもたらし，新医療の進歩がさらに新鮮な思考のもとに，高度な医療技術，医用工学技術を要望する。まさに医学と工学は互いに競合し，協調して医療や福祉に貢献している。このような環境のなかで，臨床工学技士制度（1988年）や救急救命士制度（1991年）が発足し，プレホスピタルケアと院内救急医療体制が充実した。一方で，老人医療，在宅医療，遠隔医療などの医療分野では，医療の専門家や一般市民を問わずいろいろな形で医療に深くかかわることが要求されている。

　このように，一般医療の場でも高度医療の領域においても，医学と工学の役割は大きくなっている。遠隔医療のための通信ネットワークや，コンピュータによる医療情報処理は工学技術そのものであり，最先端をいく脳治療の低体温療法や遺伝子治療は医学の独壇場であるがごとく思われるが，これらが最高に効果を発揮するのは医学と工学とが密に融合してはじめて得られるものである。

　医用工学は，今まででややもすれば医療に役立つ技術という考え方をしがちであるが，本来は，生体を医学の立場から客観的に考察し，工学からは理論的に現象を解明して，その成果をどのように医療に役立てるかを両者が追究する医学と工学の境界領域にあるものである。

　このような観点から，医用工学を単なる機器の技術的内容として理解するのでなく，生体とあるいは生理現象といかに深くかかわっているかを広く理解することが必要ではないかと思われる。

　ここでは初歩的・基本的なテーマが中心ではあるが，医学と工学との関係での技術の重要さに少しでも多く接してほしいと願っている。

2001年1月

著　　者

目　　次

1. 医用工学とは

2. 医用工学発展の歴史

2.1 心　電　計 …………………………………………………………………………… 4
　2.1.1　心電計の測定原理と構成 ………………………………………………………… 4
　2.1.2　心臓における興奮伝導と心電図の発生 ………………………………………… 7
　2.1.3　心電信号の検出（電極と皮膚の性質） ………………………………………… 8
　2.1.4　生体と増幅器の結合 ……………………………………………………………… 9
　2.1.5　心電計の周波数特性 ……………………………………………………………… 11
　2.1.6　心電計の記録方式 ………………………………………………………………… 13
　2.1.7　心電計の規格 ……………………………………………………………………… 15
　2.1.8　心電図の利用拡大 ………………………………………………………………… 17
　2.1.9　心電図の解析 ……………………………………………………………………… 17

2.2 脳　波　計 …………………………………………………………………………… 25
　2.2.1　脳波計の構成 ……………………………………………………………………… 25
　2.2.2　脳波の性質 ………………………………………………………………………… 28
　2.2.3　脳波の発生機序：脳波計はなぜ誘導電極数が多いのか ……………………… 29
　2.2.4　脳波記録で何を知ろうとするか ………………………………………………… 31
　2.2.5　脳波の解析 ………………………………………………………………………… 32

2.3 血　圧　計 …………………………………………………………………………… 36
　2.3.1　観血式血圧計 ……………………………………………………………………… 36
　2.3.2　非観血式血圧計 …………………………………………………………………… 39
　2.3.3　血圧は変動するもの（ホルタ自動血圧計） …………………………………… 41

3. 医用電子機器の種類

3.1 生体現象計測・監視機器 …………………………………………………………… 42
　3.1.1　生体物理現象検査用機器 ………………………………………………………… 42
　3.1.2　生体電気現象検査用機器 ………………………………………………………… 43

　　　　3.1.3　生体検査用機器 ……………………………………………………43
　　　　3.1.4　生体現象監視用機器 …………………………………………………43
　3.2　画像診断装置 ………………………………………………………………44
　3.3　生体機能補助・代行機器 …………………………………………………44
　3.4　治療および手術機器 ………………………………………………………45
　3.5　医用情報システム …………………………………………………………45
　3.6　その他のシステム …………………………………………………………45

4. 人体からの情報収集

　4.1　人体にエネルギーを与えないで検出する情報 …………………………46
　　　　4.1.1　生体電気信号 …………………………………………………………46
　　　　4.1.2　生体振動現象 …………………………………………………………47
　　　　4.1.3　温度情報 ………………………………………………………………49
　　　　4.1.4　呼気ガス成分の分析 …………………………………………………51
　　　　4.1.5　磁気現象の検出 ………………………………………………………51
　4.2　人体にエネルギーを与えて検出する情報 ………………………………52
　　　　4.2.1　光による検出 …………………………………………………………52
　　　　4.2.2　電気インピーダンス法による検出 …………………………………53
　　　　4.2.3　加圧による検出 ………………………………………………………53
　　　　4.2.4　超音波を加える検出 …………………………………………………55
　　　　4.2.5　磁気の印加による検出 ………………………………………………56
　　　　4.2.6　放射線による検出 ……………………………………………………57

5. 生体物性

　5.1　電気特性 ……………………………………………………………………58
　　　　5.1.1　細胞の性質 ……………………………………………………………58
　　　　5.1.2　組織の周波数特性 ……………………………………………………60
　　　　5.1.3　電磁波の透過性 ………………………………………………………61
　5.2　磁気特性 ……………………………………………………………………62
　5.3　放射線特性 …………………………………………………………………62
　5.4　機械特性 ……………………………………………………………………63
　5.5　熱特性 ………………………………………………………………………64
　5.6　光特性 ………………………………………………………………………65

6. 医用電子回路

- 6.1 差動増幅器 ……………………………………………………………… 67
  - 6.1.1 差動増幅回路の特性 ……………………………………………… 67
  - 6.1.2 弁別比の向上方法 ………………………………………………… 68
  - 6.1.3 バッファアンプの利用法 ………………………………………… 69
- 6.2 フローティングアンプ（アイソレーションアンプ） ………………… 70
  - 6.2.1 フローティングの意味 …………………………………………… 70
  - 6.2.2 フローティングの方法 …………………………………………… 70
  - 6.2.3 フローティングと弁別比 ………………………………………… 72
- 6.3 テレメータ回路 …………………………………………………………… 72
  - 6.3.1 送信機 ……………………………………………………………… 73
  - 6.3.2 受信機 ……………………………………………………………… 74
- 6.4 変換素子と増幅回路 ……………………………………………………… 76
  - 6.4.1 ストレインゲージ ………………………………………………… 76
  - 6.4.2 圧電素子 …………………………………………………………… 77
  - 6.4.3 可動コイル素子 …………………………………………………… 78
  - 6.4.4 サーミスタ ………………………………………………………… 78
  - 6.4.5 フォトダイオード ………………………………………………… 79
  - 6.4.6 差動トランス ……………………………………………………… 80

7. 医用機器各論

- 7.1 筋電計 ……………………………………………………………………… 81
- 7.2 呼吸流量計（電子式スパイロメータ） ………………………………… 84
- 7.3 パルスオキシメータ ……………………………………………………… 87
- 7.4 心拍出量計 ………………………………………………………………… 90
- 7.5 炭酸ガスモニタ …………………………………………………………… 92

8. 患者監視システム

- 8.1 患者監視の情報と測定の特徴 …………………………………………… 94
- 8.2 ICU, CCUのモニタ（一人用患者監視装置） ………………………… 96
- 8.3 多人数用監視システム …………………………………………………… 97

vi 目次

8.4 分娩監視装置 …………………………………………………… 98
8.5 新生児監視装置 …………………………………………………… 100
8.6 患者監視と情報ネットワークシステム ………………………… 103

9. 画像診断装置

9.1 超音波画像診断装置 …………………………………………… 105
 9.1.1 測定原理 ……………………………………………… 105
 9.1.2 画像の作り方－パルスエコー法 …………………… 106
 9.1.3 画像の作り方－パルスドップラ法 ………………… 108
 9.1.4 プローブの種類と特性 ……………………………… 109
 9.1.5 超音波画像の特徴 …………………………………… 111
9.2 X線画像診断装置 ……………………………………………… 112
 9.2.1 X線の発生と制御 …………………………………… 112
 9.2.2 透視撮影と直接撮影（実時間DR法） …………… 113
 9.2.3 X線CT ……………………………………………… 115
9.3 RI画像診断装置 ……………………………………………… 119
 9.3.1 γ線の性質 …………………………………………… 119
 9.3.2 SPECT ……………………………………………… 119
 9.3.3 PET ………………………………………………… 122
9.4 MRI装置 ……………………………………………………… 122
 9.4.1 測定原理 ……………………………………………… 122
 9.4.2 装置の構成 …………………………………………… 124
 9.4.3 緩和時間の生理学的意味 …………………………… 125
 9.4.4 MRアンギオグラフィ（血流描画法） …………… 125
 9.4.5 MRIの長所と短所 ………………………………… 126
9.5 内視鏡 …………………………………………………………… 127

10. 治療機器

10.1 ペースメーカ ………………………………………………… 129
10.2 除細動器 ……………………………………………………… 131
 10.2.1 体外式除細動器 …………………………………… 131
 10.2.2 植込型除細動器 …………………………………… 132
 10.2.3 ICD植込者の生活環境 ………………………… 134

- 10.3 超音波吸引手術装置 …………………………………… 135
- 10.4 電気メス ……………………………………………… 136
- 10.5 レーザメス …………………………………………… 136

11. 人体機能補助装置

- 11.1 補聴器 ………………………………………………… 139
  - 11.1.1 補聴の要因 …………………………………… 139
  - 11.1.2 体外式補聴器 ………………………………… 141
  - 11.1.3 植込式補聴器 ………………………………… 142
  - 11.1.4 聴力と大脳の機能 …………………………… 143
  - 11.1.5 新生児・乳幼児の補聴法 …………………… 144
- 11.2 人工透析 ……………………………………………… 148
  - 11.2.1 腎機能と血液透析 …………………………… 148
  - 11.2.2 体外式血液透析法 …………………………… 150
  - 11.2.3 腹膜透析法 …………………………………… 152
- 11.3 その他の補助装置 …………………………………… 154
  - 11.3.1 人工心肺装置 ………………………………… 154
  - 11.3.2 植込式人工心臓 ……………………………… 154
  - 11.3.3 大動脈内バルーンパンピング装置 ………… 155

12. 医療情報システム

- 12.1 コンピュータがシステムを作る …………………… 156
- 12.2 システムの広域性 …………………………………… 158
- 12.3 システムの社会的役割 ……………………………… 159

13. 安全対策

- 13.1 安全の概念 …………………………………………… 162
- 13.2 人体の電流反応（マクロショックとミクロショック） … 163
- 13.3 電撃の安全対策の保護手段と程度 ………………… 164
  - 13.3.1 電撃に対する保護の形式（保護手段）による分類 … 164
  - 13.3.2 電撃に対する保護の程度（使用目的）による分類 … 164
  - 13.3.3 漏れ電流の許容値 …………………………… 165

13.3.4　単一故障状態 …………………………………… 166
　　13.3.5　医療環境の安全管理（EPRシステム）………… 166
　　13.3.6　漏れ電流測定 …………………………………… 166
13.4　電磁環境と安全 ………………………………………… 167
　　13.4.1　電波障害に対する安全 …………………………… 167
　　13.4.2　電磁的両立性 ……………………………………… 168
13.5　治療装置の安全 ………………………………………… 169
　　13.5.1　除細動器 …………………………………………… 169
　　13.5.2　電気メス …………………………………………… 169
　　13.5.3　レーザメス ………………………………………… 170
13.6　システム安全 …………………………………………… 171
　　13.6.1　機器に対するシステム安全 ……………………… 171
　　13.6.2　人為的ミスの安全対策 …………………………… 173

参　考　文　献 ………………………………………………… 175
索　　　　引 …………………………………………………… 176

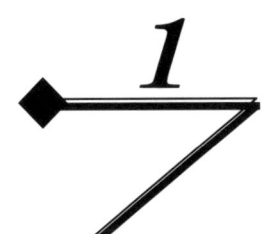
医用工学とは

　検査，診断，治療の多面にわたって工学が密接に関係し，医療の発展に大きく貢献している。最も身近な電子体温計から高度医療分野でのMRIや人工心肺の例を見ても，広い分野で工学と医学は深くかかわり合っていることがよく理解できる。

　医用工学（medical engineering）はこのように医療に工学的な理論や技術手法を導入することにより科学化を図ろうとするばかりでなく，疾病の予防・早期発見からリハビリテーションに至るあらゆる医療にわたって定量性，客観性，再現性，計画性，予測性を提供する役割を担っている。さらに最近では，各種画像計測診断，患者監視システム，看護支援システム，電子カルテ，遠隔医療のための医療情報通信システムなど，コンピュータの使用が不可欠となり，ますます工学の役割が重要になってきている。

　しかし，医用工学は医療に役立つべく一方的に医学に貢献しているのではなく，医学と工学の境界領域に位置する学問なのである。

　医用工学は，工学の立場からは生体を理論的に理解し，医学の立場からは生体を客観的に眺めることによって両者を融合することで成り立っている（**図 1.1**）。したがって医用工学は医学と工学のそれぞれの学問分野に立脚し生体を介して結合する学問であり，両者の中間に位置する独立した専門の学問ではない。この認識が異なった分野から得た知識を生体計測に適用し，有効な治療へと発展する源動力となりうる。

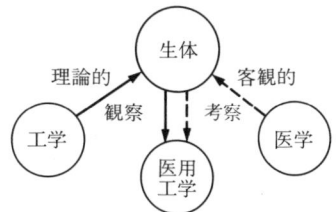

図 1.1　医用工学の位置付け

　一方，生体のもっているすぐれた機能やシステムを工学に反映させるなど，医学や生物学の概念や知識を工学に導入し応用を図る領域を生体工学（biological engineering）と呼んでいる。この生体工学と医用工学は不可分の関係にあることから，両者を併せて医用生体工学という名称が広く使われている。医用工学をME，医用生体工学をBMEと区別して用い

2　　1. 医用工学とは

る場合もあるが，両者を併せて単に ME と呼ぶ場合が多い。ME 領域の概念を ME 技術とそれを支える基本技術との関係で表すと**図 1.2** となる。基礎となる基本技術の背景には当然ながら物理学，数学，生物学，化学などの学問体系が備わっていることが前提である。

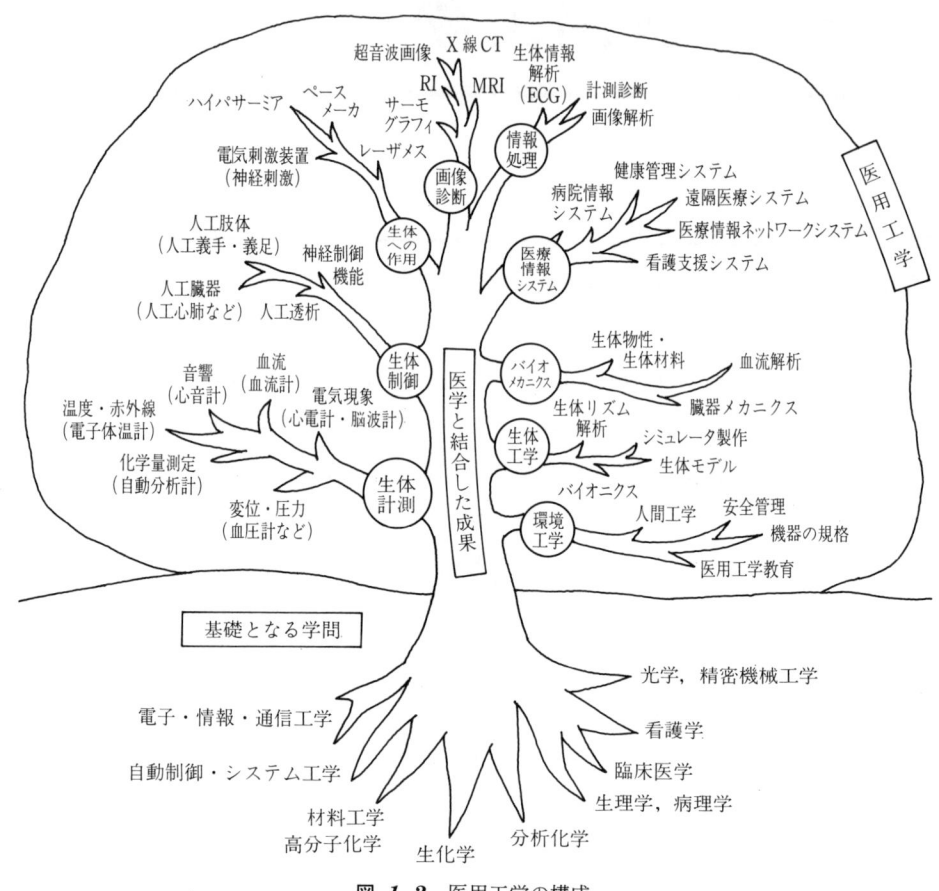

図 1.2 医用工学の構成

2 医用工学発展の歴史

　1716年ウィーンの医師が酒樽を叩いて酒の量を知ることからヒントを得て打診術を考案し，1819年フランスの医師 R. Laennec が子供のたわむれをヒントに木製の細長い円柱の聴診器を製作し，ドイツの医師 L. Traube（1818～1876）がその木製円柱を円管の聴診器に改良を行ったといわれる。その後今日まで打診，聴診が診療の第一歩に行われ，それが生体計測のもとをなしているのは興味深いものがある。以後，医学はイギリスの E. Jenner（1749～1823）の牛痘による天然痘予防法の開発などで徐々に社会的地位を確立していった。一方，生体計測の社会的地位を確立することになったのは，なんといってもかの著名な L. Galvani の"蛙の筋に関する研究"（1794年）である。この発表により，電気の発生が生体における生理現象の一つであるとみなされるようになった。そして生体電気計測が開始されるようになったのである。やがて G. Lippman（1875年）の毛細管電位計を利用した R. Marchand（1877年）による蛙の心臓電気現象の証明を経て，W. Einthoven（1903年）による絃検流計を使った心臓活動電位の記録が発表されて今日の心電図学の基礎を築いたといわれている。この絃検流計は先駆者 Galvani の業績をたたえて Galvanometer と名付けられた。後の心電計や脳波計に欠かすことのできないガルバノメータの元祖である。その後シーメンス・ハルケス社による可動コイル検流計が心電計に利用されて生理学の研究が盛んになっていった。

　筋肉が収縮するときに電気が発生することは推定されていたが，それが証明されるのは Einthoven による絃検流計の出現を待たねばならなかった。そして H. Piper（1912年）によってはじめて筋電図が記録された。

　さらに生理学は脳も研究対象としていた。脳波を動物実験によって初めて証明したのは R. Coton（1875年）である。人間を対象にしたのは，ずっと以後の H. Berger（1924年）であった。しかも，使用した計測器が大形の弦電流計であったために，再現性に大変苦労したといわれている。続いて，シーメンス・ハルケス社の可動コイル検流計は α 波の描記に成功した。さらに，1929年には脳波曲線1 000個をとって Jena の医学会に論文を発表したのは有名である。その後，1934年ごろよりアメリカでも，そして若干遅れて日本でも脳波

の研究が行われたが，第2次世界大戦によって中断された．本格的な研究が盛んになったのは終戦後のことである．

医用工学は生体電気現象の記録から始まったといえる．1906年 De. Forest の三極真空管の発明を契機に臨床的な応用が加速度的に発展し，1949年 W. Shockley のトランジスタの発明で今日のような隆盛期を迎えることになった．この電子工学の発展の過程でなんといっても心電計の果たした役割は大きく，脳波計の普及とあいまって医用工学の基礎を築いた．一方，血圧測定は 1896年 Riva-Rocci が圧迫帯を用いた触診法による水銀血圧計を作り，1905年に N. Korotkoff が聴診法による血圧計を考案した．それ以来，カフを上腕に巻いてコロトコフ音聴診をする水銀柱の血圧計が主流となった．しかし，それはなかなか医用工学の対象にならなかった．現在は観血式・非観血式を含めて病院のみならず家庭にも広く普及しているが，1950年初頭に観血式電気血圧計が登場するまでは，医療の各分野で望まれていたにもかかわらず医用工学の領域に含まれていなかったのである．

以上の歴史をふまえながら，医用工学構築の基礎にもなり，かつ現在も医療の最前線で活用されている心電計，脳波計および血圧計について考えてみたい．

2.1 心　電　計

1928年には可動コイル検流計に真空管増幅器を結合させたシーメンス・パルケス社の可搬電圧心電計が製作された．1932年以降，日本にも輸入されたが，当初は国内に4台しかなかった．1930年代の初め，日常の診断に使われていたおもな医用機器は顕微鏡，水冷式管球のX線診断装置，遠心器などわずかなもので，しかもドイツからの輸入品であった．そのころから国産化を目指して数社のメーカが撮影式心電計，インク書き心電計を製品化した．しかし本格的な国産化が進められたのは，大戦後の1945年以降である．当時，心電計の電源には電池を使用し，増幅器は不平衡（シングルエンド）型の真空管回路であった．心電図を記録する際には電灯線のスイッチを切って交流雑音が入らないようにした．また廊下を人が歩くだけで振動が記録波に入るので，人を近づけないようにしたものである．今日の心電計と比べるとまったく隔世の感がある．

2.1.1　心電計の測定原理と構成

心臓の活動に伴う電気現象を電極によって導出し増幅・記録するのが心電計である．心臓には心筋を自動的に順序よく収縮させるために，電気的興奮（刺激）を規則的に伝える特殊な組織がある．これを刺激伝導系と呼んでいる．図 2.1 のように，興奮はまず信号発電所（ペースメーカ）である洞結節に始まり，房室を経てヒス束から左右に分かれて心筋内のプ

2.1 心電計

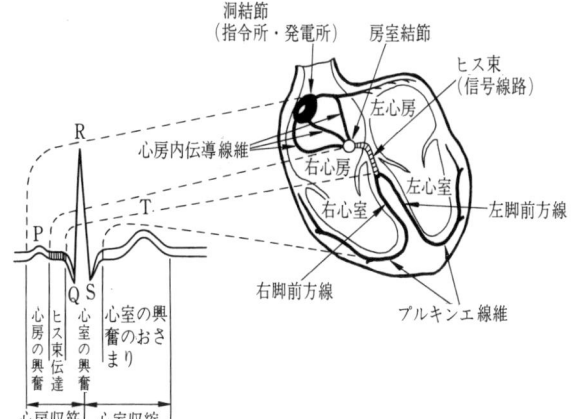

図 2.1 心臓の刺激伝導系と心電図波形

ルキンエ線維に伝わる。この興奮にやや遅れて心筋が収縮する。心臓の筋肉は骨格筋のような強い収縮力と平滑筋のような持久力を兼ね備えているが，不随意筋なので自分の意志でコントロールすることはできず，ペースメーカからの指令によって規則正しく活躍することになる。心電図は，この刺激伝導系の電気信号によって心筋が動作する過程で発生する電気現象を体表から記録したものである。心房を収縮させる洞結節までの電気信号がP波，心室の興奮がQRS波，心室の興奮がおさまるときに発生するのがT波である。

心電計の基本的な構成を図2.2に示す。興奮による心臓の電気的変化は，心臓内を時間経過とともに移動し，標準信号電圧が1mVの定常性をもった電気現象である。体内に発生する心臓の電気現象は，体表面に電位分布を作るので，体表のある2点間の電位を測定すれば心電図が得られる。電位（信号）の導出は，体表面に電極を装着して誘導コードで行う。

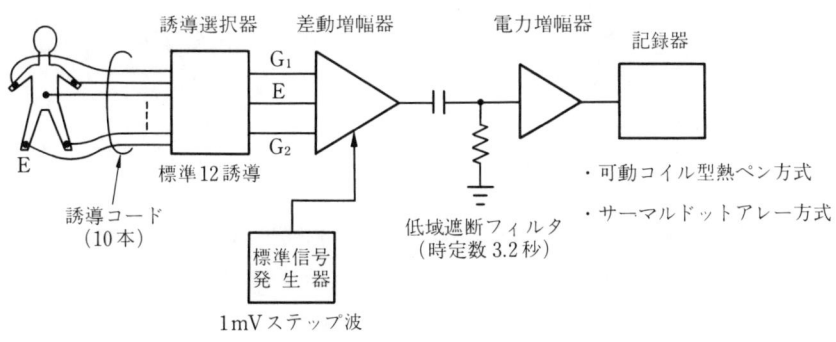

図 2.2 心電計の基本構成

6　2. 医用工学発展の歴史

検査用の心電計では，標準12誘導方式が国際的に採用されている。**図2.3**に見られるように，四肢の4個と胸部の6個の計10個の電極から誘導選択器によって12通りの組合せを作って信号を導く。そして時間経過に伴って移動する信号を，見る角度を変えて測定する。角度を変えれば信号の波形が変化するのは当然であり，健康人の心電図はそれぞれの角度（誘導の仕方）について正常波形が定義されている。

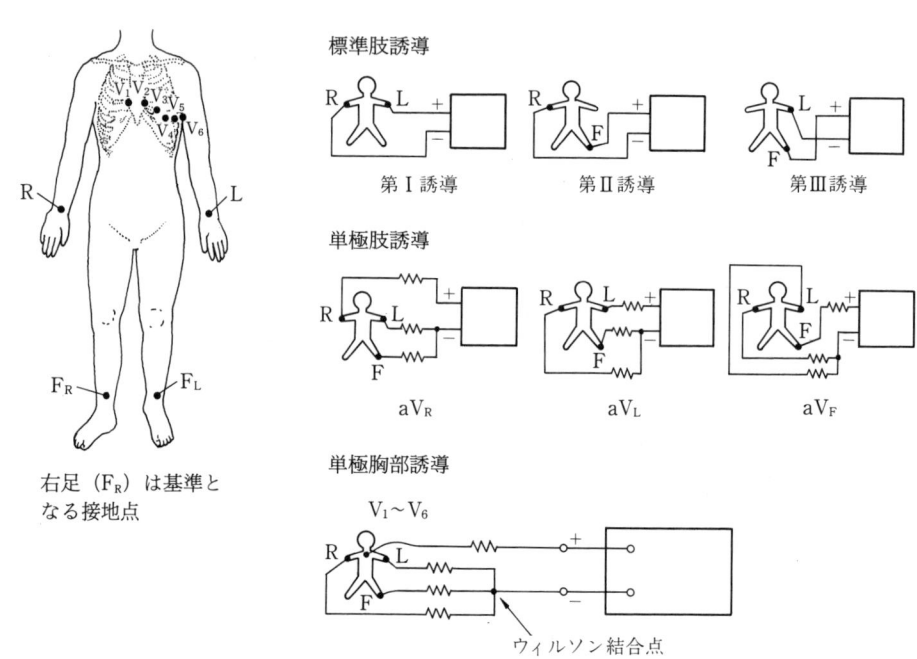

(a) 電極の位置と誘導法

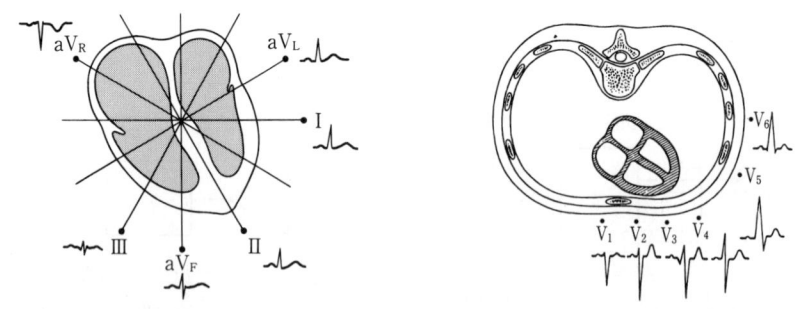

標準肢誘導と単極肢誘導では前額縦断面の波形　　単極胸部誘導では胸部横断面の波形

(b) 誘導法によって見る角度が異なる波形

図2.3　標準12誘導と波形

2.1.2 心臓における興奮伝導と心電図の発生

心臓には固有心筋と特殊心筋とがある。固有心筋は血液を駆出する原動力となる作業筋（収縮する筋）である。一方，特殊心筋は刺激信号を伝えるだけの単なる線路で，固有心筋を順序よく刺激する。先に心筋は自律神経が支配する不随意筋であると述べたが，それは刺激伝導系からの信号によって収縮する機構であることを意味している。

図 2.4(a) のように心筋の大部分である固有心筋（収縮筋）は，細胞膜が電圧依存性チャネル（電圧刺激によりイオン透過閾値が低下するチャネル）になっている。そのため刺激伝導系である特殊心筋から刺激電圧が加わると，固有心筋の細胞内電圧が上昇する。その際に流入する Ca^{2+} 濃度によって収縮力が支配される。その収縮は強力で長時間（200～300 ms）に及ぶ。ちなみに，骨格筋や神経の興奮の持続は数 ms であり，血管・内臓などを支配する平滑筋の収縮は微弱で持続的である。このような収縮が刺激伝導電圧によって，次々と細胞に伝わっていく。すなわち，興奮による収縮の伝播は，図 2.4(b) のごとく連続している細胞内外の電位が次々と反転し，しばらくしてまた元に戻っている。この現象を体表から眺めたのが心電図である。

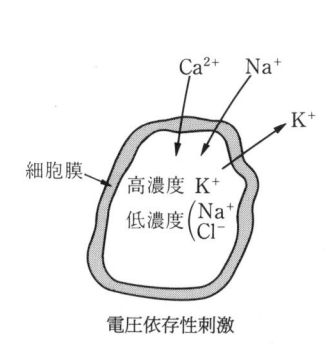

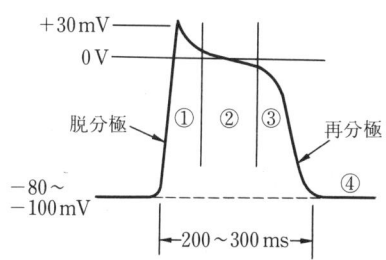

①：Na^+ の急速流入相
②：Ca^{2+}，Na^+ の緩流入相
③：K^+ の流出相
④：膜電位の復元

(a) 細胞の電圧刺激によりイオンゲートが開いて細胞電位が変化する

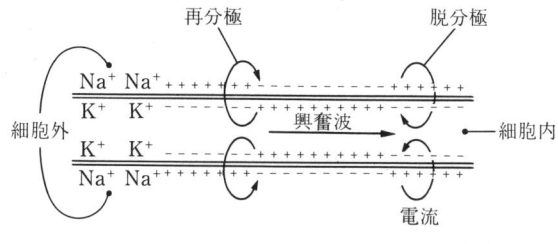

刺激信号（興奮波）が伝播して脱分極が進行し，200～300 ms 後に再分極が行われることで，心筋の収縮が刺激伝導系に沿って発生する。

(b) 興奮の伝播と収縮

図 2.4 心筋細胞の興奮の機序

2.1.3 心電信号の検出（電極と皮膚の性質）

心電信号検出のために図 2.5(a) のごとくクリップ式電極を手首に装置すると，体表面と金属電極の間で化学反応が生じる。皮膚（角質層）は非常に薄い（40μm 程度）けれど抵抗率は高い。低い周波数では 50～100 kΩ/cm² を示す。また同図(b)のように電極と電解液（NaCl が主体）の界面では電気化学変化が起こり静止電位が生じる。今まで電極用の金属には金，白金，銅，ステンレスなど多くの使用が試みられていて，銀(Ag)の静止電位が最も小さいことが確認されている。この静止電位は電極と電解液の界面でコンデンサのような電気二重層を形成する〔同図(c)〕。静止電位も二重層容量も電極や皮膚表面の前処理，温度，電解質濃度の影響を受ける。また電極に電流を流すと静止電位が変化し，その変化分を分極電圧と呼んでいる。実際の電極使用においては，電流による変動や電極の接触面の変化（機械的なずれ）などの影響によって静止電位が変わるので，静止電位と分極電圧を一括して分極電圧と表現することが多い。電極に電流を流しても電極の電位が変化しないような電極は不分極電極と呼ばれ，銀-塩化銀（Ag-AgCl）電極がこれに最も近い。電気化学反応現象は電気二重層の形成，界面での電荷授受の形態と速度，イオン拡散速度，電極表面の電気抵抗などによって決まる。

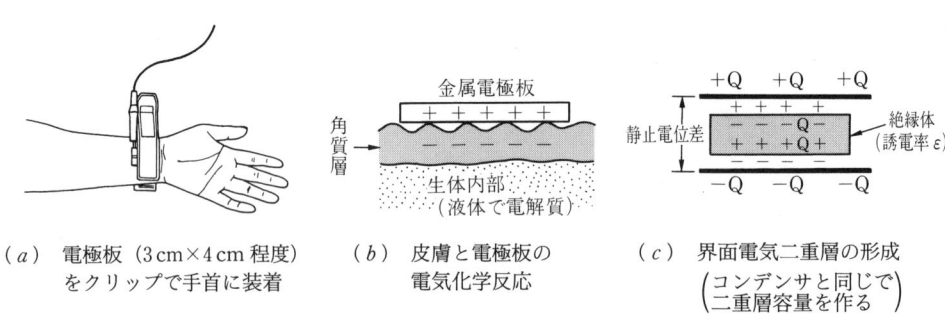

(a) 電極板（3 cm×4 cm 程度）をクリップで手首に装着
(b) 皮膚と電極板の電気化学反応
(c) 界面電気二重層の形成（コンデンサと同じで二重層容量を作る）

図 2.5 電極と皮膚の反応

Ag-AgCl 電極は，Ag を陽極にして生理食塩水中に 0.5 mA 程度の電流で約 5 分間電気分解して表面に AgCl を付着させたもので，生理食塩水中での表面の電極反応は次式で表せる。

$$AgCl + e^- \rightleftharpoons Ag + Cl^- \tag{2.1}$$

この反応では，他の電極材料に比べて短い時間で電位が安定になる。それは Ag^+ と Cl^- とが可逆的に混在し，電気二重層が形成しにくいことによる。

電極を装着する際に表皮をアルコールで拭くとかペーストを塗布するとかの前処理は，分極電圧（静止電位を含む）や接触抵抗を極力小さくし，かつ安定させようとする手段である。心電図や脳波を対象とするような直流または超低周波数領域での Ag-AgCl 電極特性を，図 2.6 に示す。(a)は二重層容量と静止電位と接触抵抗で構成される等価回路，(b)

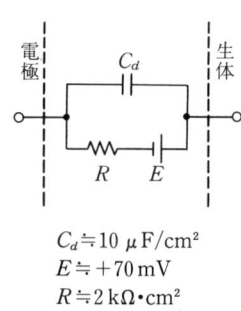
$C_d ≒ 10\ \mu\mathrm{F/cm^2}$
$E ≒ +70\ \mathrm{mV}$
$R ≒ 2\ \mathrm{k\Omega \cdot cm^2}$

（a）　直流・低周波域の等価回路

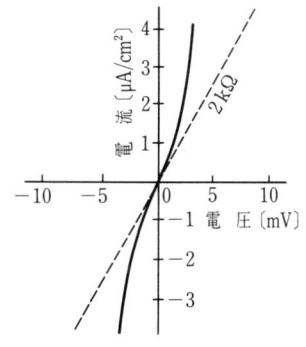

（b）　電極電流と分極電圧特性

図 2.6　電極（Ag-AgCl）の特性
〔金井　寛：生体面電極の電気特性，医用電子と生体工学，21-7 より〕

は電流による分極特性である。

2.1.4　生体と増幅器の結合

　電極で導出された信号は誘導選択器を経て増幅器に入力されるが，表皮と電極の特性で見たように，信号が 1 mV を標準にしているのに対して，100 mV 程度の直流電圧と数十 kΩ の接触抵抗で構成する回路を介して増幅器に入力される。増幅器が図 2.7 のような単一入力の不平衡型増幅器であれば，大きな分極電圧（静止電位を含む）を増幅して飽和してしまい，目的の 1 mV 程度の小さな心電信号に対しては分極電圧の影響でひずみを生じ，十分な増幅度も得られない。しかも，この回路では電源変動や周囲温度変化も直接影響を受ける。心電計が普及し始めた 1940～1950 年に電池電源を使用していたのは，交流障害から逃れるためであり，人気を避けて心電図を記録していたのはこの単一入力増幅方式が大きな要因であった。この現象は真空管回路でもトランジスタ回路でも同様に発生する。

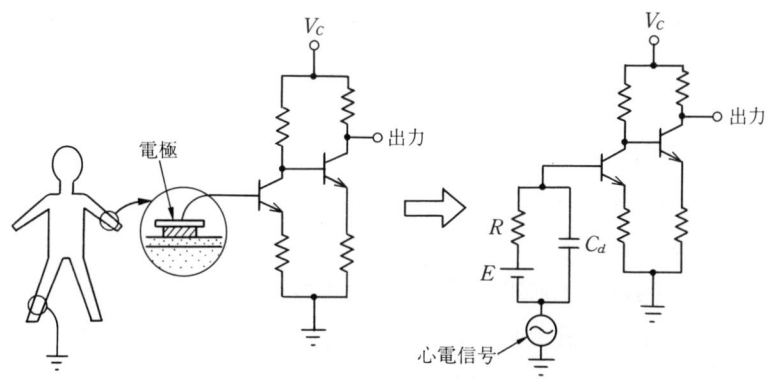

1940 年代の初期に使用された回路方式（実際にはまだ真空管が中心）

図 2.7　不平衡型単一入力増幅器の心電計

このような欠点の改善に応えたのが F. F. Offner である。彼は1937年に全段平衡型の真空管式増幅器を発表し，1947年に一般的解析を行ってその基礎を確立した。平衡型増幅器（差動増幅器ともいう）は測定対象となる2点間の共通接地点からのそれぞれの電位差を増幅する。心電計の入力回路で二つの分極電圧は，接地に対して同じ極性であるから同相信号であり，二つの電極特性値が同じであれば，図 $2.8(a)$ の回路は等価的に同図 (c) のように表せる。もし Tr_1 と Tr_2 の増幅度がまったく同じならば，出力 ①-② は同相信号の影響を受けることなく心電信号 E_s のみを増幅して出力する。しかし，現実には増幅度がまったく同じ増幅器を揃えるのは困難であるし，たとえ同じでも同相信号を大きく増幅してしまえば増幅器が飽和して直線性をそこなう。そこで差動増幅器に要求される性能は，同相信号に対する増幅度を極力小さくし，心電信号である逆相信号に対して大きな増幅度を備えることである。これを評価する指標として弁別比（discrimination）あるいは同相除去比（common mode rejection ratio：CMRR）が用いられる。すなわち，次のように定義されてその値が大きいことが求められる。

$$\mathrm{CMRR} = \frac{信号増幅度}{雑音増幅度} = \frac{差動増幅度}{同相増幅度} = \frac{差動利得}{同相利得}$$

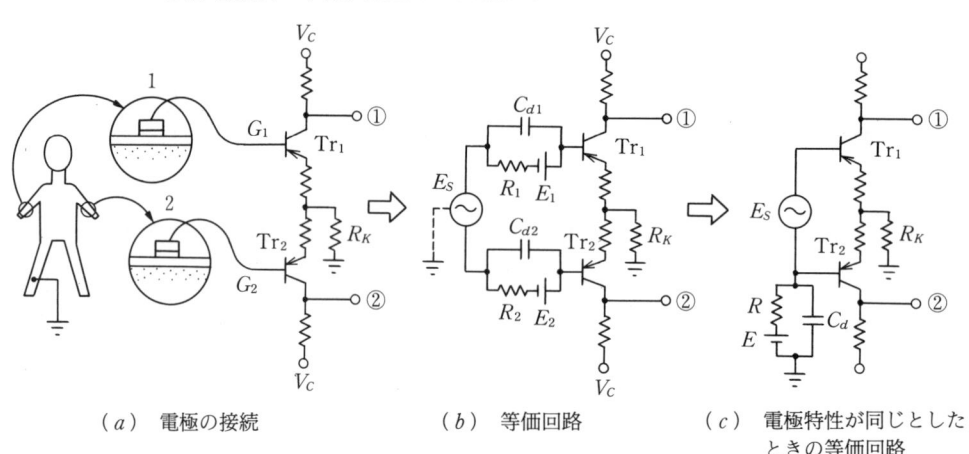

(a) 電極の接続　　(b) 等価回路　　(c) 電極特性が同じとしたときの等価回路

図 2.8　平衡型増幅器の心電計入力回路

CMRR を大きくするには同相増幅度を小さくすればよく，そのためには図 2.8 に見られるエミッタの共通抵抗で負帰還抵抗になる R_K を大きくする。

心電図を測定する際には，電極の分極電圧や接触抵抗が小さいことが望ましい。それと同時に，使用する差動増幅器の CMRR が大きいことも要求される。これが満たされると，同相信号と同質の成分である電源変動，周囲温度変化，交流障害などの雑音要因となるものの影響を抑制することにもなる。差動増幅器には CMRR の性能以外に，入力インピーダンスが大きいこと，ベース電流・ゲート電流などの能動素子動作のための電流（患者測定電流と

いう）が小さいことなどが要求されるが，詳細は 6.1 節で述べる。

2.1.5 心電計の周波数特性

心電計は波形診断の点から，直流に近い超低周波成分から 100 Hz 程度までの周波数帯域を必要としている。直流成分を含んだ信号を増幅して記録すると，増幅器の温度特性や電源変動，さらにはわずかな体動による電極の機械的移動による分極電圧の変化などさまざまな要因による雑音やドリフトなどの影響が大きく，安定した波形が得られない。そこで日本工業規格（JIS）では，診断に影響しない周波数範囲として，低域遮断周波数と高域遮断周波数をそれぞれ 0.05 Hz および 75 Hz と定めている（図 2.9）。高域遮断周波数は直記式記録器によって必然的に決まる特性であるが，低域遮断は図 2.2 に示したように入力段の増幅器（差動増幅器）と電力増幅器の中間に CR 結合回路を挿入することによって行う。図 2.10 に挿入するフィルタと過渡応答特性を示す。

まず CR 結合回路に交流電圧 $E(\omega)$ を加えると $I = E(\omega) \big/ \left(R + \dfrac{1}{j\omega C} \right)$ であるから

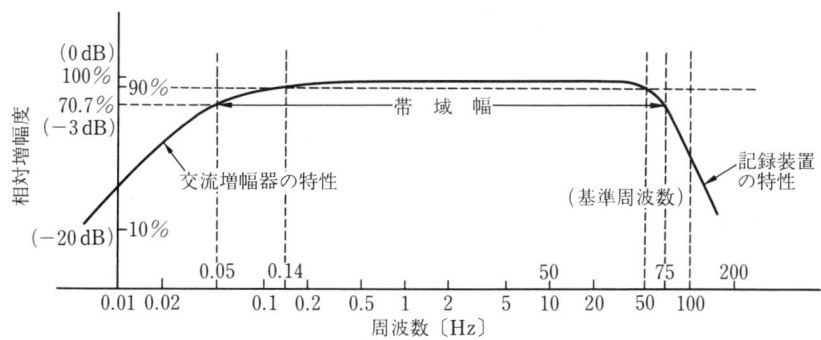

図 2.9 直記式心電計の総合周波数特性

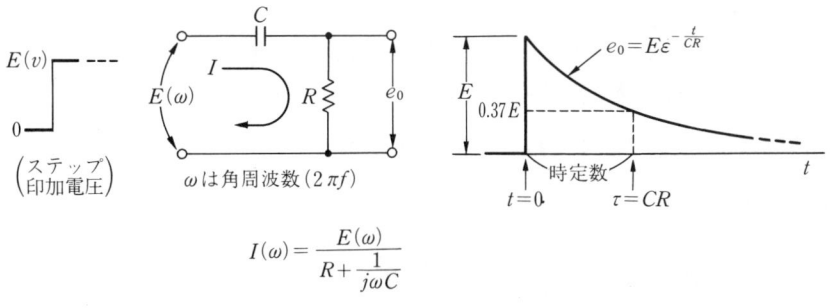

(a) 低域遮断フィルタ　　　　　(b) ステップ電圧応答

図 2.10 低域周波数遮断フィルタと時定数

R の両端には
$$E(\omega)_R = IR = \frac{E(\omega)R}{R+\dfrac{1}{j\omega C}} = \frac{1+j\dfrac{1}{\omega CR}}{1+\dfrac{1}{\omega^2 C^2 R^2}} E(\omega)$$

C の両端には
$$E(\omega)_C = I\left(\frac{1}{j\omega C}\right) = \frac{E(\omega)\dfrac{1}{j\omega C}}{R+\dfrac{1}{j\omega C}} = \frac{1-j\omega CR}{1+\omega^2 C^2 R^2} E(\omega)$$
(2.2)

この各端子間電圧の絶対値 $|E(\omega)_R|$, $|E(\omega)_C|$ は実数部と虚数部の幾何平均であり，$E(\omega)$ に対するそれぞれの位相角を ϕ_R, ϕ_C とすれば

$$|E(\omega)_R| = \frac{E(\omega)}{\sqrt{1+\dfrac{1}{\omega^2 C^2 R^2}}}, \quad \tan\phi_R = \frac{1}{\omega CR}$$

$$|E(\omega)_C| = \frac{E(\omega)}{\sqrt{1+\omega^2 C^2 R^2}}, \quad \tan\phi_C = -\omega CR$$
(2.3)

となる。ここで，C の容量性リアクタンス（コンデンサで発生する抵抗）と抵抗値 R が等しくなる角速度を $\omega_S(=2\pi f_S)$ とすると

$$\sqrt{1+\frac{1}{\omega^2 C^2 R^2}} = \sqrt{1+\omega^2 C^2 R^2}$$

であるから

$$R = \frac{1}{\omega_S C} = \frac{1}{2\pi f_S C} \tag{2.4}$$

となり，この値を式 (2.3) に代入して入力-出力の電圧比を求めると

$$\frac{|E(\omega)_R|}{|E(\omega)|} = \frac{1}{\sqrt{1+\dfrac{\omega_S^2 C^2}{\omega^2 C^2}}} = \frac{1}{\sqrt{1+\left(\dfrac{\omega^2}{\omega}\right)^2}} = \frac{1}{\sqrt{1+\left(\dfrac{f_S}{f}\right)^2}} \tag{2.5}$$

$$\tan\phi_R = \frac{\omega_S C}{\omega C} = \frac{f_S}{f} \tag{2.6}$$

となる。$f=f_S$ のとき $|E(\omega)_R|/|E(\omega)| = 1/\sqrt{2}$, $\tan\phi_R = 1$ であるから $\phi_R = 45°$ となり，出力電圧は入力電圧の約 70 %（-3 dB）で位相は入力に対して 45° 進む。この点の周波数 f_S を低域遮断周波数（f_{Cl}）という。すなわち式 (2.4) より

$$f_{Cl} = \frac{1}{2\pi CR} = \frac{1}{2\pi\tau} \tag{2.7}$$

となる。この τ を時定数と定義している。つまり

$$\tau = CR \tag{2.8}$$

である。なお，このとき $\tan\phi_C = -1$ で $\phi_C = -45°$ となるが，これはコンデンサによって位相が 45° 遅れることを表している。

さて，心電計の低域遮断周波数を 0.05 Hz としているが，あまりにも低い周波数であるために，測定でこれを簡単に確認するのは困難である。そこで時定数を使ってこれを表現する。JIS では 3.2 秒と規定している。遮断周波数と時定数の関係は式 (2.7) のとおりであるが，これを図 2.10 (a) の回路にステップ電圧を印加したときの過渡応答特性〔同図 (b) の曲線〕で検証する。ステップ電圧印加に対する出力端での過渡応答特性は次の指数関数で表される。

$$e_0 = E\varepsilon^{-\frac{t}{CR}} = E\varepsilon^{-\frac{t}{\tau}} \tag{2.9}$$

この曲線上で τ 時間後の出力は

$$t = \tau, \quad e_0 = E\varepsilon^{-1} = \frac{E}{\varepsilon} \tag{2.10}$$

となり，入力の ε 分の 1 になる。すなわち，ε は自然対数の底であり約 2.718 であるから，$\frac{1}{\varepsilon} = \frac{1}{2.718} \fallingdotseq 0.368$ となり，印加電圧の約 37 % である。心電計は感度校正用の標準入力信号電圧 1 mV を印加すれば指数関数曲線が描記でき，37 % まで電圧降下する時間を測定すればそれが時定数となる。式 (2.7) を時定数で求めれば

$$f_{cl} = \frac{1}{2\pi\tau} = \frac{1}{2 \times 3.14 \times 3.2} \fallingdotseq \frac{1}{20.096} \approx 0.05 \text{ Hz}$$

となる。

2.1.6 心電計の記録方式

シーメンス・パルケス社の真空管可動コイル撮影式心電計発売（1928 年）以後，日本でも撮影式心電計の改良，インク書き電池式心電計の開発が続いた。しかし，第 2 次大戦後の昭和 20 年代後半（1945〜1952 年）までは，暗室で記録されたフィルムを現像する撮影式心電計が主力であった。心電計が今日のような驚異的な普及をなしたのは，差動増幅器や交流電源の利用技術が進歩したことに加え，熱ペン直記式記録器が開発されたことにもよっている。1950 年当時，欧米ではすでにこの方式が製品化されていて，それ以後日本でも散見するようになった。日本では，欧米製品よりも小形で軽量な心電計の製品化が試みられ，1950 年代末期には心電計は完全に熱ペン記録器の時代となった。

熱ペン記録器（図 2.11）は，静磁界内で中心を固定した可動コイルに電力増幅器からの駆動電流を流して回転させ，回転軸に固定したペンを振動させる方法である。ペンの先端はヒータで加熱されていて，感熱紙表面の熱可塑性樹脂を溶解して波形を描出する。

1960 年ごろ急激に普及した心電計のガルバノメータは磁石だけで約 2 kg あり，真空管式 1 チャネル心電計は全体で重量が 15 kg 以上に及んだ。現在では，電子回路の IC 化と技術

14   2. 医用工学発展の歴史

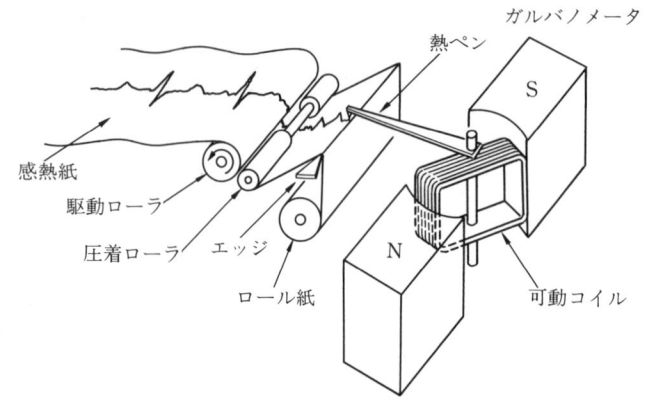

図 2.11 永久磁石を使った可動コイル型熱ペン記録器の原理（ガルバノメータは初期では永久磁石だけでも2kg以上の重さがあった）

の向上により，図 2.12 に見られるように小形化されてノート型パソコンと同程度の大きさにまでなり，重量も 1.6kg と軽量化された。しかも，熱ペン記録器に直線書き機構が備わるようになった。

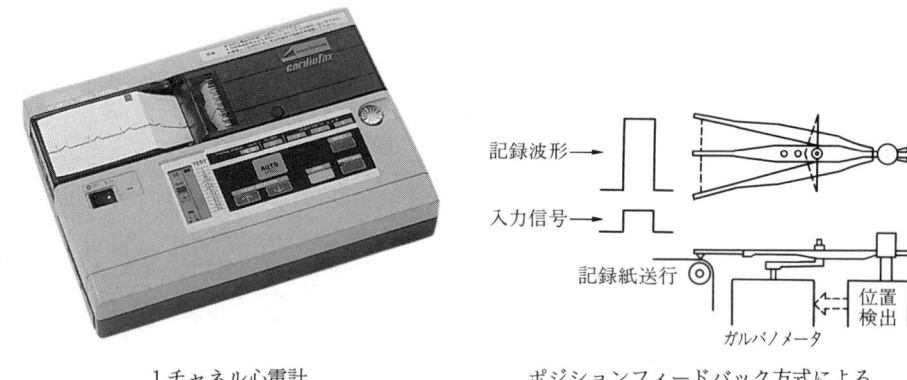

1チャネル心電計
ノートタイプの大きさで重量1.6kg
AC電源・単3乾電池8本使用
位置検出制御方式による直線書き機構を採用した記録器を内蔵

ポジションフィードバック方式による
直線書きガルバノメータの原理

図 2.12 最新の1チャネル心電計と直線書きガルバノメータ

一方，通信分野では電話回線によるファクシミリ通信が普及し，サーマルアレーの記録方式が出現した。医用機器分野でも1960年代に入って早々にこの記録方式が採用された。さらに1980年代に入ると，マイクロコンピュータ内蔵の心電図自動解析機能を備えた心電計が出現し，波形記録と解析結果レポートの記録が同時に行えるという大きな福音がもたらされた（図 2.13）。現在，記録器の主流はこのサーマルアレー方式となっている。

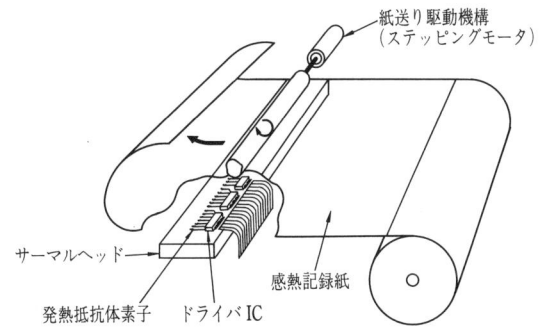

(*a*) ファクシミリより発展したサーマルヘッド記録器の原理

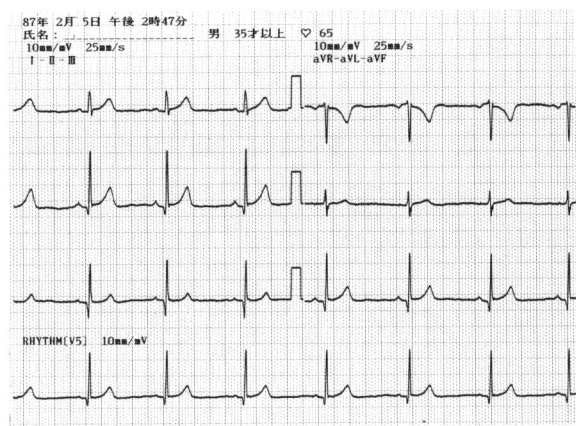

(*b*) サーマルヘッド（1mm当り16ドットの熱素子）を使って320/mm²の画素で記録した心電図。この分解能では正確に文字表記が同時に行えるので，心電計内蔵のマイクロコンピュータによる心電図自動解析の詳細な結果も同一記録紙に文書報告できる。

図 2.13 サーマルアレー方式による心電図の記録

2.1.7 心電計の規格

1952年に日本循環器学会と日本医科器械学会の協賛で，心電計研究会が発足した。急速に進歩・発展する電子技術を導入し，臨床に役立つ機器の研究活動を進めるためである。そして熱ペン書き記録，電子回路のトランジスタ化・IC化を経て，心電計の普及に貢献することになった。その結果，一層の普及と診断効果の普遍化のために機器の共通化が求められ，心電計JIS化作業が進められた。研究会発足から8年を経て，1960年に医用機器第1号のJISが制定されるにいたった。現在は，国際化に対応すべくIEC（国際電気標準会議）との整合を図ってJISが改訂されている。規格の大略を**表2.1**に示す。ここに規定されている内容は，今まで見てきた心電計の歴史の成果であるともいえる。

2. 医用工学発展の歴史

表 2.1 心電計の JIS 規格（概要のみ）

項　目	規　格　内　容
1. 構成および構造 　(1) 電　　源 　(2) 誘導選択器 　(3) 安定機構	・電源が 90〜110 V のものでも使用できること ・単極肢（胸部）誘導の結合抵抗 1 チャネル心電計 300 kΩ 以上。多チャネル心電計ではバッファ増幅器を使用すること ・誘導切換えに伴う基線の動揺は 1 秒以内に 1 mm 以下に復帰し，かつその後の偏位が 5 mm 以内であること
2. 記録感度 　(1) 標準感度 　(2) 検知できる最小入力	・1 mV に対し，記録振幅 10±0.2 mm ・20 μV_{p-p} 以下（10 Hz）
3. 安定性 　(1) 記録原点の動揺 　(2) 電源電圧の変動に対して 　　①基線の動揺 　　②記録感度の偏差 　(3) 直流電圧重量入力時の記録感度の偏差	・入力端子と接地間に 27 kΩ の抵抗を接続し，15 分以内に 5 mm 以内，さらにその後 45 分間において前の変動に加えて 2 mm 以内 ・100 V において ±5 V 急変しそれによる基線の動揺は 20 秒間に ±3 mm 以内 ・90〜110 V の範囲で ±10 % 以内 ・逆相および同相に ±300 mV 重量入力のもので 5 % 以内
4. 総合周波数特性 　(1) 正弦波特性 　(2) 過渡特性	・10 Hz 10 nm 振幅を 100 % として 0.14〜50 Hz までは 90 % 以上，75 Hz で 70 % 以上 ・1 mV の直角電圧を加え 0.04 秒後から 0.38 秒後までの間の振れの大きさの変化は 0.04 秒における振れの大きさの +5 % から −10 % の範囲に収まること，オーバシュート 10 % 以下（時定数 3.2 秒以上）
5. 同相信号の抑制 　（弁別比）*	・試験電圧 20 V_{rms}, 60 Hz，感度切換器 1 のとき，不平衡インピーダンスがあるときその記録の振れは 10 mm（p-p）以下
6. 記録紙の紙送り速度	・毎秒 25 mm，50 mm ±5 % 以内
7. 入力インピーダンス	・任意の誘導において，その電極取付け端子間のインピーダンスは 5 MΩ 以上であること
8. 入力回路電流	・1×10^{-7} A 以下
9. 校正電圧	・外部から加えた 1 mV 標準電圧による振れと，自蔵の 1 mV による振れとの偏差 ±5 % 以内
10. 誘導コードの識別	・右手 R（赤），左手 L（黄），左足 F（緑），右足 RF または N（黒），胸部 C（白）

*弁別比測定法
　心電計の使用環境は病院内・室内外を問わず，即時に使用可能であることが要求される。そこで弁別比の性能の要求が厳しい。下記回路は電極インピーダンスのばらつきを考慮して弁別比の測定をするための方法で，これは患者を接地しないで心電図を導出する方式（入力部がフローティング回路）の心電計において 51 kΩ の接触インピーダンスの差を設定して測定する。

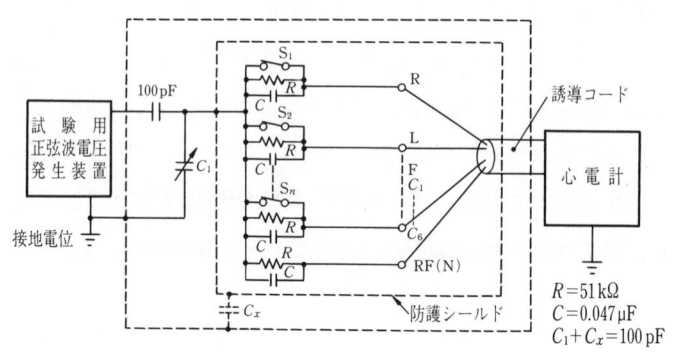

2.1.8 心電図の利用拡大

心電計がこれほどまでに医療に大きく貢献し、かつ医用工学分野の発展に先導的役割を果たしたのは、おもに次の要因によるのではないだろうか。

① 生命の維持に非常に重要な臓器であると同時に、その電気生理的現象が論理的に解明されている。

② 心電図の波形と生理現象との相関が明確である。

③ 心電信号が他の生体電気信号に比べて大きく（1mVの標準電圧）、体表より無侵襲で容易に測定できる。

④ 波形形状が単純で定常性があり、刺激伝導系や心筋収縮が正常か否かを診断しやすい。このことからコンピュータによる波形解析に適しており、診断に必要なデータをこの自動解析から得ることができる。

以上のような理由から、心電図は診療の初期診断に活用されるばかりでなく、心疾患患者の長時間モニタ、日常生活時での労作性の心電図変化を検出するための長期間（1日とか2日間）記録（ホルタ心電計）とその解析、その他心活動に伴う血圧、血流、脈波、心音などの計測時の参照信号として、利用範囲は広く深いといえる。

2.1.9 心電図の解析

〔1〕 標準12誘導心電図

心電図は波形が比較的単純で周期性および定常性があるので、コンピュータによる自動解析に適した対象であることはすでに述べた。現在、自動解析機能搭載の心電計は図**2.14**に見られるように、通常の心電図計測とまったく同様な方法と時間で行われるようになった。このような簡便な機器になったのは、当然のことながらコンピュータ技術の進歩に負うところが大きい。

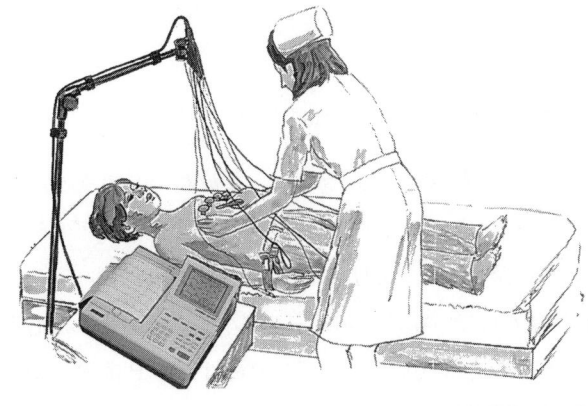

標準12誘導の自動解析付心電計の測定は電極装着から4〜5分ですべて完了する。それと同時に自動解析されて測定波形と解析結果がプリントアウトされる。

図 **2.14** 6チャネル自動解析付心電計の検診風景

コンピュータによる心電図の自動解析は，1950年代中ごろから開始され，後半になってミニコンピュータを使用した自動解析システムが実用化された。当時のコンピュータは高価であり，機器構成も大規模であったために，解析センタにコンピュータを設置する方式であった。磁気テープなどにアナログ記録された心電図波形をA-D変換器で読み取り，自動解析を行った結果だけをプリンタに出力するセンタ解析型のシステムであった。

1970年代に入ると，コンピュータの進歩とともに心電図自動解析システムも機能が向上し，端末装置で取り込まれた心電図波形をディジタルデータとして電話回線により解析センタへ伝送して解析し，その結果を端末装置へ送り返す電話伝送システムが利用されるようになった。

1980年代に入ると，コンピュータ関連機器の小形化，低価格化により，センタ方式の解析システムからコンピュータ搭載型の自動解析機能付き心電計へと移行していった。1980年代後半から1990年代になると，標準12誘導心電計はほとんど操作から解析までを自動的に行う機能を備えた機器となった。このように小形化と高性能化が実現できたのは，解析ソフトウェアの進歩とIC技術の向上によるところが大きい（図 **2.15**）。

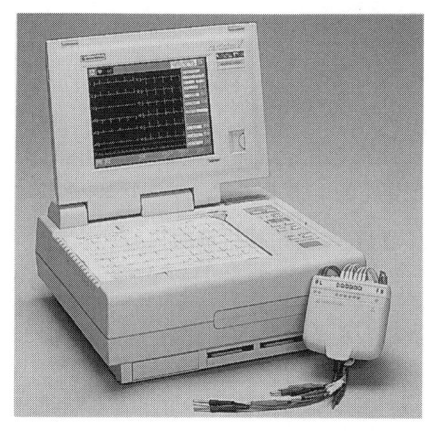
（a）本体（約12×17×40 cmで約14 kgと小形であるが，カスタムLSIを使用しているので多機能化が可能）と誘導コード用ボックス

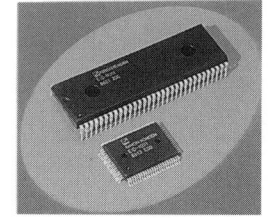
（b）自動解析機能を実行する専用のカスタムLSI

図 **2.15** 自動解析機能付心電計（標準12誘導式）

コンピュータによる心電図の自動解析は，図 **2.16** に示すような流れで心電図を計測・分類し，結果を出力する。入力された心電信号は増幅された後にA-D変換器でディジタル信号に変換され，前処理が行われる。前処理では，入力された12誘導心電図にハム・筋電図・ドリフトなどのアーチファクトが混入していないかをチェックする。入力された心電図のなかから，計測の対象となる代表QRS波を選択する。選択の際には，R-R間隔の変化などを調べることにより，期外収縮波を代表QRS波としないように配慮する。

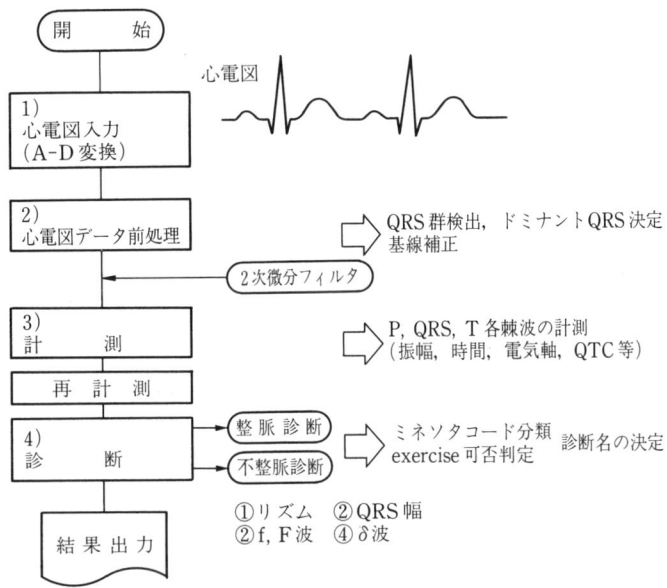

図 2.16 心電図自動解析処理の流れ

　コンピュータによる抽出は人間が心電図をパターンとして認識するのとは異なり，ディジタル数列の信号であるので，さまざまなパラメータを分解してQRS波の抽出を行う。例えば，心電図信号を微分して波形の変化の傾斜を計算し，これが急になるデータ群をQRS波の候補として認識する。次に，QRS波の認識に基づいて図 2.17 に示すような区分点の認識を行う。P波・QRS波群・T波それぞれの始点（立上り）および終点（立下り）の認識をする。ただしコンピュータは人間が目で見るようにはパターンを認識せず，微分波形を作ってその変曲点を検出して区分点を確定している。これによってPR時間，QRS時間，QT時間などを計算する。

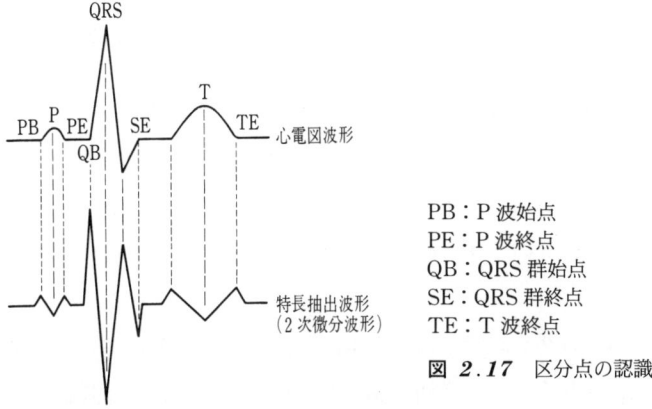

図 2.17 区分点の認識

　区分点で計算する時間も，図 2.18 に示す微分波形から求める波形計測の一部である。P波，QRS波，T波の始点と終点に基づいて各誘導ごとに細分化し，同図(a)のように時間

20　　2. 医用工学発展の歴史

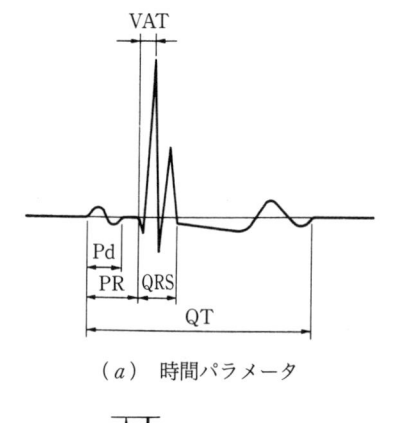

Pd：P波の幅
PR：PR間隔
QRS：QRS幅
QT：QT間隔
VAT：心室興奮時間（QRS始点とR波頂点との間隔に相当）

（a）時間パラメータ

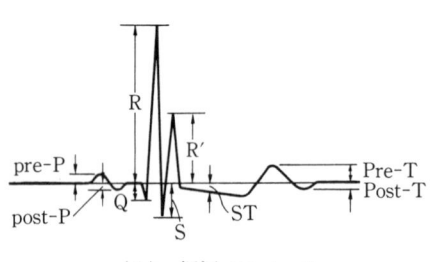

pre-P：P波前半の振幅
post-P：P波後半の振幅
Q：Q波の振幅
R：R波の振幅
S：S波の振幅
R′：R′波の振幅
ST：STの振幅（傾斜が臨床的意味をもつので，QRSの終点から40msごとに計測する方法もある）
pre-T：T波前半の振幅
post-T：T波後半の振幅

（b）振幅パラメータ

図 2.18　波形計測法

幅をまた同図(b)のように振幅を計測する。

　不整脈の検出は，各心拍ごとのPR時間，QRS時間，QT時間，QRS振幅，QRS面積，QRS電気軸を検出パラメータとして行われる（図2.19）。

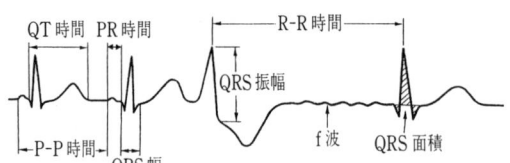

図 2.19　連続波の計測

　計測処理で求めた各波形の計測値より，ミネソタコードを利用して心電図を分類する。ミネソタコードは，米国のミネソタ大学で標準12誘導心電図を統計などに使用する目的で考案されたコードである。心電図を客観的に，また共通の尺度で分類できるように考慮されている。このミネソタコードの分類と計測値，年齢，性別の組合せによる診断論理で所見名を決定する。

　被検者情報，解析プログラムで求めた基本計測値，ミネソタコード，所見名などは，解析レポートとして記録される。また詳細計測リストによる各波形の計測値の確認や，解析に使用した判断条件や出力所見の解説，医師への助言などもレポートできる（図2.20）。

　自動解析による所見は，専門医の診断と比較して必ずしも一致するわけではない。コンピ

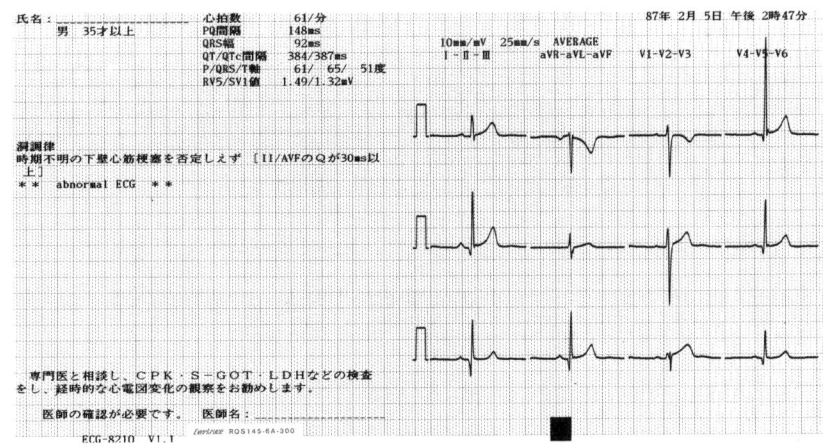

(a) 解析詳細データ

(b) 診断レポート

図 2.20 解析レポート

ュータは人間が目で見るような臨機応変な判断をしてくれない。決められたアルゴリズムによって解析するだけであるから，ノイズの混入した波形，ドリフトの激しい波形，あるいは被検者の固有な波形などに対しては，計測のミスを犯しやすい。一般に，コンピュータは人間と比べて柔軟性が少ない。したがって，同一被検者を解析しても入力波形の品質や判断の難しい境界域にある心電図では，1度目の結果と2度目の所見とで異なる場合がある。

このような問題を解決する努力が国際的に行われている。国際的にオーソライズされたCSE (Common Standard for Quantitative Electrocardiography) の心電図データベースを中心に，心電図解析プログラムの改良や標準化が試みられている。現在では，かなり精度の高い解析結果が得られている。ただし，解析結果はあくまで医師が判断するための客観的な資料であって，最終的な診断を決定するのは医師である。

〔2〕 **ホルタ心電図**

ホルタ心電計は先に触れたように，24時間あるいは2日間と長時間にわたって生活のなかでの心電図を記録する装置である。標準12誘導心電図を記録しているときのような安静時では出現しない労作性の心電図変化（例えば，不整脈やST変化）を，ホルタ心電計では検出することができる（図**2.21**）。この装置には，記録中に自覚症状を感じたときに押すイベントスイッチが備わっている。

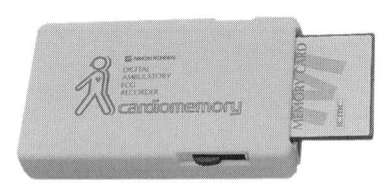
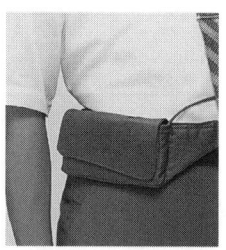

(a) カードメモリ式のホルタ心電計
電池式で質量210 g，75×23×132 mmの大きさで2チャネル心電図と加速度センサで体動データの同時記録で24時間使用可能

(b) ウエストポーチ式に携帯（被検者は通常の日常生活で心電図を記録）

図 **2.21** ホルタ心電計と使用法

記録器には脱着が容易なICメモリ方式（フラッシュメモリカード）が採用されている。これには大容量，低消費電力でバックアップ電池が不要という利点がある。心電図の解析は，記録されたカードを再生・解析装置に挿入して行う。

心電図の解析では，おもにR波検出，上室・心室性期外収縮の検出と不整脈の分類，STレベル，スロープの計測などを行う。これらの結果をトレンドグラフにしたものを図**2.22**に示す。また，不整脈など異常と思われる波形はイベントとして記録されており，イベントの発生時刻や発生状態の確認ができるようになっている（図**2.23**）。

さらに自覚がない場合でも自動解析によって異常が検出されると，その波形も記録される（図**2.24**）。

ホルタ心電計には二つの方式がある。一つは，長時間（例えば24時間）忠実に心電図波形を記録し，その後に高速度解析装置で解析する方式である。もう一つは，リアルタイムで解析しながらその解析値を記録していき，自動解析で異常と認識されたりイベントスイッチが押されると，その時刻の前後の心電図波形を記録する方式である。前者の方式では，24時間の心電図波形を30分～1時間/1ページの圧縮した波形として記録でき，全体の波形確認ができるという利点がある。一方，後者の方式には，解析結果のレポートが簡単な装置で素早くできるという利点がある。

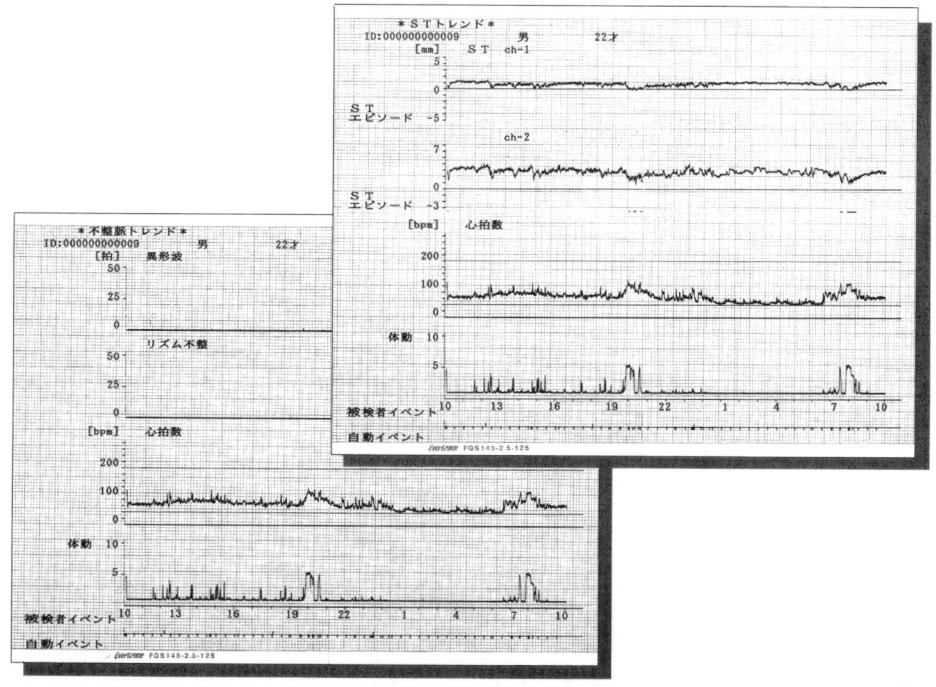

不整脈発生頻度，ST レベル，心拍数，体動の各データを 24 時間のトレンドグラムで表示する。体動データは ST 変化などが労作によるものかどうかの判断目安になる。

図 *2.22*　トレンドグラム

＊イベント波形サマリ＊
ID:000000000009　男　22才
被検者イベント　3回　自動イベント　71回

No.	時間	イベント内容	No.	時間	イベント内容	No.	時間	イベント内容
1		安静時	31	20:14	ＳＴ偏位(ch-2:　1.0mm)	61	5:57	徐脈
2	10:07	ＳＴ偏位(ch-2:　1.4mm)	32	20:19	ＳＴ偏位(ch-2:　0.8mm)	62	6:03	定時
3	10:33	定時	33	20:33	定時	63	6:33	定時
4	11:03	定時	34	20:39	ＳＴ偏位(ch-2:　0.6mm)	64	7:03	定時
5	11:33	定時	35	20:40	異形波	65	7:07	異形波
6	12:03	定時	36	21:03	定時	66	7:31	ＳＴ偏位(ch-2:　0.6mm)
7	12:13	被検者イベント	37	21:33	定時	67	7:33	定時
8	12:33	定時	38	22:03	定時	68	8:00	ＳＴ偏位(ch-2:　0.6mm)
9	13:03	定時	39	22:29	リズム不整	69	8:03	定時
10	13:33	定時	40	22:33	定時	70	8:04	ＳＴ偏位(ch-2:　0.6mm)
11	14:03	定時	41	23:03	定時	71	8:15	異形波
12	14:33	定時	42	23:23	異形波	72	8:33	定時
13	14:42	異形波	43	23:25	リズム不整	73	9:03	定時
14	14:46	ＳＴ偏位(ch-2:　1.4mm)	44	23:29	異形波の連発	74	9:33	定時
15	15:03	定時	45	23:32	被検者イベント			
16	15:33	定時	46	23:33	定時			
17	16:03	定時	47	23:56	異形波			
18	16:14	異形波	48	0:03	定時			
19	16:33	定時	49	0:23	リズム不整			
20	17:03	定時	50	0:33	定時			
21	17:33	定時	51	1:03	定時			
22	18:03	定時	52	1:33	定時			
23	18:05	被検者イベント	53	2:03	定時			
24	18:33	定時	54	2:33	定時			
25	18:58	リズム不整	55	3:03	定時			
26	19:03	定時	56	3:33	定時			
27	19:33	定時	57	4:03	定時			
28	19:37	異形波	58	4:33	定時			
29	20:00	ＳＴ偏位(ch-2:　1.2mm)	59	5:03	定時			
30	20:03	定時	60	5:33	定時			

NIHON KOHDEN　FQS145-2.5-125

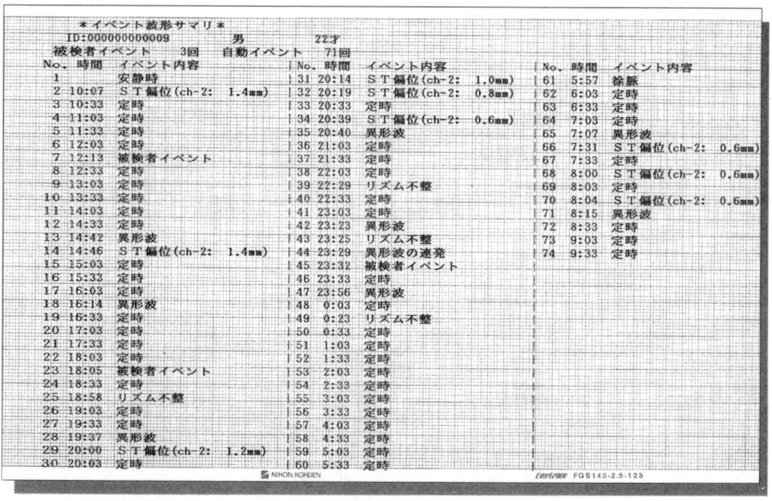

自動認識したイベントおよび被検者がイベントスイッチを押した場合のイベントと合わせて時系列的にレポートとして記録

図 *2.23*　イベントとサマリ

24   2. 医用工学発展の歴史

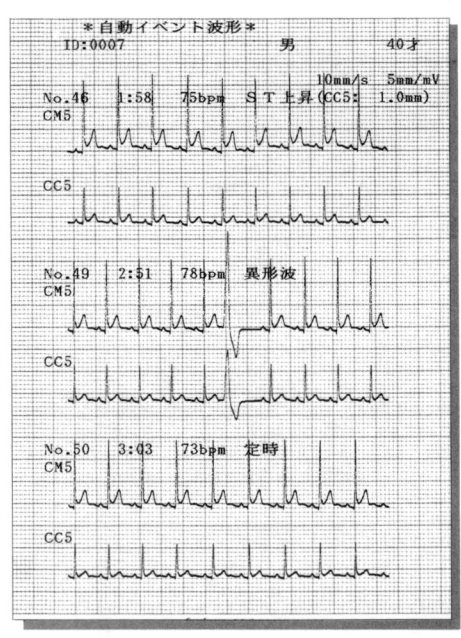

自動解析によって異常と判断された部分の7.5秒の心電図波形

図 2.24 自動イベント波形

　ホルタ心電図の計測は，長時間の測定でアーチファクトなどが混入しないように胸部双極誘導法が用いられる。図 2.25 に2チャネル記録が可能な2種類の胸部双極誘導法を示す。図中の CC5 誘導と CM5 誘導は標準12誘導の V_5 誘導に近い心電図が得られ，NASA 誘導は体動に強く，P 波が強調される心電図が得られるといわれている。

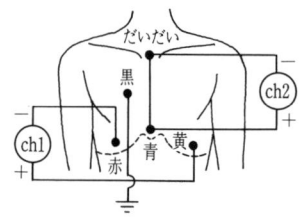 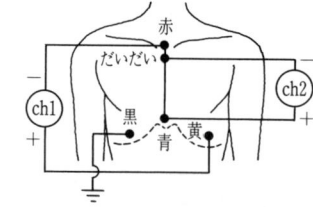

1 ch 誘導名 CC5：12誘導心電図の V_5 に近い誘導
2 ch 誘導名 NASA：体動に強く，P 波が強調される誘導
　　赤色　　「ch1.(−)」・V_{5R} の位置
　　黄色　　「ch1.(+)」・V_5 の位置
　　だいだい色「ch2.(−)」・胸骨上端部
　　青色　　「ch2.(+)」・胸骨下端部
　　黒色　　「N」　　　・肋骨中央より右鎖骨
　　　　　　　　　　　　中心線上の位置

1 ch 誘導名 CM5：12誘導心電図の V_5 に近い誘導
　　　　　　　　　さらに P 波も強調
2 ch 誘導名 NASA：体動に強く，P 波が強調される誘導
　　赤色　　「ch1.(−)」・胸骨上端部
　　黄色　　「ch1.(+)」・V_5 の位置
　　だいだい色「ch2.(−)」・胸骨上端部
　　青色　　「ch2.(+)」・胸骨下端部
　　黒色　　「N」　　　・V_{5R} の位置

図 2.25 ホルタ心電図の誘導法

2.2 脳 波 計

　1929年 Hans Berger は「ヒトの脳波について」の論文のなかで，頭頂部や後頭部から主として閉眼時に出現する 10 Hz 近傍の波を「α 波」，開眼時に出現する 16～20 Hz の波を「β 波」と命名し，その後次々と論文を発表した。しかし，当時の研究者たちの間では，脳波の存在すら認められていなかった。それは脳波の信号レベルが数十 μV と低く，当時としては記録不可能なほど微弱な活動電位であり，雑音程度にしか考えられていなかったからである。しかし，ノーベル賞を1933年に受賞したイギリスの生理学者 E. D. Adrian が追試して脳波の存在を確認したことにより，Berger の研究が一躍世界に認められることになった。

　この成果が臨床に登場するのは，真空管の出現とガルバノメータの発展を待たねばならなかった。心電計と比べて信号が非常に小さかったこともあって，測定は困難を伴ったからである。本格的に研究が開始されたのは，心電計と同じく第二次大戦後のことである。日本では1947年に脳波研究委員会が設立され，脳波計の開発・試作が進行し，4年後の1951年に脳波計の第1号機が誕生した。

　脳波の発生源や発生機序は複雑でかつ伝導路も多岐にわたっているので，波形は複雑である。そのため，多チャネルの同時記録が必要であった。また測定においては，交流障害を避けるためのシールドルームの設備が求められ，かつ電極の装着に熟練を要し，臨床面では記録波形の判読に多くの経験を必要とした。このような状況にもかかわらず，日本では欧米以上に脳波計が普及し，心電計とともに医用工学の発展に大きく貢献することになった。FET（電界効果トランジスタ）の出現と差動増幅器の IC 化，マイクロコンピュータによる自動計測制御，記録器の小形化などの技術発展により，シールドルームも不要で雑音の少ない良質な測定が可能となった。さらに昨今では，パーソナルコンピュータの利用により電極と入力増幅器さえあれば脳波が測定できるという環境になりつつある。

2.2.1 脳波計の構成

　脳波計の構成は，基本的には図 **2.26** のように心電計とほとんど同じである。ただし，頭皮上より導出する脳波は信号が非常に小さいので，電極の分極電圧や接触抵抗を小さくするなど，環境雑音が混入しないよう配慮が必要となる。総合周波数特性は 1～60 Hz は平坦で，低周波数域では遮断周波数を通常は 0.5 Hz（時定数 0.3 秒）とするが，発汗や体動などによる基線動揺を考慮して 1.5 Hz（時定数 0.1 秒）に切換え可能とする。高周波数域では心電計と同様に記録器のペン特性によってほぼ決まるが，筋電や体動雑音の軽減のために遮断周波数 60 Hz の高域遮断フィルタを使う。

　脳波計の特徴の一つは，信号の大きさに幅があるので，測定対象や状況によって記録感度

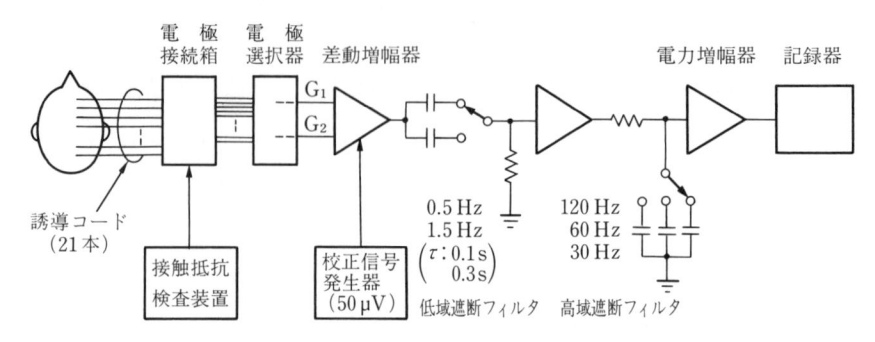

図 2.26 脳波計の基本的な構成

を変えることである。通常の記録では $50\mu V/5mm$（標準感度）あるいは $50\mu V/7mm$ を基準としているが，小児とくに新生児・未熟児では脳波電位が大きいので $50\mu V/3.5mm$ を使用し，手術中では標準感度の4倍まで感度を上げる場合もある。さらに脳機能喪失の判定，すなわち平坦脳波の記録では，$50\mu V/20mm$ まで感度を上げる必要がある。この要求を満足するための差動増幅器としては，入力抵抗 $5M\Omega$ 以上，弁別比 $60dB$ 以上と JIS では規定している。しかし実際の製品では，入力抵抗 $100M\Omega$，弁別比 $100dB$ の性能を備えている。これは環境の影響を排除して，微小信号を容易にかつ良質に増幅できるよう差動増幅器の性能目標を高く設定しているからである。

　脳波計の二つ目の特徴は，電極の装着に十分な配慮が必要なことである。心電計では標準信号が $1mV$ と大きいことから電極装着部が多少湿っていれば測定に不都合はなかった。しかし，脳波測定の場合は高性能の差動増幅器の特性を生かして小レベルの信号を増幅するので，分極電圧も接触抵抗も十分に小さいことが要求される。頭髪のある頭皮上への装着であるから，電極の装着には十分な熟練を必要とする。まず，頭皮と電極との接触面の抵抗を小さくするために頭髪を分けて頭皮面をアルコール綿でよく清拭する。その後，電極ペーストを塗り，静かに電極をペースト上にかぶせてテープなどで固定する。**図 2.27** のように電

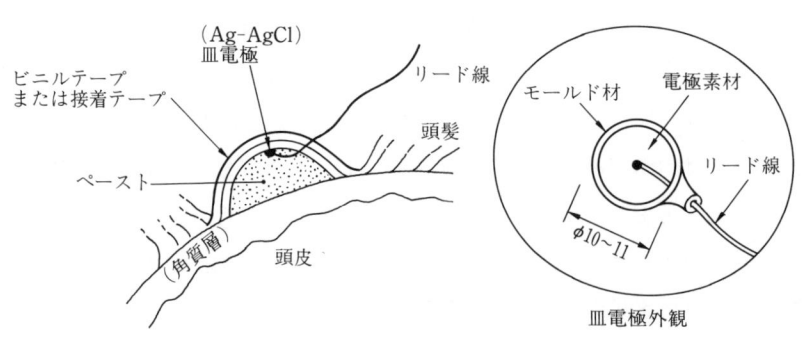

図 2.27 脳波電極と装着

極と頭皮との間にはペーストが介在し，抵抗率の高い角質層の影響を完全に取り去る。

心電計の電極使用の際にも，皮膚と電極間の電解液の作用で電極の性能が決まることを述べたが，脳波電極の場合には，一層よい特性が要求される。そこで，積極的にペーストを使用する。ペーストはNaClを主成分とする電解質材であるため，脳内で神経細胞の興奮や抑制によって生じるNa，Kイオンなどのイオン流を，電極と電解質の共通イオンであるCl$^-$の介在によって，電極の電子流に変換しやすくしている。すなわち，境界面では電荷が蓄積されず，電気二重層が形成されにくくなる。このときの化学反応をAg-AgCl電極で詳細に再掲すると，電解質ペースト側は

$$NaCl \longrightarrow Na^+ + Cl^- \tag{2.11}$$

に電離し，電極は

$$AgCl \rightleftharpoons Ag^+ + Cl^- \tag{2.12}$$

の反応を起こして電子（e^-）の流入によりAg$^+$はAgになり，Cl$^-$が電解質との境界面から出てゆき，逆にCl$^-$によって運ばれた電荷により次の反応となる。

$$Ag + Cl^- \rightleftharpoons AgCl + e^- \tag{2.13}$$

すなわち，AgがAgClに変化して電子を放出する。結果として，境界面は次のように表現できる。

$$AgCl \rightleftharpoons Ag^+ + Cl^-$$
$$（電子の流入）e^- \Rightarrow \updownarrow \Rightarrow e^-（電子の放出）$$
$$Ag$$

ペーストを上手に使って接触抵抗が10kΩ程度になるように装着する。シールドルーム以外で記録を行うときには，雑音対策上5kΩ以下にすることが望ましい。このため，脳波計には電極接触抵抗測定機構が備わっている。

脳波計の三つ目の特徴は，電極の数が21個と多いことである。電極配置は**図2.28**(*a*)のように，国際脳波学会基準として10-20法が定められている。心電計が10個でその組合せが12通りしかなかったのを考えると，21個の電極の任意の2個の組合せは理論的には420にもなり，とても現実的でない。そこで現実的な電極の組合せとして，同図(*b*)に示す14チャネル脳波計の組合せがある。組合せの数は，13×8個である。ただし，臨床的な意味合いから，29組が重複しているので，実質は73組である。それにしても，これだけの組合せを繰り返し測定するのには大変な時間がかかる。

病院で脳波検査を実施するには，まず機器の事前チェックや調整を必ず行う。それから，21個の電極を接触抵抗10kΩ程度で装着する。これにはベテラン技師で少なくとも15分程度かかる。その後，安静閉眼状態で15分ほど記録する。この間に2～3分間ごとにパターンを切り換える方法もあるし，1パターンを続けて記録する場合もある。この15分間に10秒

	I	II	III	IV	V	VI	VII	VIII
1 ch	1-5	1-11	1-5	13-3	1-13	1-11	1-5	24-1
2	2-6	2-12	2-4	3-19	13-15	2-12	5-13	1-5
3	5-7	5-11	3-5	19-4	15-17	3-11	13-1	15-24
4	6-8	6-12	4-6	4-14	17-9	4-12	5-9	24-9
5	7-9	7-11	5-7	15-5	9-10	9-11	9-15	9-15
6	8-10	8-12	6-8	5-24	10-18	10-12	15-5	24-1
7	9-15	9-11	7-9	24-6	18-16	17-11	2-6	2-16
8	10-16	10-12	8-10	6-16	16-14	18-12	6-14	16-24
9	15-13	15-11	13-15	17-7	14-2	13-11	14-2	24-10
10	16-14	16-12	14-16	7-20	2-1	14-12	6-10	10-16
11	13-1	13-11	15-17	20-8	15-24	24-11	10-16	13-14
12	14-2	14-12	16-18	8-18	24-16	20-11	16-6	17-18
13	11-12	11-12	17-20	11-12	19-20	11-12	11-12	11-12
14	ECG	ECG	ECG	ECG	ECG	ECG	ECG	ECG

モンタージュ → パターン

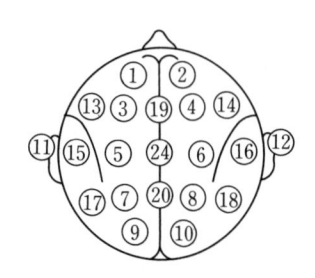

⑪,⑫の両耳朶を基準電極とし全体で21個の電極を使用
(*a*) 10-20電極配置法
(国際脳波学会基準)

電極組合せの例（14チャネル記録）：14チャネル目はECGのみ，チャネルごとの組合せをモンタージュ，モンタージュの内部組合せを変えるのをパターンと表現する。全体では102の2個電極の組合せになるが重複があるので実際には73種類の組合せである。
(*b*) モンタージュとパターン

図 *2.28* 頭皮上の電極配置と電極選択例

間程度の開眼を数回行う。さらに閃光刺激，過呼吸，睡眠などからの賦活の記録に15分ほど費やして一連の測定は終わる。最後に，電極を取り外して簡単な髪の清拭に5分ほどかかるので，結局，脳波検査は最短でも約1時間はかかると考えなくてはならない。

2.2.2 脳波の性質

脳の神経細胞は，酸素供給（脳血流）と外部刺激があれば十分に活動する。その際わずかながら電気が生じる。大脳は約140億個の神経細胞とそのおのおのに約4万の神経結合部（シナプス）があって互いに情報交換を行っているが，その機能の中心的役割をつかさどるのが大脳皮質である。そして運動，触覚，視覚，聴覚など中枢機能を果たし，かつ知能を生み出している。このような情報交換を行いつつ脳機能を果たすために，大脳皮質の神経細胞は興奮し活動電位を発生する。

この活動電位を頭皮上より検出する電気信号が脳波であるが，頭蓋骨や頭皮を介して頭皮上に接着した電極で導出するので，その電位が本当に電極直下の大脳皮質のみの活動電位を導出しているのか，他の部位からの波及電位の重畳波であるのかという問題をつねに抱えている。

心電図が定形的な波形の周期的繰返しのある定常性を示すのに対して，脳波はいろいろな刺激によってつねに変化し，定常性に乏しい。例えば，安静閉眼状態でできるだけ一定の意識水準を維持しようとしても，30秒間維持するのは無理であろう。そこで統計的分析を行

うとすれば，定常性を 5〜10 秒あるいは 10〜15 秒の区間に求めざるをえないことになる。

つねに変化している脳波も，いくつかの特異なパターンの不規則な組合せになっている。そのパターンはおおよそ図 *2.29* のように周波数成分の分類と特徴的な突発波に分類できる。これらの分類は周知のことであるが，この知識があれば脳波が理解できるかというと，そうでもない。正常な同一人であっても，状況によって脳波は変化する。例えば覚醒，睡眠，精神的緊張，不安，思考などの意識レベル，開眼，閉眼，各種の感覚刺激などで脳波は種々に変わる。一般的に異常脳波として突発波が挙げられ，てんかんがその代表として認識されている。しかし，13 チャネルで 30 分もの脳波記録から，突発波がどこにあるか，その頻度はどのくらいで疾患との関係はどうなのか，など専門家でないととても判読できるものではない。いままでコンピュータによる波形の自動解析に多大の努力が傾注されているが，非定常性であるためにいまだ期待するような成果は得られていない。この点でも，定常性のある心電図とは大変な違いである。

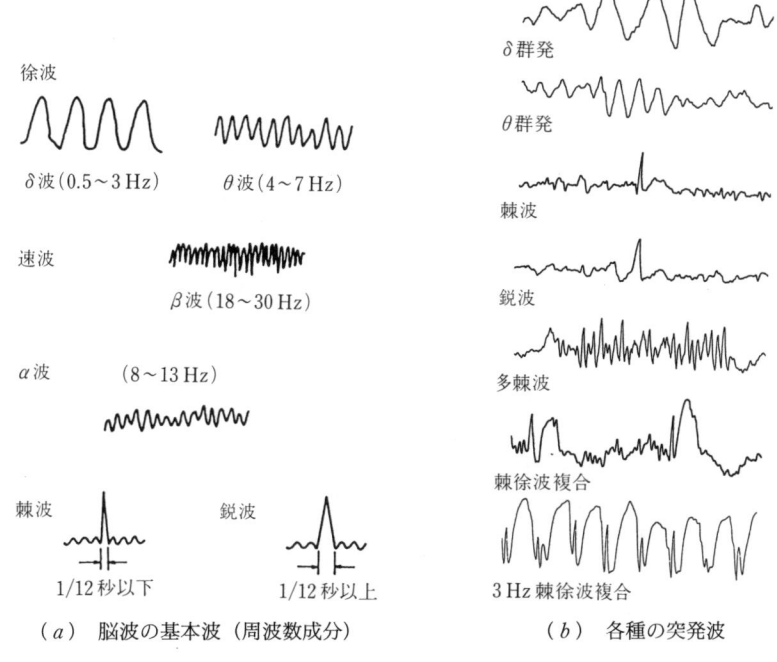

(a) 脳波の基本波（周波数成分） (b) 各種の突発波

図 *2.29* 脳波のいろいろ

2.2.3 脳波の発生機序：脳波計はなぜ誘導電極数が多いのか

先に述べたように，脳波は意識レベルやさまざまな感覚刺激によってつねに変化しているので，定常性に乏しい。それは，大脳皮質に多種類の信号が同時に入力され，その信号を処理しているからである。それぞれの信号処理をする神経細胞群は大脳皮質のほぼ固定された

領域に分布している。例えば，人間の五感が大脳皮質のどの領域に反応するかは**図 2.30**に示すとおりである。

　間脳，中脳，橋，延髄の各部で構成される脳幹は脳神経の発着場であり，呼吸，循環などの生命活動の基本的な営みを支配する重要な部分である。五感に見られる視覚や聴覚などの

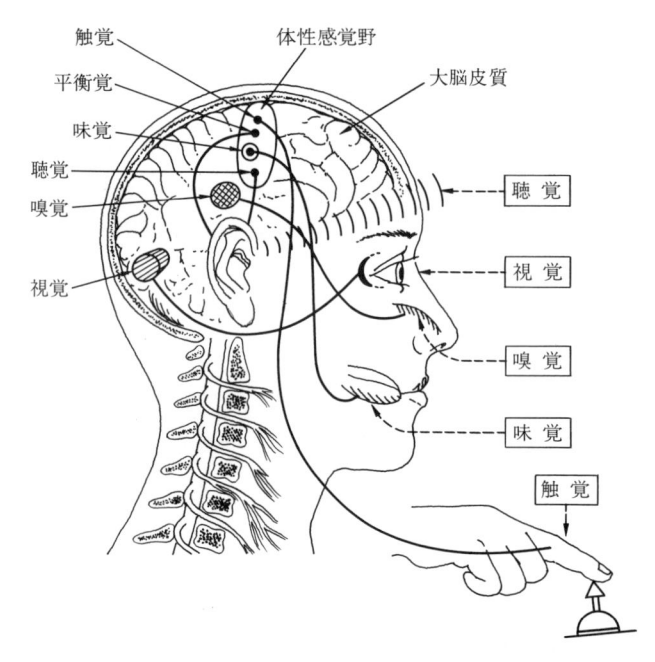

図 2.30　五感と大脳皮質（五感の情報は大脳皮質の決められた領域に伝達される）

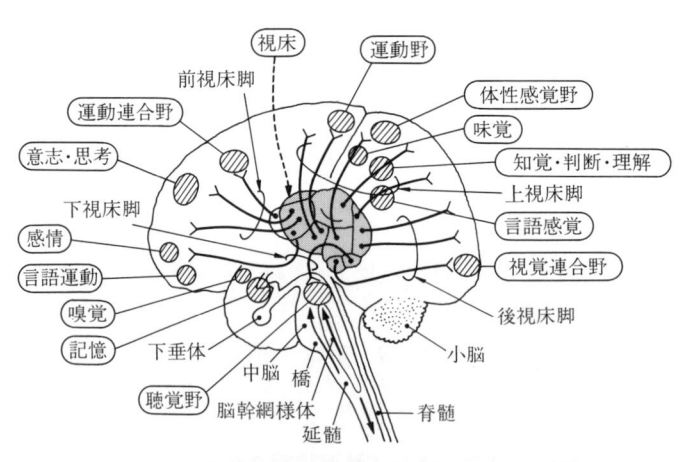

五感情報ばかりでなく，大脳皮質はそれぞれ定まった領域に決められた情報の処理や発信を視床を中核にして行う。視床へは延髄・橋・中脳と合わせ脳幹網様体を経て上行性，下行性の神経信号伝達でつながっている。

図 2.31　大脳皮質活動と視床の関係

知覚情報や，上行性伝導路（求心路）が伝える末梢神経からの知覚情報，あるいは末梢に下行性伝導路（遠心路）を経て送られる運動性情報も大部分が脳幹網様体を上行・下行して大脳皮質と連結している。これらの情報交換の核となるのが脳の中心にある視床である。**図2.31**に示すように視床はいくつかの区分（9区分といわれている）からなり，それぞれが大脳皮質の特定の領域と結合して情報交換を行い，それに基づいて特定の情報処理を行って末梢にさまざまな指令を発している。このように大脳皮質の場所によって神経活動が異なるのであるから，頭皮上から脳の活動状態を知ろうとするには，頭皮上の全領域から脳波信号を検出しなければならないことになる。このことが，全頭皮を覆うように21個もの電極を付け，100近い誘導数で脳波を測定する理由である。

2.2.4 脳波記録で何を知ろうとするか

脳波は同一人でも，開眼か閉眼か，精神的に安定か不安定か，何か薬物を飲んでいないかなどの多くの変動因子があることは前述した。年齢，睡眠深度，機質的左右差（左右両半球の相対位置による）も変動因子になる。これだけの変動因子が脳波像にあっても，脳波判読の専門家にとってはある程度被検者の脳の機能や状態を推定できる。

自然脳波や賦活脳波からの診断だけでなく，もっと積極的に刺激を加えて脳の反応を知る方法，すなわち脳波誘発反応測定法がある。光，音，電気パルスなどで視覚，聴覚，体性感覚の感覚受容器を刺激し，その刺激で感覚神経が興奮し脳幹を介して大脳皮質のそれぞれ感覚野の細胞を活動させる。この活動によって刺激時よりほぼ一定の潜時をもって電位が誘発される。通常1回の刺激では自然脳波に埋もれてしまうほどに小さいので，コンピュータで刺激ごとに同期加算平均演算をして反応波を顕在化する。**図2.32**は聴性誘発電位（auditory evoked potential：AEP）の測り方，**図2.33**はクリック音に対する誘発反応電位を加算平均して得た反応波で2 000回以上の加算を行っている。加算平均すると自然脳波はランダム信号なので雑音（n）とみなされてN個加算により$\sqrt{N}$倍，反応波は規則信号（s）なのでN倍になり，結果として$s/n=\sqrt{N}$と改善される。この誘発加算波形の潜時時

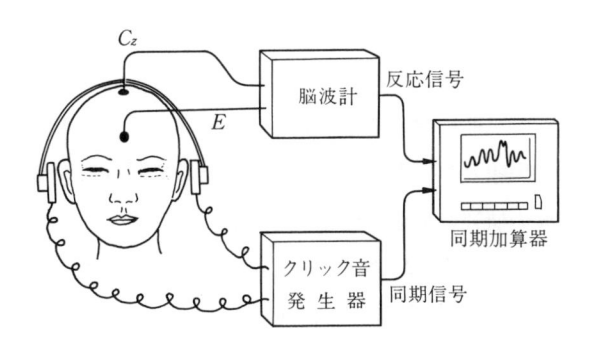

図2.32 聴性誘発反応の測り方

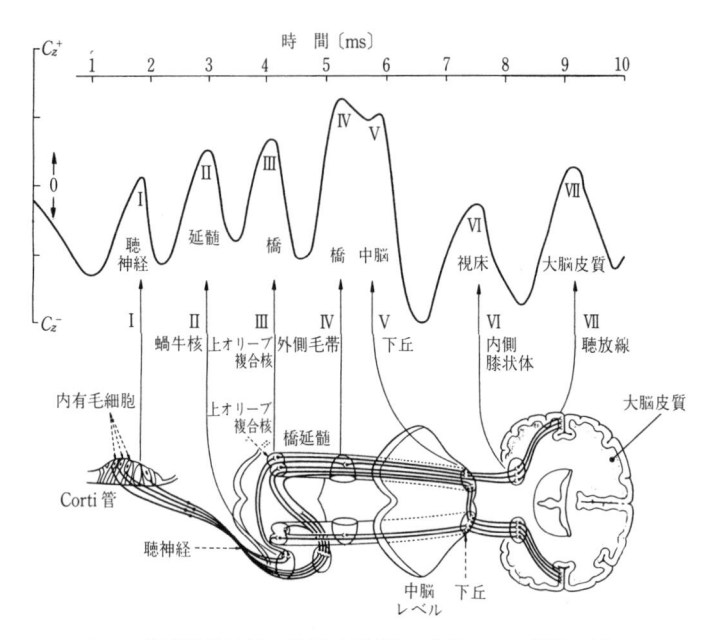

図 2.33 聴性脳幹反応波形と神経伝達路
〔Stockard, J. J. et al.: Mayo Clin. Proc., **52**, p. 761(1977)より〕

間と形状から音の感覚情報の伝達の状態を見てどこの部位に異常があるかを判定することができる。なお，光刺激に対しては視覚誘発電位（visual evoked potential：VEP），電気パルス刺激には体性感覚誘発電位（somatosensory evoked potential：SEP）という。

2.2.5 脳波の解析

脳波は多くの変動因子によってつねに不確定に変化するので，定常性に乏しく，定常性があるとして統計的処理を行うにしても，せいぜい5秒ないしは15秒区間ごとの統計しか意味をもたない。最長でも30秒までではないかといわれている。すなわちこの短い区間ごとに脳波の性質が異なることを示している。したがって，心電図のようにコンピュータによる解析で診断所見までレポートするようなわけにはいかない。

しかし，このような定常性の少ない脳波ではあるが，コンピュータによる処理技術の向上とデータ解析速度の短縮によって，解析が可能になってきている。脳波が意識レベルによって変化することは，記録波形から当然な現象として理解されている。そこで睡眠による健康人の意識レベルの変化という現象は脳波の研究に最適な対象となる。

成人の睡眠深度は五つの状態に分類される（**図 2.34**）。閉眼安静覚醒状態（W）から入眠および軽眠に至る初期の状態（ステージ1），軽眠期の状態（ステージ2），中等度睡眠の

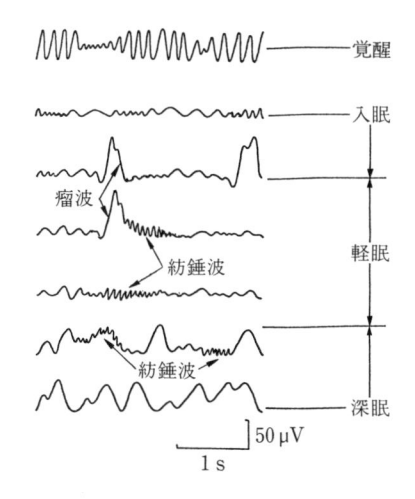

図 2.34 睡眠ステージと脳波

状態（ステージ3），深眠期状態（ステージ4）および急速眼球運動（rapid eye movement：REM）を伴う状態（レム期）のそれぞれの脳波に特徴がある。ステージ1ではθ波が中心で，ときどき頭頂部付近に瘤波（ハンプ）が加わる。ステージ2ではハンプに紡錘波（スピンドル）が出現する。ステージ3ではスピンドルとδ波が混在する。ステージ4ではδ波が頭部全体に拡大する。レム期ではθ波が中心となり，さらに水平眼球運動を伴うようになる。これらの周波数と振幅をコンピュータで処理して，睡眠脳波をパターン化した解析例の一つを図2.35に示す。

アメリカでは10年以上前から睡眠脳波の研究が非常に盛んになり，全国で1000以上の研究所でその研究が現在も継続されている。これほど睡眠脳波の研究が盛んなのは，車社会であるアメリカの特徴的な現象ではないかと推測している。それは自動車事故の大きな要因を占めているのが肥満者の運転による居眠り事故であろうという予測から，肥満と居眠りと睡眠の関係を究明しようという動機からであるといわれている。肥満者の多くは，睡眠中に不規則で大きないびきをかく。この種のいびきは，鼻や口の気流の流通が停止した無呼吸状態が解除され，大きく息を吸うときに生じる音である。こういったいびきをかいて眠っている人は，実はいつも慢性的な寝不足になっている人で，臨床的にはこのような症状のある人は睡眠時無呼吸症候群がまず疑われる。この肥満に伴う無呼吸によって肺胞低換気症となるために息苦しく，ステージ3やステージ4の深睡眠期が少なくなるために十分な睡眠がとれなくなる。この間に血中炭酸ガス濃度が上昇して呼吸中枢が刺激されることにより，舌根が前に出て気道が急速に開き，勢いよく吸気することになって突然の大いびきとなる。その結果，日中も居眠りしてしまう。睡眠は図2.35に見られるように，目の動き（眼振図），筋電図，呼吸などの相関関係から睡眠ステージのパターンで評価される。このパターンの評価で，睡眠脳波の周波数成分も大切な情報である。例えば図2.36のように，30秒間でのα波やδ波の占める割合の時間変化は，定常性の維持できる時間の程度を表現している。す

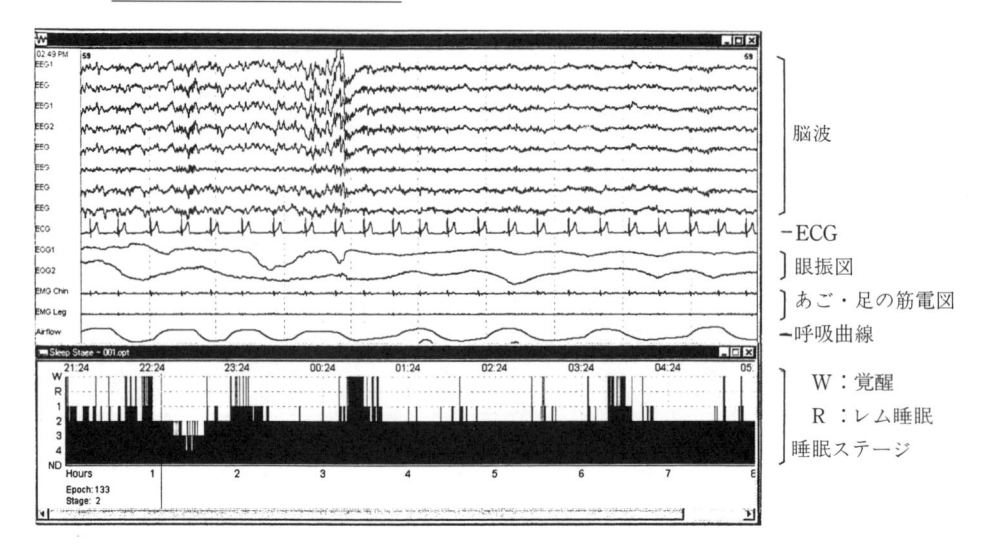

図 2.35 脳波と睡眠ステージのパターン

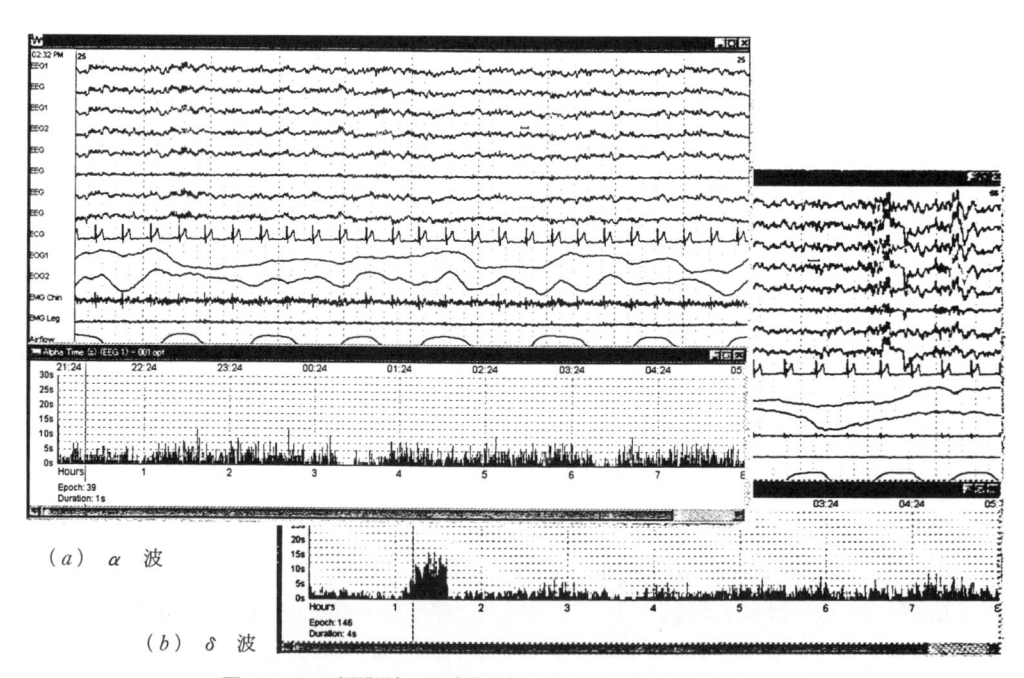

図 2.36 睡眠脳波の周波数分析（測定項目は図 2.35 と同じ）

(a) α 波
(b) δ 波

なわち時間が短ければ定常性が低いことを意味する。

　脳波の解析手法には，睡眠脳波で見た時系列的な方法のほかに，マッピング法がある。マッピング手法そのものはすでに一般的になっており，2 次元的な表現で視覚的に認識しやすく，変化をダイナミックに見られる点が受け入れられている。脳波や誘発電位の波形は，平均加算法を含めて以前よりいろいろな手法が試みられてきたが，電極数の増加や検査対象の

増加などで波形の目視による判読・分析といった手法では時間がかかりすぎたり，経験に頼る必要が増大する。短時間で解析したり，解析結果の判読が少しでも容易になることへの要求に応える形で，マッピング手法が登場した。13～17 チャネルの入力信号をもとに，電極間の電位分布あるいはエネルギー分布を補間法によって推定し，最近では 100 チャネル以上のファイリングメモリからの読出し信号で，2 次元の画像イメージを作成して色分け処理を施し表示するのがマッピング手法の基本である。**図 2.37** は，16 チャネルから測定された電位を補間して等電位図とした初期のころのマップである。最近ではメモリの大容量化および解析ソフトウェアの向上によって，**図 2.38** のように特定の波形に着目してマッピングする手法も開発されている。このようにコンピュータによる処理技術が普及してマップの作

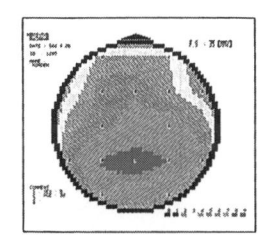

10 秒間の α 波平均電位の分布図で，後頭部中心に高い α 波源があることがよく認識できる。

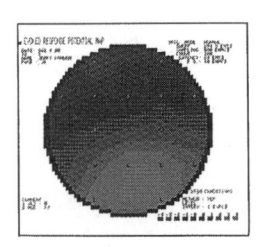

誘発加算法で求めた誘発電位の平均値分布で，右後頭部位を中心に刺激が分布しているのがよく表現されている。

(a) α 波振幅分布図　　　　　　　(b) 誘発電位分布図

図 2.37　16 チャネル脳波記録から得られたマップ

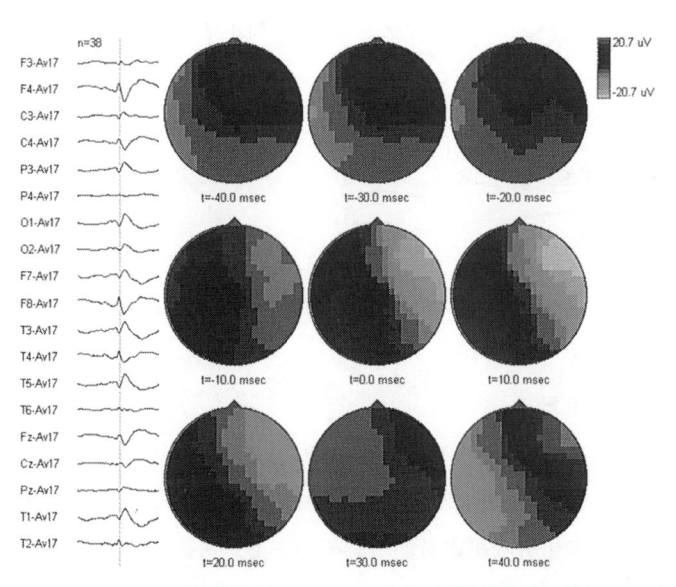

選定したスパイク波の平均波形とスパイク波の時間的遷移の電位マップ

図 2.38　スパイク波の時間的遷移のマッピング

成が容易になっている。周波数成分による電位，パワースペクトル，誘発反応における刺激からの反応出現時間（潜時）のマップなどさまざまな対象が考えられ，誘発刺激や薬物刺激に脳がどのように反応し変化していくかなどを，定常性の少ない脳波であってもマッピングは客観性のあるデータ評価法として使用されている。

2.3 血 圧 計

Riva-Rocci（1896年）とN.Korotkoff（1905年）によって，現在血圧測定の中心になっている図2.39のごとき原理ができあがっている。以後，この間接的な非観血式血圧計が長年主流をなし，1936年W.Hamiltonの反射膜を圧力センサとした光学式血圧測定法の開発を経て，1950年にO.Gauerによる差動変圧器を用いた小形圧力センサの開発を見るまで，観血式の直接血圧測定は実用に至らなかった。1950年代中ごろからアメリカを中心に，心臓ペースメーカの開発や開心手術などの循環器を対象とした外科手術が盛んになるにつれ，観血式血圧計の進歩は加速された。

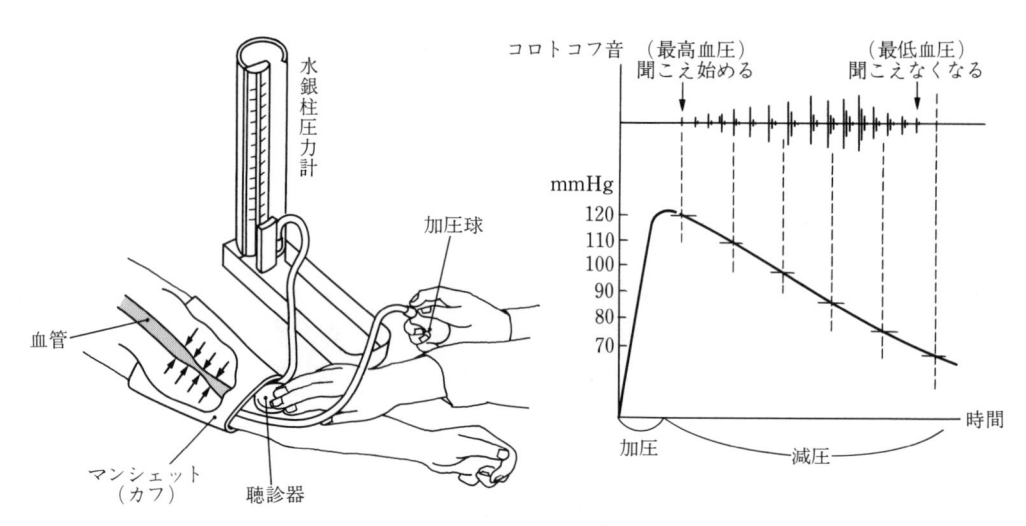

図 2.39 コロトコフ音と水銀柱圧力計による血圧計

2.3.1 観血式血圧計

血管内に生理食塩水を満たしたカテーテルを挿入し，血圧を体外に導いて血圧トランスデューサで測定するのが観血式と呼ばれる方式である。カテーテルで体内と接続されるため圧力の電気信号の変換には十分な絶縁を保つ必要がある。その一例を図2.40に示す。受圧膜が金属であったりプラスチックであったりするので，絶縁方法も一定ではない。血圧の圧力検出は検出素子によってさまざまな構造になるが，これらのカテーテルから導出する血圧

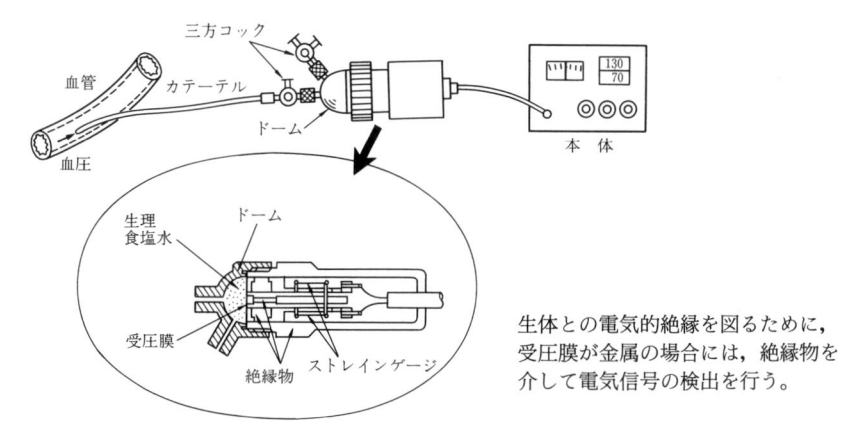

図 2.40 観血血圧測定法

はカテーテル先端から検出膜までの伝達特性が低域周波数にあるので，周波数特性範囲が0～20 Hz 程度である．したがって，必ずしも忠実度の高い波形が記録できるとは限らない．

一方，カテーテルの先端に圧力センサを装着する測定法もある．この原理を**図 2.41**に示す．この検出素子（半導体ダイアフラムセンサ）はシリコーンで絶縁されており，直径が約 2 mm と細く，測定したい部位に直接留置することができる．そのため，0～10 kHz と広域の周波数特性を得ることができる．カテーテル導出法とカテーテル先端検出法の特性比較を**表 2.2**に示す．

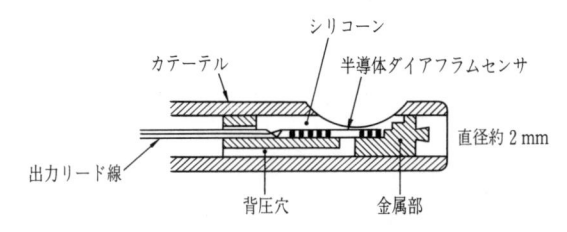

図 2.41 カテーテル先端型圧力センサ

表 2.2 血圧検出の各種の方式とその特性

	種類	検出素子	特徴
ドーム型	ワイヤストレインゲージ型	金属細線のストレインゲージ	廉価で最も普及している，温度変化に対して安定，衝撃に弱い
	半導体ストレインゲージ型	半導体でできたストレインゲージ	小形にできる，衝撃に強い，若干温度の影響を受けやすい
	差動トランス型	差動トランスをトランスデューサーとして使用	衝撃に非常に強い，温度変化に対して非常に安定，若干周波数特性が悪い
	クォーツ型	コンデンサの原理を応用	衝撃には最も強い，温度変化に対して安定，若干周波数特性が悪い
カテーテル先端型		カテーテル先端に超小形のトランスデューサ（半導体センサなど）を封入	周波数特性が最もすぐれている，セミディスポーザブル型で高価

血圧測定は，動脈，静脈のそれぞれの測定したい位置の血管が対象となる。血圧の発生源である心臓のポンプ作用とその末梢を含んだ循環系の動きを，即物的にモデル化すると**図2.42**(*a*)のごとく表現できる。ポンプ（心室）から一気に水（血液）をホース（大動脈）に流出するとき（心室が収縮するとき）は大きな圧力で押し出すことになるから，ホースの内圧（動脈圧）が上昇し，ホース管壁（弾力性のある血管壁）は伸展する。流出が止まると（心室が弛緩し拡張すると）ホースへの流入は止まるが，伸展した壁の張力が持続的に水を末端へ送る。1回ごとの拍出（ポンプの流出），すなわち大動脈への間欠的な流れは，しだいにわずかに脈動する連続的な流れとなって毛細管に至り，急峻に減圧する。これを実際の生理的モデルに置き換えると，同図(*b*)のようになる。血圧は血管を流れる血液が血管壁を

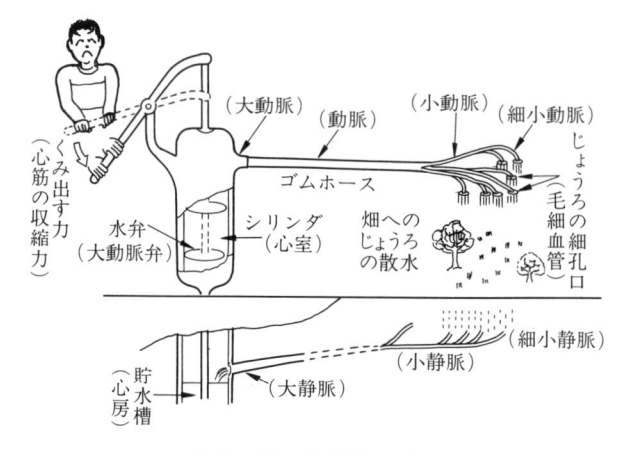

(*a*) ポンプの散水モデル

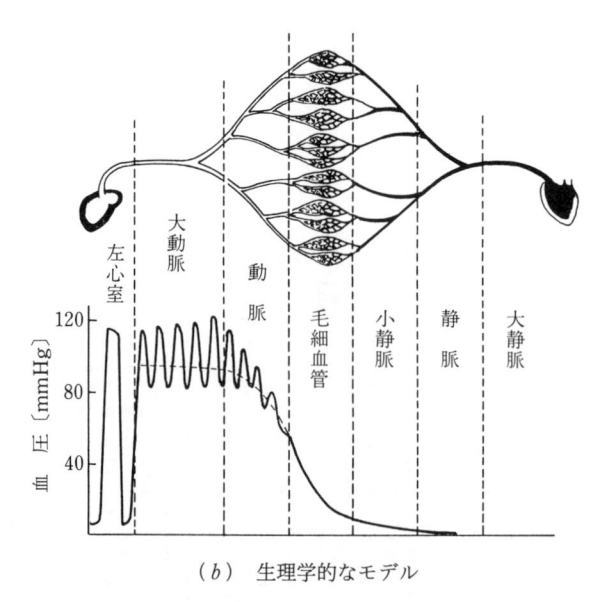

(*b*) 生理学的なモデル

図 **2.42** 心臓のポンプ機能と血圧モデル

押す力で，その値は大血管の弾力性よりも，おもに小動脈・細小動脈などの細い血管の抵抗の影響を多く受ける。したがって，部位によって波形も血圧値も異なるのは当然である。カテーテルドーム式の測定においては，ドーム内に気泡が残留すると周波数特性が20 Hz以下に簡単に低下してしまうので，高周波成分を含んだ大動脈波に近付くほど波形ひずみが生じる。したがって，測定系の脱気には十分配慮しなければならない。一方，静脈系は血圧値が小さいので，高感度でSN比のよい測定系が必要とされる。

2.3.2 非観血式血圧計

図2.38のコロトコフ音を聴診して測定する間接法は，コロトコフ音の聴受が簡単でなく，正確な血圧値を読み取るには熟練を要する。また，この方法は自分自身の血圧を測定するわけにもいかず，ましてや自動的に測定するのは困難である。1970年代になって，ようやく間接法にも新しい測定技術が加わることになった。オシロメトリック法（振動法）による血圧測定である。この測定法の普及によって，長時間の患者のモニタ，手術中のモニタとして使用されるばかりでなく，家庭での日常の健康管理に利用されるまでになった。

オシロメトリック法の原理は，コロトコフ音の聴診法におけるのと同様に，カフによる上腕動脈の閉塞と開放を行い，その過程におけるカフ内圧の振動の変化を半導体圧力センサで検出する。カフ内圧とそのなかに含まれている拍動に同期する微小振動を分離し，振動信号の出現開始時のカフ圧を最高血圧とし，消出した時点のそれを最低血圧とする。これらの一連の作業はマイクロコンピュータによって自動的に行われる。測定結果は液晶表示面に数字で表示される。図2.43に測定原理と家庭用に使用される機器を示す。この方法は，まず最大振幅位置が平均血圧値として決定され，振動振幅が急激に増大する圧を最高血圧，急速に減衰する圧を最低血圧としている。ここがコロトコフ音の聴診法と多少異なる点である。平均血圧は次のように定義されている。

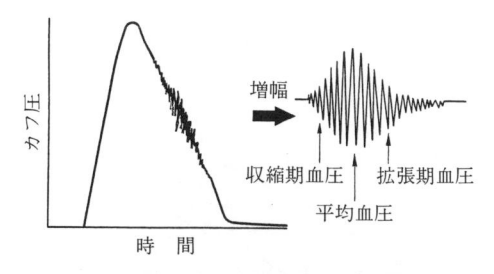

(a) カフ圧中の微小心拍同期信号を抽出する。最大振幅時を平均血圧とする。急激に振幅が増大する点および減衰する点をそれぞれ収縮期血圧・拡張期血圧とする。

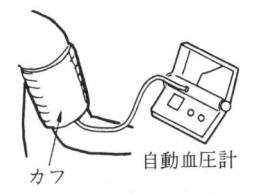

(b) 家庭用の自動血圧計。ボタンを押すだけで自動的に血圧測定し結果を表示する。

図2.43 オシロメトリック法の原理と家庭用機器

$$\text{平均血圧} = \text{拡張期圧} + \frac{1}{3}(\text{収縮期圧} - \text{拡張期圧})$$

収縮期圧 → 最高血圧、拡張期圧 → 最低血圧、その差を脈圧という。

この関係が成立するようにオシロメトリック法と観血法とがよく一致するように臨床試験で検証するのは当然である。

オシロメトリック法の血圧計は病院の内科外来や人間ドック・成人病検査などで通常に使用されている。さらに，手首や指先でも測定できるオシロメトリック法血圧計が一般に市販されている（図 2.44）。これらは簡便に使用できることで普及しているが，手首なり指先などの高低の位置が心臓のそれと一致しないと大きく誤差を生ずるので注意しなければならない。

オシロメトリック法は
- コロトコフ音では聞こえにくいような低血圧も測定しやすい

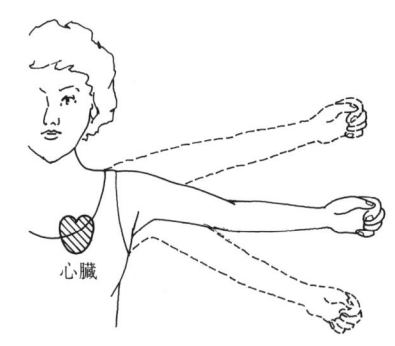

(a) 心臓の位置を基準にして手首や指先の相対位置の高低によって血圧が変わる。これは重力の影響に起因する。

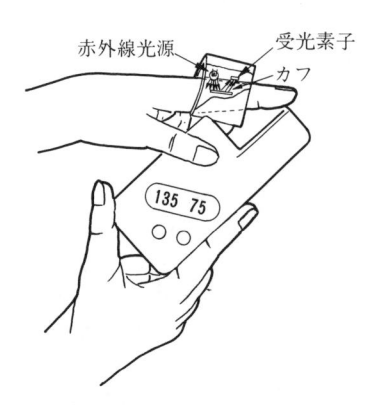

手を上げれば指先の血圧は低下（10 cm 上げれば 7.8 mmHg 下がる）

腕が水平の場合，腋下から手首までの間で平均血圧は2〜3 mmHg 程度の差である。

手を下げれば指先の血圧は上昇（10 cm 下げれば 7.8 mmHg 上がる）

(b) 指先で測定するオシロメトリック血圧計

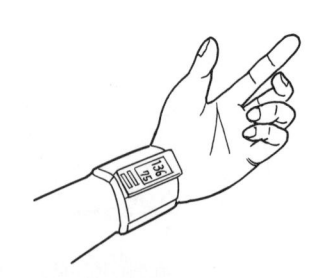

(c) 手首で測定するオシロメトリック血圧計（圧脈波式）

図 2.44 手首や指先の血圧測定と位置による変動

- マイクロホンのように信号検出位置に制約されない
- 検出器が故障しにくい

などの特長をもっている。しかし一方で，体動が継続する場合や不整脈が頻発する場合には信頼性が低下したり，上腕より末梢での測定値は誤差が生じやすいなどの欠点がある。

2.3.3 血圧は変動するもの（ホルタ自動血圧計）

血圧は精神状態や環境，時間的経過によって変化する。白衣高血圧症とか心配事とかによって血圧は上昇する。精神的な刺激による交感神経の興奮が，血圧を上昇させるからである。そのため1日のうちでも当然血圧は変動する。日中の労働時は高くなり，就眠中は低くなる。携帯型のホルタ自動血圧計（オシロメトリック法）で24時間の日常生活での血圧を観察してみると，図 2.45 のごとく変化する。また，夏は冬に比して低く，運動すれば上昇する。血圧の変動要因はさまざまであるから，1〜2回程度の測定や短時間の測定で高いとか低いとか決めつけてはならない。定期的な測定あるいは長時間の観察が望まれる。

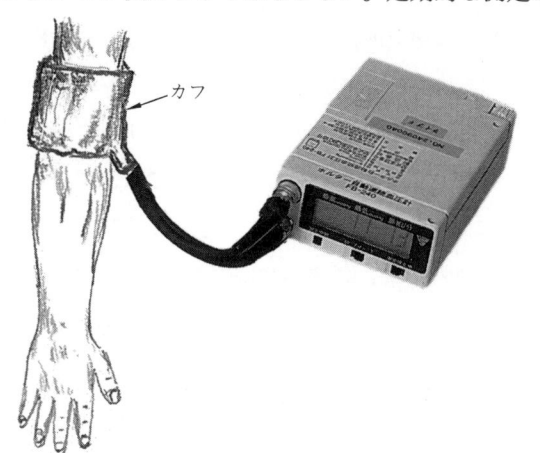

電池駆動のオシロメトリック自動血圧計で6分から10分間隔で24時間240〜250回データを記憶できる。
ポータブル式
8 cm×11 cm×3.6 cm で 350 g の重量

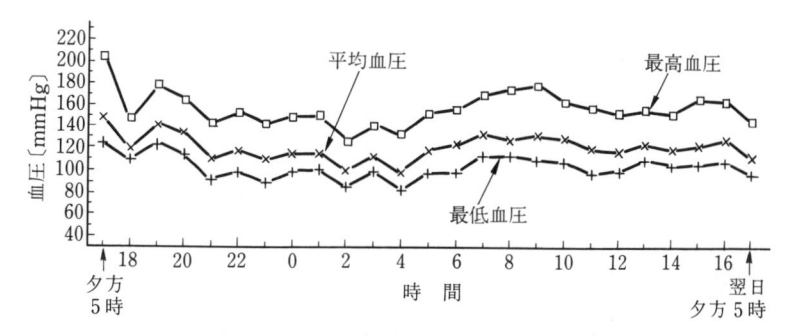

(a) ホルタ血圧計

健康人の24時間の血圧記録で1時間ごとの平均血圧を表している。
(b) 血圧日内変動

図 2.45 ホルタ自動血圧計と日内変動記録

3 医用電子機器の種類

医用電子機器の発展の先駆的役割を果たした心電計や脳波計は，生体の電気現象を電極で検出する装置であった。一方，血圧計はカフで加圧して血管の血液再灌流音あるいは脈流振動などの物理的情報を聴診器や半導体センサによって検出する装置であった。これは生体現象をそのままの状態で観察するか，生体になんらかの作用をしてその反応から生体情報を検出器（変換器）で知るかという違いを表している。

このように医用電子機器は，生体情報の性質（電気的，物理的，化学的など）や検出方法（生体にエネルギーを加えるかどうかなど）によって分類したり，得られる情報の形態（例えば画像情報）によったり，あるいは治療にまで及ぶかどうかによって分類することができる。医用機器の分類はどの観点から行うかによってさまざまである。ここでは，薬事法による「医療用具の一般的名称と分類」を参考にし，日本ME学会の「研究領域の題目に関する分類」や図 1.2 の医用工学の構成の概念を加味して，代表的な機器を対象に分類する。

3.1 生体現象計測・監視機器

3.1.1 生体物理現象検査用機器

生体の物理的現象を変換器（トランスデューサ）を介して電気信号に変換し導出する主な機器を表 3.1 に示す。これらの機器は非侵襲的あるいは侵襲的な測定法が混在している

表 3.1 生体物理現象検査用機器

体温計	水銀体温計，電子体温計，深部体温計
血圧計	水銀柱式血圧計，非観血血圧計，観血血圧計
聴診器	聴診器，電子聴診器
生体磁気計測装置	心磁計，脳磁計，筋磁計
心拍出量計	熱希釈心拍出量計，色素希釈心拍出量計，インピーダンス心拍出量計
血流計	電磁血流計，超音波血流計，レーザ血流計
心音計	マイクロホン心音計，心拍数計，超音波心音計
脈波計	脈波計，脈波数計
眼圧計	非接触式眼圧計，接触式眼圧計
その他の関連装置	心臓カテーテル検査装置，アンギオ検査装置

が，生体自体が発生する信号を測定する方法と生体になんらかのエネルギーを加えてその反応を測定する方法も混在している。水銀柱式や非観血血圧計，眼圧計，血流計あるいは心拍出量計は物理的エネルギーを加える測定法である。

3.1.2 生体電気現象検査用機器

電極を用いて，生体の電気情報を測定する機器を**表3.2**に示す。これらの機器はすべて非侵襲的な測定法で，しかも生体自体が発生している信号を電極によって検出する装置である。関連する装置として各種の刺激装置や解析装置が含まれる。

表 3.2 生体電気現象検査用機器

心 電 計	心電計，ホルタ心電計，ホルタ心電図解析装置，ベクトル心電計，心電図自動解析装置，負荷心電図装置，心電図電話伝送装置
脳 波 計	脳波計，光・音刺激装置，脳波データ処理装置，マップ脳波計，誘発反応測定装置
筋 電 計	筋電計，電気刺激装置，誘発反応測定装置
その他の検査用機器	眼振計，網膜電位計

3.1.3 生体検査用機器

この機器は主に外部からなんらかの物理的作用を与え，その応答により生体情報を導出し測定する装置が中心である（**表3.3**）。非侵襲的な測定のみであるが，呼吸機能検査では努力呼吸とか運動のエネルギーを必要とし，視覚機能検査では光エネルギーを印加し，知覚検査では音圧や振動を加えて測定する。なお，薬事法の分類では歩行分析計，握力計，背筋力計などの運動機能検査や，眼底カメラ，角膜内皮細胞撮影，コルポスコープなどの眼撮影装置が含まれる。

表 3.3 生体検査用機器

呼吸機能検査用機器	呼吸流量計，呼吸抵抗計，電子スパイロメータ，基礎代謝測定装置，呼気ガス分析装置
視覚機能用検査機器	眼底検査機器，視野計，屈折視力検査機器
知覚検査用機器	オージオメータ，平衡機能計，振動感覚測定装置

3.1.4 生体現象監視用機器

表3.4に示す監視用機器は主に，心電信号を中心にした生体情報を長時間ICU・CCU室，一般病室などで監視するために使用される機器である。長時間監視するためには電極の装置をはじめ測定が安定でなくてはならない。また多人数を同時に監視することから監視者が情報の洪水に悩まされてはいけない。これを解決するには生体から直接得られた情報を処理して見やすくする，多人数情報を間違いなく容易に選択できる，異常が発生した場合の適

表 3.4　生体現象監視用機器

一人用患者監視装置	心電図モニタ，ICU・CCUモニタ，手術用モニタ
多人数用患者監視装置	ICU・CCU用集中患者監視装置，患者データ処理装置，院内データ伝送システム
その他の患者監視装置	非観血血圧モニタ，経皮ガスモニタ，呼吸モニタ，パルスオキシメータ，新生児モニタ，分娩監視装置
医用テレメータ	心電図専用テレメータ，多用途テレメータ，スポーツ用テレメータ

切な処理情報を表示することや警報を発する，などの機能が備わっている必要がある。

3.2　画像診断装置

　医用画像装置は1960年代に入って急激な発展をした。それはエレクトロニクス技術の進歩に負うところが大きく，特にIC技術によるさまざまな新しいセンサの開発，高速度コンピュータによる情報処理技術の確立などが主たる要因である（**表3.5**）。

　しかも，いろいろな物理的エネルギーを加え，その生体反応情報を巧妙に検出して画像化する高度な技術が要求される装置である。

表 3.5　画像診断装置

X線診断装置	一般X線撮影装置，X線透視装置，ディジタルX線撮影装置，X線CT
核医学診断装置	ガンマカメラ，SPECT，PET
超音波診断装置	腹部用（リニア電子走査）画像診断装置，超音波内視鏡，胸部用（セクタ電子走査）画像診断装置，産婦人科・泌尿器用（コンベックス走査）画像診断装置
磁気共鳴診断装置	MRI装置
内視鏡診断装置	ファイバスコープ，電子スコープ

3.3　生体機能補助・代行機器

　生体機能を人工的なもので代行するか補助的に使用する装置で，治療器とは区別される。治療の過程で一時的に機能代行する目的で使用されることもある（**表3.6**）。電子工学的な手法以上に材料の進歩や生化学の貢献が大きい分野である。

表 3.6　生体機能補助・代行機器

聴覚機能補助装置	補聴器，人工中耳，人工内耳
生体機能制御装置	人工呼吸器，麻酔器，保育器
血液体外循環装置	人工腎透析装置，人工心肺装置

3.4 治療および手術機器

治療機器には，ペースメーカのように材料工学の進歩と電子回路設計の信頼性向上が伴って成長してきたものもある。また，低周波治療器のように早くから実用化が進みつつ，徐々に改良が加えられ，病院ばかりでなく家庭用治療器として普及した機器もある。手術機器は電気メスなどの出現により，手術の質の向上ばかりでなく，新しい手術法の発展にも寄与している（**表3.7**）。

表 3.7　治療および手術機器

治療装置	心臓ペースメーカ，除細動器，結石破砕装置，ガンマナイフ装置，低周波治療器，マイクロ波治療器，温熱治療器，ハイパサーミア装置，超音波ネブライザ，機能的電気刺激装置
手術器	電気メス，レーザ手術装置，超音波手術装置，マイクロ波手術装置

3.5 医用情報システム

生体計測情報や画像情報の電子化，高速通信回線網の発展，医療情報の標準化と共同利用などの動向が相乗効果をもたらし，病院情報や医療情報のシステム化・ネットワーク化が急速に実現しつつある。これらのシステムはコンピュータの支援によって成り立つので，コンピュータソフトウェア開発の多様性と拡張性に富んだシステム構築ができる（**表3.8**）。

表 3.8　医用情報システム

診療支援システム	オーダシステム，臨床検査システム，患者監視システム，画像情報管理システム，看護支援システム，電子カルテファイリングシステム
地域医療情報システム	救急医療情報システム，遠隔診療支援ネットワークシステム，在宅医療支援システム
病院管理システム	病歴管理システム，薬歴管理システム，給食管理システム
健康管理システム	総合健診システム，専門ドックシステム，健康増進システム

3.6 その他のシステム

これまで列記した機器以外にも検体検査装置がある。生体計測や治療のための刺激装置などがある。また，各種の医用データ処理装置，医用テレビジョン，記憶・記録装置などが挙げられるが，これらは，汎用機器に専用の医療用ソフトウェアを搭載して使用する装置群である。

4 人体からの情報収集

　対象とする人体情報の種類や，得られた情報をどのように使うか，あるいは治療のためにどのような情報に基づくかという立場で医用電子機器を分類する方法がある。また，情報収集の仕方から機器を分類する方法も考えられる。変換器を介して，刺激を与えて，エネルギーを加えて，あるいは直接的に情報を収集するなど手段はさまざまである。

4.1 人体にエネルギーを与えないで検出する情報

4.1.1 生体電気信号

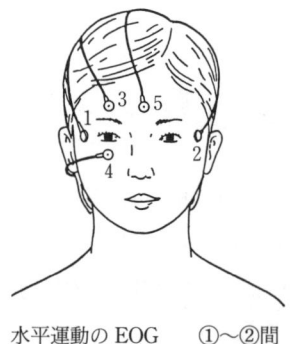

　代表例である心電計・脳波計は信号検出を電極で行うが，この場合電極と皮膚との接触によって分極電圧，接触抵抗が変化し，測定性能を大きく左右する。針電極を使う筋電計では，一層この要因の影響が大きい。脳波計と同じ小形の皮膚表面電極を使用する測定法に，眼球電位計（electrooculogram：EOG）がある。電極の位置は図 4.1 のごとく眼球の上下・左右である。角膜と綱膜の間にはつねに一定の電位差（約 1mV）があり，電極から導出される電位は眼球の変位角に比例して変動する（10 度当り 50〜200 μV）。視標移動の眼球追従運動パターンにより，図 4.2 に見るように正常・異常が表現される。

水平運動の EOG　①〜②間
垂直運動の EOG　③〜④間
⑤は接地

図 4.1　EOG の電極位置

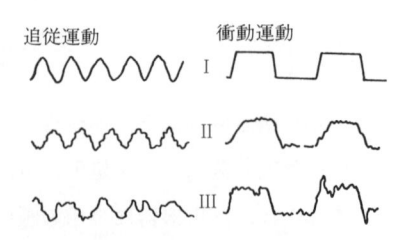

視標移動に合わせて眼球を動かす。
追従運動パターンによって正常（Ⅰ）から異常（Ⅱ，Ⅲ）へと変化する。

図 4.2　EOG の正常・異常の程度表現

4.1.2 生体振動現象

弁の開閉振動，血液の急速流入・流出などの心臓の力学的な現象を検知するのが，聴診器，心音計，バリストカルジオグラフ（心弾動図）である．聴診器はかつては象牙で作られたベル形が主流であった．やがて合成樹脂製になり，さらに現在の円盤形の膜状のものとなり，高音部がよく聴診できる特性（約50～2 000 Hz）に改良された．心音計は，各種のマイクロホン（図 4.3）を装着して20～1 000 Hzの振動を検出し，低音・中音・中高音・高音の4種類の音域にフィルタで分離して撮影式記録器で記録する．この方式は1970年代の心音測定の中心となった．さらに簡便さを求めて熱ペン直記式記録式も加わり，1983年にはJIS制定が行われた．しかし，その後は超音波計測技術の発展により，主流が超音波心音計に推移していった．心弾動計は心臓全体の力学的現象を全身の動きとして計測する方法である．しかし，装置が大形で複雑であり，かつ心弾動計から重要な臨床的特徴を見いだすまでに至らなかったことから，ほとんど実用化が進んでいない．

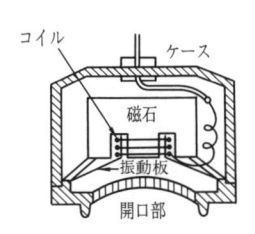

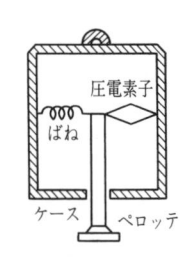

（a）空気伝導型（速度型）　　（b）直接伝導型（変位型）　　（c）直接伝導型（加速度型）

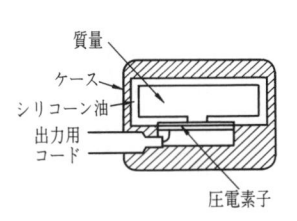

図 4.3　心音マイクロホンの種類

重心計は立位状態での開・閉眼時の全身の揺れを重心の移動として測定する．三半規管・筋紡錘・視覚器・体性感覚などの感覚情報や筋緊張による姿勢保持の運動性情報などを取得するので平衡機能計ともいわれている（図 4.4）．

人類は直立歩行し，それが他の動物と際立って異なる進歩を遂げた大きな要因となり，大脳皮質の発達とともに文明を築くことになった．したがって，立位の平衡を保つことは人間の素朴で基本的な能力である．しかし，この能力は単に三半規管の機能にのみ依存するばかりでなく，視覚・筋力・腱・関節などの情報と機能を総合的に小脳で調整して平衡を保っている．平衡機能計は図 4.5（a）のように人体があたかも1本の棒のように足底を中心に揺れている状態を測定しているがごとくであるが，現実の人体は同図（b）のようにいくつもの関節をもち，筋や腱に支えられて正しくバランスをとって立っている．体操の選手が平均台上で片足で飛び跳ね，空を切って宙返りして棒上に着地するなどは，まさに筋力・関節の調整力・三半規管の総合した磨きぬかれた平衡能力である．それに比べ，平板上で30秒程度の立位の体動が平衡機能を十分表現しているとは考えられないが，一般の人にとっては

48   4. 人体からの情報収集

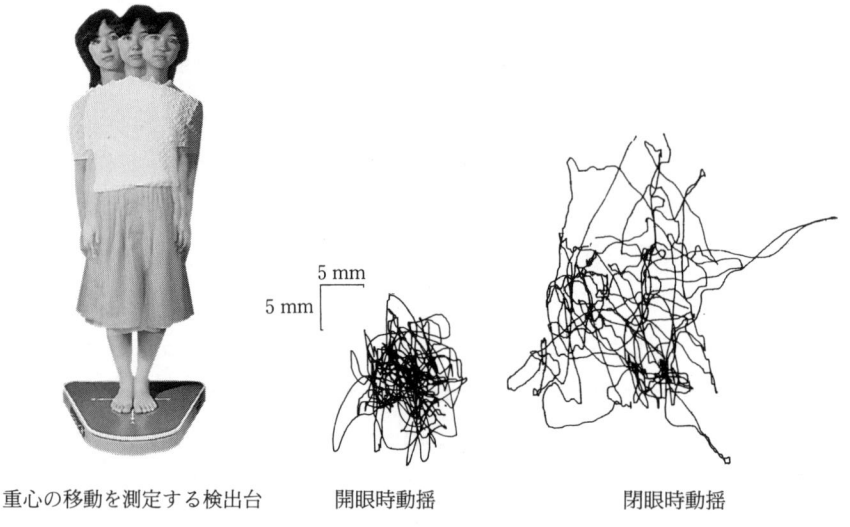

重心の移動を測定する検出台　　　開眼時動揺　　　閉眼時動揺

図 4.4　平衡機能計と記録例

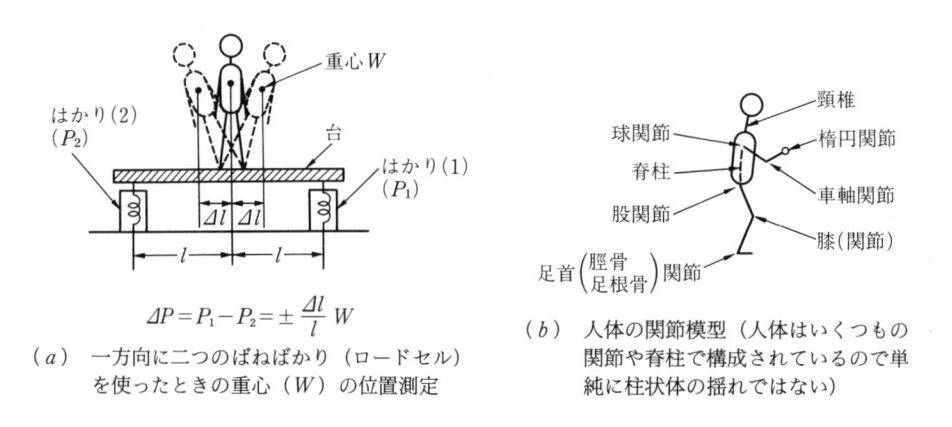

$\Delta P = P_1 - P_2 = \pm \dfrac{\Delta l}{l} W$

(a) 一方向に二つのばねばかり（ロードセル）を使ったときの重心（W）の位置測定

(b) 人体の関節模型（人体はいくつもの関節や脊柱で構成されているので単純に柱状体の揺れではない）

図 4.5　体重の移動を重心の揺れとして測定する方法

簡便に総合的に評価する一つの方法である。評価法としては，X-Y 平面に描記された曲線群の外周内面積を数値化したり，移動した軌跡の距離を計算して数値化するなどがある。

　立位状態ばかりでなく，もっと積極的に歩行状態を客観的に観察しようという試みもある。人体の動揺をもっと広く動的な振動情報の点から観察すれば，歩行も一つの体動情報である。歩行も重心移動の一つのパターンであるから，大形（長方形）の平衡機能計で測定すれば，図 4.6 (a) のように歩行の重心移動の軌跡が記録できる。また，同図 (b) のように 2 台の平衡機能計を歩行路に並べて各足ごとの 3 次元の歩行力を記録することもある。記録例から健常人と障害者では歩行波形に大きな変化があり，しかも左右の機能差も表現できる。この記録波形は，障害の程度の表現やリハビリテーションの効果の評価に活用できる。

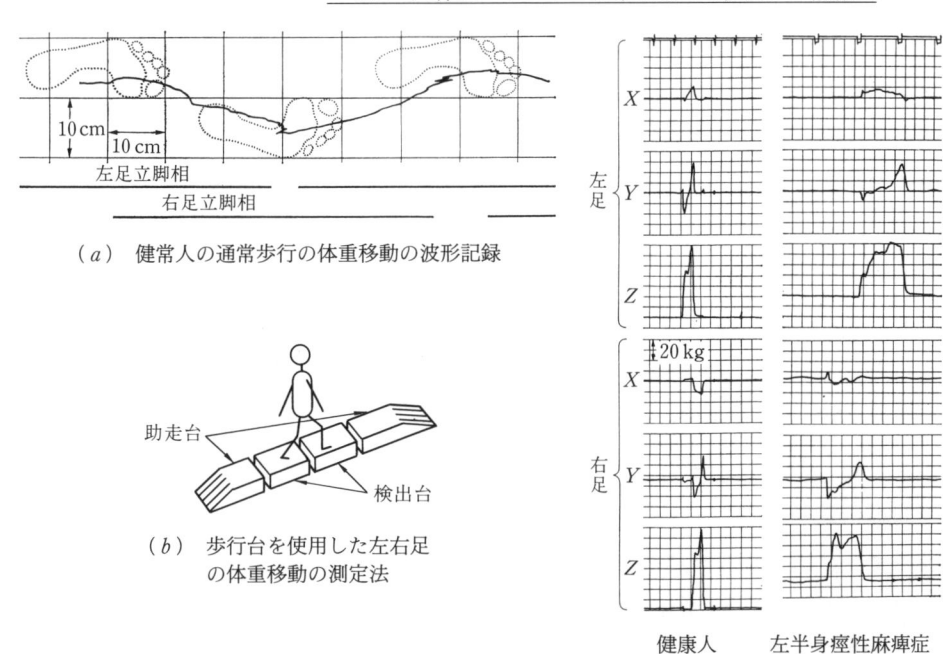

4.1 人体にエネルギーを与えないで検出する情報 49

(a) 健常人の通常歩行の体重移動の波形記録

(b) 歩行台を使用した左右足の体重移動の測定法

健康人　左半身痙性麻痺症
(c) 記録例

図 4.6　平衡機能計による歩行測定

　平衡機能計の変わった利用法として，ラットの行動パターンの測定がある。板（台）上に直径 60 cm の円形壁のたらい状容器を設置し，そのなかにラットを放つ。ラットの行動は**図 4.7** のように個体差，薬物投与などによって極端な行動の変化が見られて興味深い。
　観血式血圧計や呼吸流速計も大切な生体振動現象の測定器である（後述）。

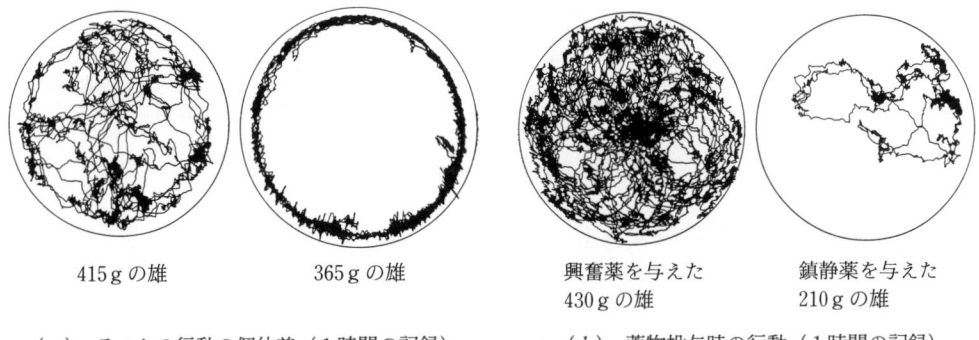

415 g の雄　　365 g の雄　　興奮薬を与えた 430 g の雄　　鎮静薬を与えた 210 g の雄

(a) ラットの行動の個体差（1 時間の記録）　　(b) 薬物投与時の行動（1 時間の記録）

図 4.7　重心移動測定の応用例：ラットの行動様態

4.1.3　温　度　情　報

　昔から使用されてきた水銀体温計は，製造に熟練を要することや破損したときの水銀汚染が危惧されることから，最近ではすっかり姿を消して電子体温計に置き換わった。広く病院

や家庭で使用されるようになったこの体温計は，感温素子としてサーミスタを使用し，最高温度保持機能付きでかつ内部電池によって動作し，体温をディジタル表示する。ここでいう最高温度とは，深部体温に相当する値で，1分間ないし3分間計測の温度上昇曲線から内蔵のマイクロコンピュータで予測計算して得る温度である。腋下での体温測定で深部温度に到達するには5分から10分かかるので，予測法では多少の誤差が生じるのはやむをえない。

　深部体温を簡便に測定する体温計として，赤外線体温計がある。体表面からはつねに赤外線エネルギーが放射されており，波長が2.5〜15μmの範囲で放射エネルギー量は体表温度によく比例している。鼓膜周辺は内・外頸動脈を介して視床下部に流れる血液温度をよく反映しているので，鼓膜温度は深部温度に極めて近い。したがって，鼓膜から放射される赤外線エネルギー量を測定すれば深部体温がわかる（図4.8）。赤外線エネルギーの検出は，応答時間が0.1〜0.3秒のサーモパイル素子（BiとSbを蒸着して作る接合型起電素子）を室温使用するので，体温計の構造は簡単になり，先端部を外耳道に2〜3秒間軽く挿入するだけで測定が終了する。非常に簡便な取扱いで安全性にもすぐれているので，体動などで測定時間に制限のある新生児や小児などには特に有効である。

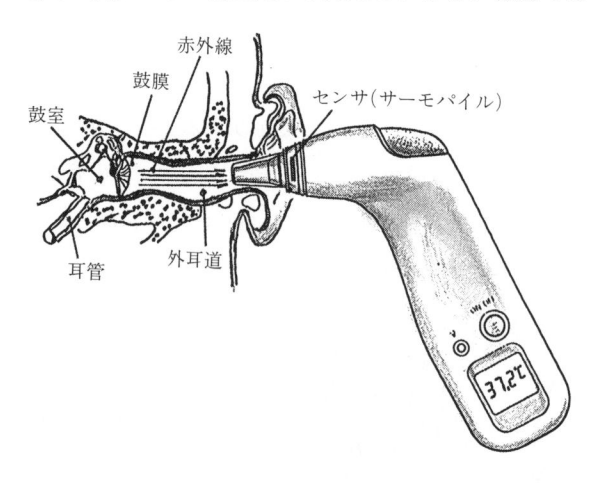

測定時間は約3秒以内で終了し，脳温を反映した鼓膜から放射する赤外線で深部体温を非接触で測定する。外耳道は環境雑音の影響を受けない密閉空間なので，理想的な測定が可能である。

図4.8　赤外線による鼓膜深部体温計

　広範囲の体表面赤外線放射エネルギーを温度分布画像として測定する方法にサーモグラフィーがある。3〜30μmの赤外線を対象に，HgCdTeやInSb素子を液体窒素で冷却（−190℃）して感度を上げ，ミラースキャニング方式でSN比のよい画像を撮影したり，5μm以下の遠赤外線エネルギーを赤外線用CCD素子で検出し，高速度画像（1秒間に60フレーム）として撮影したりする。サーモグラフィーは1960年代初頭に工業用として実用化され，1960年代末には医学にも応用されてきた（図4.9）。これは，神経作用による血行不良か，血管系の機質的差なのかなどの診断に活用されている。また，痛みとの関係についても利用されている。しかし，さらに臨床的に特徴のある積極的利用法の進展が見られな

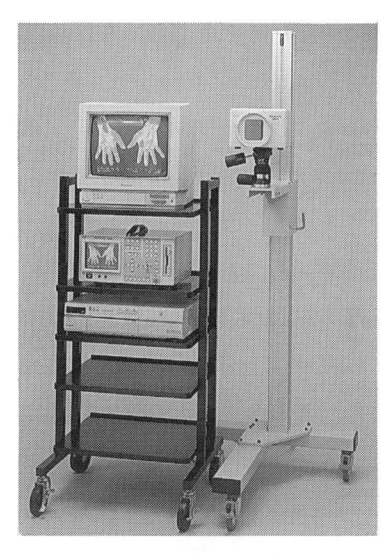

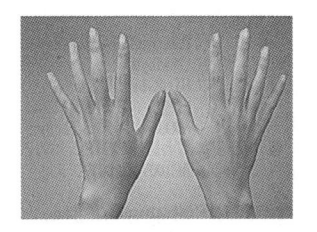

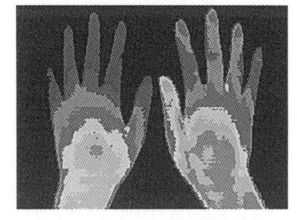

(a) HgCdTe（冷却型）検出素子を使った赤外線画像撮影装置
(b) 手の赤外線画像。両手の温度画像の差は血行不良によって生ずる。血行不良の原因が機質的なものか神経支配障害によるのかなどがある。

図 4.9 サーモグラフィーの装置と画像

いまま現在に至っている。

4.1.4 呼気ガス成分の分析

炭酸ガス CO_2 は赤外線の吸収率が濃度に比例するので，呼吸気路に設置した赤外線検出センサ（2〜10 μm の波長を対象にした HgCdTe 素子を室温使用）で透過赤外線量を測定して CO_2 ％濃度を連続的に検出することができる。

酸素 O_2 濃度は Pb と Ag 電極によるポーラログラフ方式（ガルバーニ電池と同じ原理）で測定する機器が中心になっている。しかし，この方法は環境温度の影響を受けやすく，また応答速度が遅い。呼気ガスの場合，CO_2 濃度波形と位相が合わないので，CO_2 排出量や O_2 消費量などを同時に正確に測定するのは困難である。最近はこの方式に代わって，簡便に血中酸素飽和度の測定ができるパルスオキシメータが臨床的な主流になっている。

4.1.5 磁気現象の検出

生体内では，興奮に伴う電気活動によってイオン電流が流れる。脳，心臓，骨格筋では活動電位が発生するので，イオン電流が生じる。電流が流れれば磁界（エルステッドの右ねじの法則）が生じる。この磁界を測定するのが，脳磁図，心磁図である。しかし，これらの磁界は極端に小さく，脳からは地磁気（3×10^{-5}〜6×10^{-5} T）の1億分の1（10^{-14}〜10^{-12}

T），心臓からは地磁気の100万分の1（QRS波で10^{-11} T）程度である。これらの超微弱な磁気信号を超伝導量子干渉素子（superconducting quantum interference device：SQUID）が検出する（図 *4.10*）。1ないし2個のジョセフソン素子（Josephson device）を含む超伝導リングを貫く磁束（H_x）が変わると，ジョセフソン効果によってリングの電気的特性が変化する。コイルLに数十MHzのバイアス電流を印加すると，リングの特性変動（実効的インダクタンス変化）によってVが変化する。それを補正するように，帰還回路（H_f）で帰還してやると，その帰還量が信号（H_x）に比例する。超微小信号の検出であるから，外来ノイズである地磁気などの影響を避けるために，検出部全体をシールドしなければならない。また，リングを超伝導にするために，液体ヘリウムや液体窒素で超低温（-190℃程度）にしなくてはならない。現在，数十チャネルを同時測定できる装置が開発されて，測定データから生理学的意義や臨床的活用の研究開発が盛んに進められている。

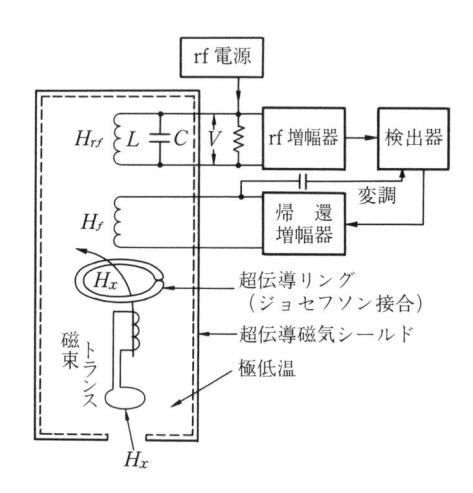

図 *4.10* SQUIDの磁気検出原理

4.2 人体にエネルギーを与えて検出する情報

4.2.1 光による検出

光電脈波の計測は，血液循環の様子を知るためによく行われる。体組織，特に指先に光を照射して，内部で吸収・散乱される透過光あるいは反射光を受光素子で検出し，それを脈波として測定する。血液と体組織では光の吸収量が異なり，収縮期には吸収量が増加し，拡張期には吸収量が減少するので，血流脈波形が描記できる。

血圧の測定には光ファイバを使う方法もある。血管内あるいは頭蓋内に挿入するファイバカテーテルの先端の受圧膜に，送光ファイバで光照射し，圧変動による膜変形で反射光量が変化するのを受光ファイバで検出する。受光量変化が圧変動と比例することになる。

このほかに，光を使った情報検出装置にはパルスオキシメータと内視鏡がある。両者いず

れも，現在の臨床では不可欠な機器として使われている．

4.2.2 電気インピーダンス法による検出

胸部の電気インピーダンスは肺の空気が増大する吸気相で大きく，減少する呼気相で減少する．胸部の両側面に1個ずつ心電図用の電極を装着してブリッジ回路の1辺とし，数十kHzの周波数で電圧を印加して出力を検出すると，信号の包絡線は呼吸曲線を表していることがわかる．新生児は無呼吸状態が発生しやすく，常時呼吸監視が必要なので，心電図電極と共用で電気インピーダンス法による呼吸測定を行う．小さな胸部に最小限の電極（実際には3個）で心電図と呼吸が同時に測定できるのは被検者にとって福音である．

4.2.3 加圧による検出

カフの加圧で血圧を測定する非観血式血圧計は，加圧検出法の代表例である．また，音圧を加えて聴力を検査するオージオメータも代表的な測定器の一つである．A. Bekesy の考案によるオージオメータ（聴力測定器）はある周波数音の可聴最小音圧レベルに被検者の意識的応答（音圧を増大していく過程で初めて聴音したときスイッチを押す動作）を広域周波数帯で測定する装置で，周波数をランダムに自動的に変化させたときに応答した記録例を図 **4.11**（*a*）に示す．乳幼児は意識的参加ができないので，このような場合には同図（*b*）のごとく無条件反応を利用する方法で聴力検査を行う．

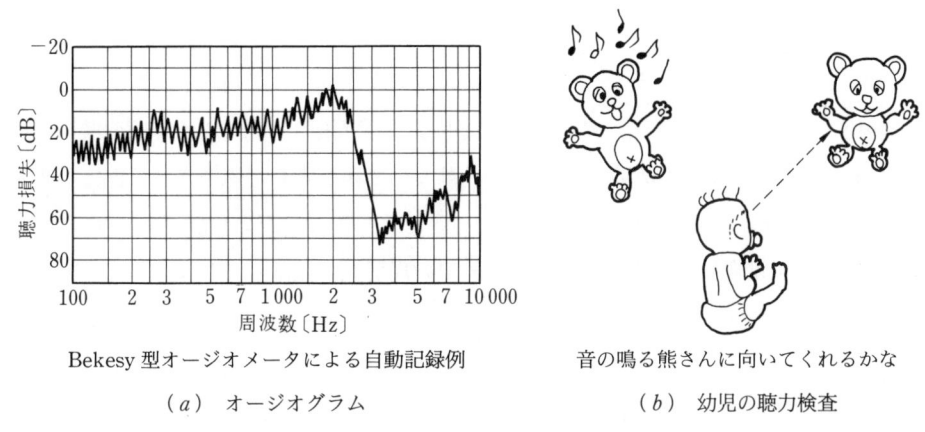

Bekesy型オージオメータによる自動記録例　　　　音の鳴る熊さんに向いてくれるかな

（*a*）オージオグラム　　　　　　　　　　（*b*）幼児の聴力検査

図 **4.11** オージオメータによる測定

加圧による生体情報検出の身近な例として，もう一つ，眼圧計がある．眼圧計は眼内圧力を測る装置で緑内障の診断に使われる．眼球内の圧力を直接に測ることは困難なので，外部から力を加えて角膜を変形させて間接的に測定する．眼房水の流れが滞って眼圧が昂進すると，視神経が圧迫されて障害を起こすといわれている．眼房水は水晶体と角膜の間の眼房を

満たしている透明の液体（リンパ液の一種）で，血管をもたない水晶体や硝子体や角膜に栄養を与えている。図 4.12 (a) に見るように，眼房水は毛様体の上皮から分泌され，虹彩角膜角隙から静脈に吸収される。分泌と吸収は平衡が保たれ，眼圧を一定（15～20 mmHg）に保っている。この平衡が崩れたり，流れが障害されて眼圧が上昇するのを緑内障という。眼圧計には角膜に接触しないで測る非接触式と，角膜に測定プローブを当てて測る接触式とがある。

(a) 眼球前部の構造

眼房水が毛様体上皮より分泌されて虹彩角膜角隙に灌流する際の，不均衡による眼圧（眼房圧）が上昇する。

(b) 空気吹付け眼圧計の測定系

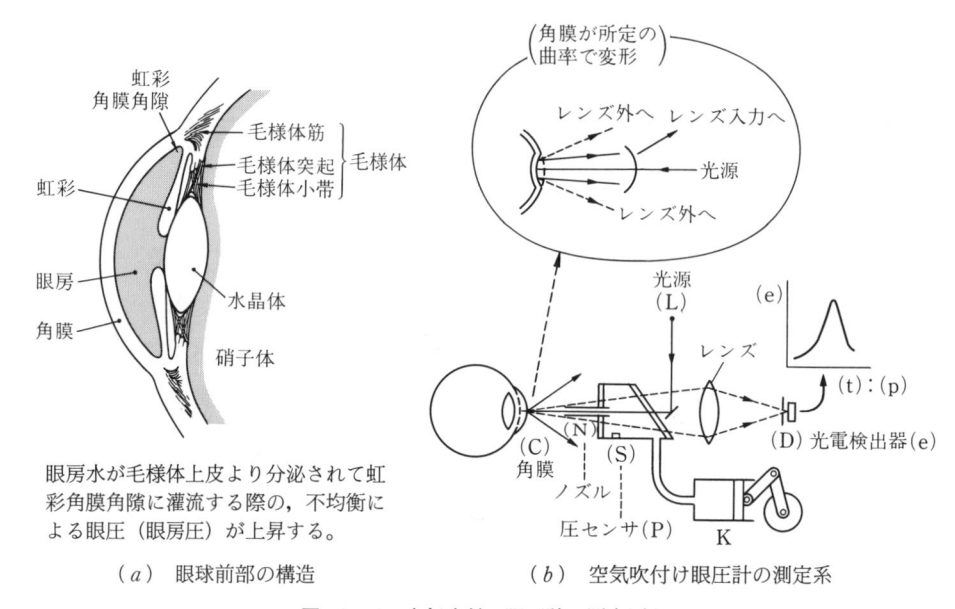

図 4.12 空気吹付け眼圧計の測定原理

非接触式として実用化され普及しているのが，空気を吹き付けて角膜を変形させそれを光電的に検出する空気吹付け眼圧計である。非接触なので感染の心配がなく点眼麻酔の必要もない。角膜を傷つけるおそれがない非侵襲的計測なので再測定も可能である。測定原理を図 4.12 (b) に示す。光源 L の光束は，ノズル N を通って被検眼の角膜 C に投影されて光源像を生じる。角膜変形前はこの光源像は球面での反射光で散乱してしまうので，光電検出器 D にはごく弱い信号しか得られない。ピストンとシリンダからなる加圧系 K がソレノイドにより駆動されると，ノズルから空気が角膜に吹き付けられる。空気圧が上昇し眼内圧を超えると角膜が変形する。角膜がある曲率まで変形すると，角膜球面の反射光は増大して光電信号はピークを示す。眼圧計内圧は圧力センサ S でモニタしているので，光電信号のピークになる時点での眼圧計内圧 P が検出できる。この値から眼圧が算出される。空気が吹き付けられるのは数 ms と一瞬であり，まばたきが始まる前に終わる。眼圧は拍動に伴いある程度変動するのでそのため測定を数回繰り返すこともある。

接触式眼圧計は圧平子を角膜に当て細隙灯顕微鏡を見ながら圧着し，角膜が所定の径に圧

4.2.4 超音波を加える検出

超音波計測法は超音波断層画像の撮影が中心であるが，このほかに超音波胎児心音計，超音波血流計が挙げられる。胎児心音は 1960 年代中ごろまでは，図 **4.13** (*a*) のトラウベと呼ばれる木製の導音管を母体腹壁に押し当てて聴診していた。1960 年代後半には，同図 (*b*) の空気伝導型マイクロホンになり，1970 年代に入ると超音波心音計が主流となり，現在では胎児の移動にも対応できるような広角の超音波心音マイクロホン（胎児心拍検出用）〔同図 (*c*)〕が使われるようになった。

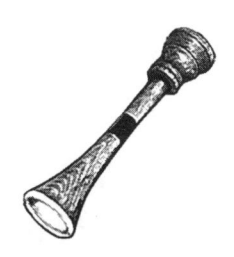

長さ約 23 cm の木製の導音管（トラウベの聴診器）

(*a*) 胎児心音用聴診器

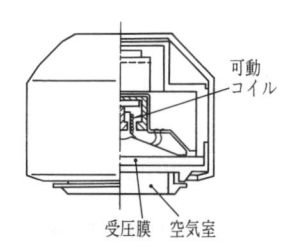

受圧膜の振動を可動コイルで検出する。直径約 57 cm，高さ約 47 cm

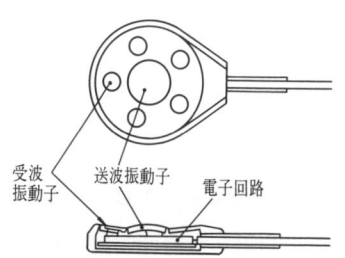

(*b*) 空気伝導型マイクロホン

直径約 7 cm，厚さ約 1.5 cm で複数受波方式

(*c*) ワイドビームトランスデューサ式の超音波胎児心音マイクロホン

図 **4.13** 胎児心音検出器の変遷

超音波血流計は，図 **4.14** に示すように血球に反射する超音波を受信して，血球の速度変化すなわち血流速度の変動を測定する。胎児心音計の場合は心臓の拍動を，血流計の場合は血球の脈動を測定している。この両者には移動する対象物に超音波を送信し反射波のドップラ効果を利用するという計測技術の共通点がある。

ドップラ効果は，発音源と受音体の相対速度によって，音の周波数が変位する現象である。これを上記の装置に適合してみる。まず第一に，マイクロホンや探触子は固定している

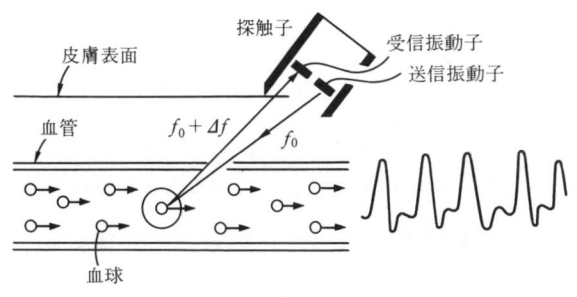

図 **4.14** 超音波血流測定の原理と記録例

発音体であるから，反射体である胎児の心臓（心臓弁，心室血流，心尖拍動などの総合的なもの）や血球速度で周波数が変移する。第二に，周波数の変位した音（反射波）が仮想的な移動音源となり，先の発音体（マイクロホンや探触子）でもう一度周波数変移をして受音する。

すなわち，発音体の周波数を f_1，速度 v で移動する受音体の周波数を f_2，受音体が仮の発音体になって固定発音点で受音するときの周波数を f_3 とすると，送受信周波数（ドップラ変移周波数）f_d は

$$f_d = f_3 - f_1 = f_2 \frac{c}{c-v} - f_1 = f_1 \frac{c+v}{c} \cdot \frac{c}{c-v} - f_1 = f_1 \left(\frac{c+v}{c-v} - 1 \right) = \frac{2v}{c-v} f_1 \doteqdot \frac{2v}{c} f_1 \tag{4.1}$$

$c = $ 体内の音速，通常 $c \gg v$

となり，ドップラ効果は対象物の移動体速度 v の2倍の影響を受ける。

4.2.5 磁気の印加による検出

磁気を利用した情報収集の機器として磁気共鳴画像装置（MRI）がある。これは，医用画像撮影装置として，今や不可欠の検査機器である。強力な磁界を人体に加えて水素原子の反応を検出して画像情報にするという新しい発想に基づく測定技術である。

MRIが出現する以前は電磁流量計が主役であった。測定原理は**図4.15**のごとく血管（管径 D）に直交する形で磁界（磁束密度 B）を加え，血流（流速 v）によって血管壁間の電極に誘起する起電力 e を測定する。e はファラデーの電磁誘導の法則による。

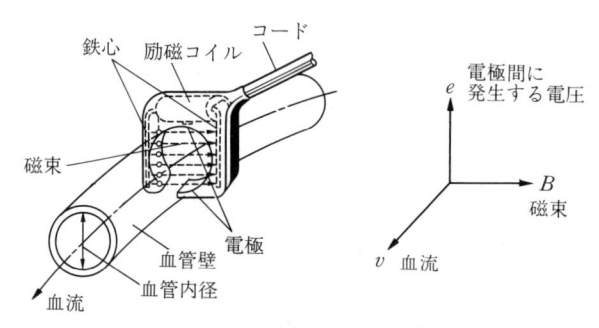

$$e = BDv \tag{4.2}$$

図4.15 電磁血流計の原理

起電力 e は血流量 Dv に比例する。使用するプローブは血管径に合った形状でなければ誤差の大きな測定値となるので，多種類の内径プローブを用意しなければならず，また測定方法が血管を露出するという侵襲的な手段を必要とするために，最近では使用頻度が非常に少なくなっている。

4.2.6 放射線による検出

放射線には波長が 10^{-10} m からの X 線と 10^{-12} m 以下の γ 線とがあるが，情報検出には圧倒的に X 線が使用されている。一般 X 線撮影（直接撮影），透視撮影，ディジタル X 線撮影，X 線 CT と利用範囲が広く，かつ高度な技術を駆使した装置へと発展している。1895 年の W.C. Röntgen による手の X 線写真から始まって，1913 年の W.D. Coolidge による熱電子 X 線管および 1929 年の Philips 社の回転陽極 X 線管の開発へと発展するにつれて，X 線は臨床医学にとって必須の装置となり，以来今日ますますその重要性が拡大している。

一方，ポジトロン（陽電子）放射の際に発生する γ 線を検出して画像化するポジトロン CT（PET）法がある。ポジトロンを放出する放射性同位元素（RI）を標識化合物として体内に投与し，これが体内に分布して周囲に存在する陰電子と結合して γ 線を放出するが，標識となる医薬品物質の種類によってさまざまな生体成分に対応した γ 線を放出する。臨床的応用として脳血管障害，脳腫瘍，てんかん，痴呆などの血流量分布，酸素消費量分布，グルコース代謝分布などの画像化が試みられ活用されつつある。

5 生体物性

　生体組織においては，例えば心臓のように神経刺激によって細胞が興奮し組織自体がエネルギーを発生するという能動的特性がある。また，生体の状態はつねに変化し同じ現象を繰り返すことが少ないので，同一の情報を再度得ることが困難なことがある。また，内分泌系，循環系，神経系による生体の恒常性（ホメオスタシス）の保持機能が作用するので，外部からは大きな変化としてとらえることができないという特徴がある。

　一方，生体計測や物理的治療などをよりよく行うためには，生体の性質，ことに生体物性を知る必要がある。この場合の生体物性は，能動的特性とは対照的な受動的特性と考えられている。受動的特性は組織ごとに異なるが，それは組織の方向に異なる性質を示す異方性，外から与えられた物理的変化量に対して反応の大きさが比例しない非直線性，外部から与える周波数によって反応が変化する周波数依存性，光や音が入射したときの異なる反応を示す反射・散乱・吸収特性，環境温度によって変化する温度依存性，時間経過によって変化する時間依存性など，さまざまな特性をもっている。身近で具体的な対象である皮膚（表皮），筋肉，血液の組織を比べてみると，表皮は細胞密度が高く水分が少ない組織，筋肉は細胞内外の水分比が2対1程度の組織，血液は細胞外液が多い流動性組織であり，その組成によって電気的・機械的・熱的特性がそれぞれに異なる。

5.1 電気特性

5.1.1 細胞の性質

　物質の一般的電気特性は導電率 σ，透磁率 μ および誘電率 ε で表され，生体組織では導電率と誘電率が問題となる。低周波域では導電率が，高周波域では誘電率が問題とされる。導電率か誘電率かは一方的に決められるものでなく両方の性質が共存している。

　生体組織を構成する細胞の総数は 60～100 兆個にも及び，形状と大きさはさまざまである。図 5.1 (a) に示すように円形とはいえない方形に近い形状で，大きさは 10～30 μm（平均 20 μm）径，その内部に核と半流動性の細胞質（ミトコンドリア，リボゾーム，リソ

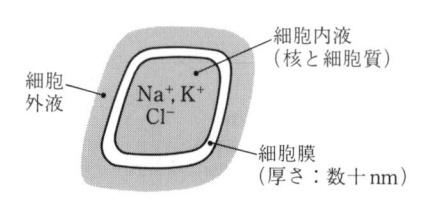

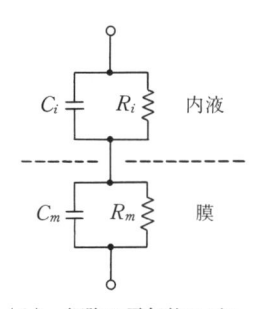

(a) 細胞の構成

細胞外液
Na⁺, K⁺, Cl⁻
細胞内液（核と細胞質）
細胞膜（厚さ：数十nm）

細胞内液は導電性が主体。
細胞膜は電気容量性が主体。
細胞の大きさは 10～30 μm で内部に細胞が営む機能を保有している。

(b) 細胞の電気的モデル

C_i R_i 内液
C_m R_m 膜

図 5.1 細胞の電気等価回路

ゾームなどを内包する）を含有し，厚さ数十nmの細胞膜で被われている。細胞内液はNa⁺，K⁺，Cl⁻などの電解質で構成されているが，細胞膜は蛋白質と脂肪が相半ばして構成されている。そのために細胞内では導電性にすぐれているが，細胞膜は電気容量が主体である〔図5.1(b)〕。

組織は細胞の集合体で，細胞外液中に整然と配列したものと考えられている〔**図5.2**(a)〕。組織に交流電圧が印加されると，その周波数によって電流路は異なる。C_m のインピーダンスが大きいので，低周波数では電流は細胞外液を流れ，高周波数では，細胞膜を流れる〔図5.1(b)〕。細胞膜の電気抵抗 R_m，静電容量 C_m 値は**表5.1**のように細胞の種類によって異なる。

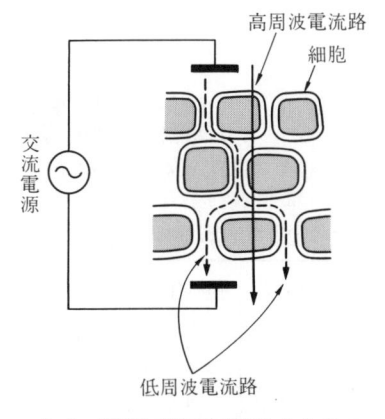

(a) 組織に電圧を印加したときの周波数による電流路

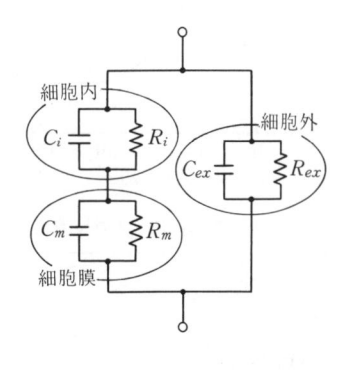

交流電源／高周波電流路／細胞／低周波電流路

(b) 組織の電気等価回路

細胞内 C_i R_i　細胞外 C_{ex} R_{ex}
細胞膜 C_m R_m

図 5.2 組織の電気特性

〔金井 寛：生体物性(2)—電気特性，医用電子と生体工学，**13**-5, pp. 307/315 (1975) の第3図を改変〕

表 5.1 細胞の電気特性値

部位	電気的特性	数値
細胞膜	電気抵抗 静電容量 〃	500 Ω〜10 kΩ/cm² 1 μF/cm² 10 μF/cm²（筋細胞）
細胞内液	導電率 比誘電率	3〜30 mS/cm 50〜80
細胞外液	導電率 比誘電率	10〜50 mS/cm 70

〔参考文献 6），p. 45，表 3-5 より〕

5.1.2 組織の周波数特性

これらの等価回路〔図 5.2（b）〕や特性値からも明らかなように，生体組織の細胞の電気的特性は周波数依存性を示している。生体のような複雑な構成体を単純な等価回路で表現しようとすると，導電率 σ と比誘電率 ε_s は周波数に対して**図 5.3** のごとく変化に富んだ特性を示す。ε_s は低周波域で 10^6 と異常に大きいが，2 段階の減少を経て水の誘電率（80）に近い値となり，さらに水より低い値を示す。このような段階的変化を周波数分散（α 分散，β 分散，γ 分散）と呼ぶ。σ の値も同様な周波数に対応した変化を示す。α 分散は低い周波数で起き，細胞のイオン雰囲気や表面コンダクタンスによると考えられている。β 分散は，細胞や組織の不均質に起因する構造分散とも呼ばれ，中間周波数域で起こる。γ 分散は，水分子の誘電分散によって高周波数域で起こる。

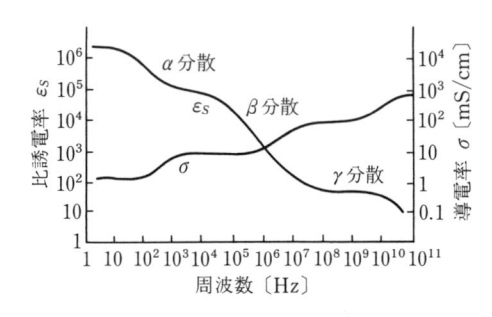

図 5.3 生体組織における導電率および比誘電率の周波数依存性

〔参考文献 6），p. 46，図 3-8 より〕

表 5.2 各周波数における生体組織の導電率と比誘電率

特性	組織	周波数 100 Hz	10 kHz	10 MHz	10 GHz
導電率 σ 〔mS/cm〕	骨格筋 脂肪 肝臓 血液	1.1 0.1 1.2 5.0	1.3 0.3 1.5 5.0	5 0.5 4 20	10 1 10 20
比誘電率 ε_s	骨格筋 脂肪 肝臓 血液	10^6 10^5 10^6 10^6	6×10^4 2×10^4 6×10^4 1×10^4	100 40 200 100	50 6 50 50

〔Schwan, H.P.：Advances in Biological and Medical Physics, 1957 より〕

表5.2に各組織の周波数に対するσとε_sの例を示す。この表から脂肪の導電率が著しく低く，血液のそれは非常に高いことが注目される。イヌの臓器で測定した抵抗率（導電率の逆数）ρ〔Ω・cm〕の例を図5.4に示す。

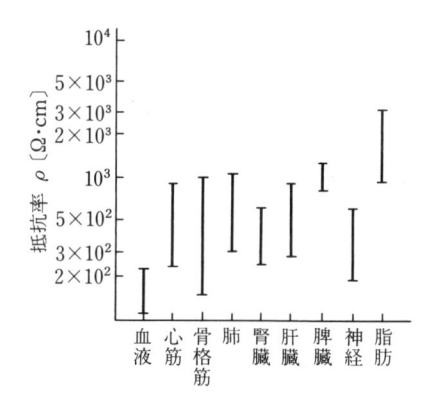

図5.4 各臓器の抵抗率の分布
(イヌ，37℃，1～100 kHz)
〔Geddes, L.A. et al.: Med. Biol. Eng. 1967 より〕

低周波数域では組織は導電率として取り扱うことができるが，前述のとおりに細胞膜のインピーダンスが高いので電流は細胞を避けて細胞間質液中を流れる。しかし，電流密度が1 mA/cm² 以上になると，細胞膜の両側での電位差によって細胞興奮など能動的特性が生じ，電気的特性は線形ではなくなる。また，表皮では細胞外液がほとんどないので，導電率は著しく小さい。そのため，表皮を介して電圧がかかった場合には，生体に流れ込む電流は小さい。しかし，皮膚を介さずに直接生体に電圧がかかると，多くの電流が心臓などの臓器に流れることになる。電気安全に関する保護の程度に，B形機器またはBF形機器とCF形機器とが個々の安全電流（漏れ電流の許容値）を規定しているのはこのためである。

高周波数域では細胞に対する刺激作用はほとんどなくなり，熱的作用による温度上昇が中心となる。高周波電磁界により生ずる熱の吸収は，単位体重当りの吸収電力で評価する。現在世界的な安全閾値は1～4 W/kgと考えられていて，安全率を2.5～10として0.4 W/kgを指針値としている。

5.1.3 電磁波の透過性

生体に照射される電磁波は熱に変換されながら指数関数的に減衰してゆく。このときの減衰の深さ（電磁波の振幅が$1/e \fallingdotseq 0.37$になる距離で評価）は，電磁波の周波数と組織の性質によって異なる。図5.5に透過深度の例を示す。一般的に，含水率の低い層や脂肪の方が，含水率の高い筋肉などより同一周波数でより深く透過する。

安全閾値をはるかに超えた領域での電磁波の利用法として，電気メスがある。この装置は，300 kHz～5 MHzの高周波数で200～400 Wの電磁波を直径1 mm程度に集中して，細胞を一瞬のうちに蒸気爆発させて切開する。

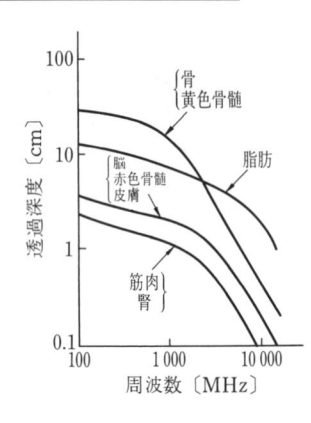

図 5.5 電磁波の周波数と透過深度
〔参考文献 6), p.50, 図 3-15 より〕

5.2 磁気特性

　脳, 心臓, 骨格筋では活動電位が発生して, イオン電流が流れる. この流れにより磁界が形成される. また, 呼吸の換気の際に肺に蓄積された磁性微粉末からも磁界が発生している. これらの磁界は脳磁図, 心磁図, 筋磁図および肺磁図として計測されるが, 既述のように非常に微弱磁界である.

　人間は鳥類のようにマグネタイト (強磁性物質) のような特殊受容器を組織内にもっていないから, 外部から加えられた磁界が直接害になることはない. 昨今の民間療法の一つとして, 皮膚貼付の静磁石 ($8 \times 10^{-2} \sim 15 \times 10^{-2}$ T) が血行改善の医療用具として活用されている. 磁場と血流から生じた起電力 (ファラデーの法則による) が神経を刺激し, 軸索反応から血管拡張が起こると説明される. 磁場による種々の治療法が考案され普及も見られるが, 生体に対する磁界の作用機序が十分に解明されていない段階なので, 治療効果を疑問視する向きもある.

　磁界を作用させて生体を測定する方法に, パルス磁気による脳神経刺激がある. この方法は短時間 (20～50 ms) ではあるが強力な磁気を大脳皮質運動野に加える検査法で, 母指外転筋 (正中神経) または小指外転筋 (尺骨神経) から運動誘発電位を測定して末梢刺激伝達系までの興奮の伝達経緯を調べるというものである. そのほかの方法としては, 電磁血統計や MRI 装置があるが, 特に MRI は先のパルス磁気刺激と同様に 1 T 以上の磁界を加える. このような強力磁界の生体に対する影響の作用機序はいまだ明らかでなく, したがって曝射許容量について公的基準はまだ定まっていない.

5.3 放射線特性

　放射線には原子核が壊変して別の原子核に変化するときに放出される α 線, β 線, 励起

状態から低エネルギー状態へ遷移するときに放出される γ 線，陰極から加熱電流によって放出される熱電子が陽極に衝突して発生する X 線などがある。放射線は**表 5.3** に示すように電磁波放射線と粒子放射線に分類できる。

表 5.3 放射線の種類

電磁波放射線	X 線，γ 線
粒 子 放 射 線	電子線，陽子線，重陽子線，α 粒子線，中性子線，中間子線，重粒子線

電磁波の波長が短くなり，原子や分子の大きさ程度になると，物質（細胞）の中を通りやすくなる。細胞の大きさは 5〜200 μm，平均で 10〜30 μm である。一方，水素分子や酸素分子の大きさは原子間隔が 0.07〜0.12 nm であるので波長が 0.01〜0.1 nm の X 線には通りやすいが，通過できない細胞での X 線は熱エネルギーとして吸収される。X 線撮影は X 線の透過量を映像化する方法である。

放射線は放射エネルギーとして治療に使用される。一般に細胞分裂が盛んな組織ほど放射線感受性が高く，このことが癌の放射線治療の根拠の一つになっている。癌の患部に放射線エネルギーを集中して温度上昇させ，癌細胞を死滅させる。

放射線は計測や治療に欠くことができないほどに急速に利用拡大しているが，無用な放射線の被曝には十分に注意が必要である。大量の放射線をあびると生物は短時間で死亡する。また，死亡に至らないまでも，種々の障害を起こす。細胞や組織が直接破壊される場合と染色体レベルでの破壊で発育や遺伝の機能に障害が生ずる場合とがある。そこで国際的に**表 5.4** に示す限界値が定められている。

表 5.4 放射線量の限界値〔rem/y〕

	放射線取扱者	一般人
生殖腺，骨髄	5	0.5
皮膚，骨，甲状腺	30	3
手 足	75	7.5
その他	15	1.5

5.4 機 械 特 性

生体組織を機械的特性として評価するには，線維の弾性や組織液の粘性などの複合的性質として評価しなければならない。荷重と変形，機械的振動，音波・超音波の伝播特性は，粘性と弾性の性質に依存する。すなわち，生体組織は**図 5.6** のような粘弾性モデルが考えられる。生体の機械的振動，音響振動は一般に変位速度と応力の関係で表される。振動は縦波（圧縮波），横波（ずり波）と表面波で伝わるが，実際には横波，表面波は急速に減衰して縦波のみと考えられる。縦波の減衰は伝播が 3 次元に広がっていくためと媒質が不均質により

64   5. 生 体 物 性

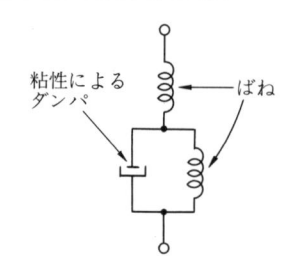

図 5.6 生体組織の機械的等価回路（粘性によるダンパ，ばね）

一部のエネルギーが横波に変換されて減衰消滅するためである。周波数が高くなるに従って，縦波の伝播減衰は大きくなる。

生体の超音波特性は音響インピーダンス，音速，減衰定数（周波数に依存）で表すことができる。密度と音速の積で表される音響インピーダンスは媒質の不均質部（不均質面）で異なるので超音波は反射したり減衰したりする。超音波断層画像はこの音響インピーダンスの違いにより作像される。

5.5 熱 特 性

人体は熱産生と放散によって，体温がほぼ一定に保たれている。それは産生される熱量と体外に放散される熱量のバランスが一定に保たれているからである。具体的には，骨格筋や肝臓を主体に熱産生され，皮膚や肺などから熱放散される。この産熱・放熱の制御部は，視床下部にある体温調節中枢（間脳視床下部の前・中央核群にある温熱中枢と後核群にある寒冷中枢）である。体温を一定レベルに設定された産熱・放熱が神経や体温を介して調節される（体温の恒常性：ホメオスタシス）。体温の恒常性が保持されず変動すると，図 5.7 のような生体反応を示す。さらに，図示を超えた高温になれば，50℃で白血球の死滅，赤血

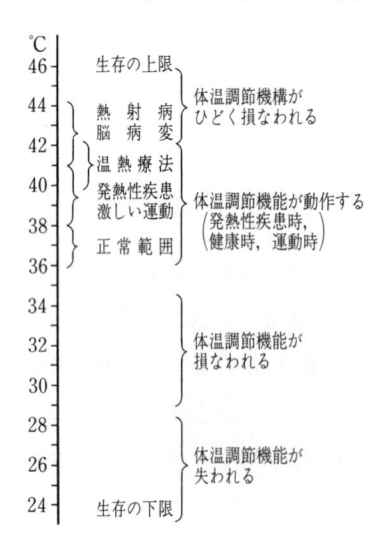

図 5.7 体温変化の原因と生体反応
〔Stolwijk, J.A.J.: Proc. Intern. Symp. on Cancer Therapy by Hyperthermia and Radiation (1975)より〕

球の変形，70℃で血液凝固を生じ，低温になれば凍傷，交感神経緊張状態となり，運動失調，血色素尿が生ずる。

加熱による生体組織変化の過程は，加熱，蛋白質変性，乾燥，炭化，蒸発，燃焼となる。生体組織が加熱される要因は，環境温度か，あるいは電磁波や超音波などの物理的エネルギーが外部から加わって熱に変換される場合が多い。生体組織で発生した熱は，組織の熱伝導と循環血流によって運び出される。組織の熱伝導率は比較的小さい。血流のない筋肉では0.001，脂肪は0.0005 cal/(s・cm²・℃)である。それに対し，毛細管（直径約10 μm）よりも太い血管（100 μm）の流量1 ml/sの血液によって熱量が輸送される場合の熱伝導率は，約0.24 cal/(s・cm²・℃)であるから，循環血流による温度調節能力がいかに大きいかがわかる。

加熱の影響は時間的要素が大きい。例えば，0.2 W/cm³の超音波が生体組織〔密度1.0 g/cm³，比熱1.0 cal/(g・℃)として〕に吸収されたとすると，1秒間で0.048℃，1分間で2.87℃上昇することになる。実際には，使用周波数が高いほど減衰が大きいので，生体組織の局所部位に大きな熱を発生することになる。そのため，特に体表面付近で発熱する可能性がある。日本超音波医学会の基準として，診断用超音波装置は空間ピーク時の平均音圧出力を，連続波で1 W/cm²，パルス波で240 mW/cm²以下に制限されている。国際電気標準会議（IEC）は，生体の加温の安全性を考慮して機器の装着部の表面温度が41℃を超えないことを定めている。

経皮ガス分圧モニタは，装着部を約42℃に加熱して毛細血管血液中のO_2，CO_2をガス化し，その濃度を測定する装置である。しかし，放熱効果が期待できる構造になっていないので，一定の局所を長時間（例えば2〜3時間以上）加熱する場合は注意を要する。

5.6 光 特 性

光はX線と同様に電磁波の一種なので，吸収・反射・透過の性質がある。しかし，光量子エネルギーはX線と比べて10^{-3}〜10^{-5}倍と低く，かつ波長が大きいので，X線とは異なった生体物性を示す。光は紫外線，可視光線，赤外線の三つの波長帯域に分類され，それぞれに特性は異なる。

生体中の高分子物質は波長が200 μm以下の紫外線をよく吸収する。254 μm近傍の紫外線は最も殺菌力があるが，これは水を分解してハイドロキシラジカル（OHラジカル）という活性酸素を発生させて細菌を殺してくれるからである。日焼けが強いと表皮の角質層だけでなく真皮にまで浸透して，活性酸素によりしわを作り，さらには皮膚癌の発生原因にもなる。

可視光線領域（波長 400〜780 nm）において最も強い吸収を示すのが血液中のヘモグロビン（Hb）である。この特性を利用しているのが，光電式容積脈波計である。約 600 nm 以下の波長の可視光を体表から照射したときの透過光あるいは反射光は，血管の容積変化に伴って変動する Hb の量に応じて変化する。これを電気信号に変換して脈波を検出する。光源には近赤外線で帯域の狭い発光ダイオードを，受光素子には硫化カドミウム（CdS）やセレン化カドミウム（CdSe）などの光電セルを用いる。

可視光の赤色光（波長 660 nm）と近赤外線の赤外光（波長 940 nm）の Hb の吸光度特性の違いを利用した酸素濃度計パルスオキシメータがある。近赤外線（780〜1 400 nm）の領域では Hb および水分の光吸収が最も小さいので組織内をよく透過する。

レーザ光は光の一種であり，自然光と異なり人工の単一波長光であるが，指向性，高輝度性，収束性にすぐれているので，その特長を利用して生体に応用されている。発生材質によってレーザ光の波長は，遠赤外光（CO_2 レーザの 10.6 μm）から紫外光（エキシマレーザ ArF の 193 nm）まで広範囲にわたっている。それぞれの特性に応じて，切開・凝固・止血などの目的に手術用として使われている。

6 医用電子回路

6.1 差動増幅器

6.1.1 差動増幅回路の特性

生体電気現象の信号検出とその増幅には，超低周波の周波数帯域を必要とするので，入力回路は直流増幅器でなくてはならない。信号検出に皮膚電極を使用するので分極電圧などの同相成分が検出したい信号に比べて非常に大きい。また温度ドリフト，電源変動，浮遊容量結合による交流障害なども同相成分となる。差動増幅器は同相成分を抑制する能力（弁別比：CMRR）を備えているので，生体電気信号の増幅には差動増幅器を使用するのが一般的である。心電計や脳波計は差動増幅器の性能を十分に活用している機器である。

図 6.1 (a) にトランジスタ素子を使った回路，同図 (b) に FET 素子を使った回路の例を示す。両者ともエミッタ回路の VR あるいはソース回路の VR の調整によって Tr_1 と Tr_2 の増幅度を同じにできるようになっている。トランジスタ回路の電圧利得 A_V および弁別比 CMRR はそれぞれつぎのようになる。

(a) トランジスタ回路　　　　　　　　(b) FET 回路

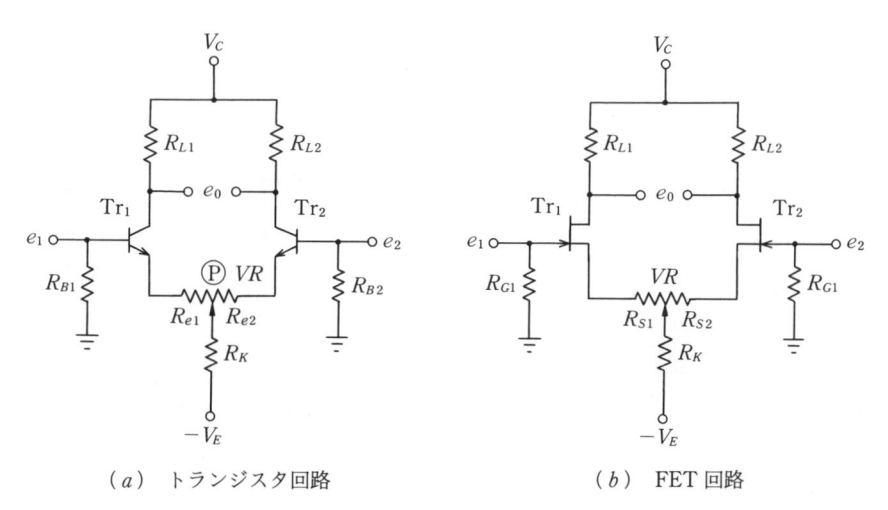

図 6.1　差動増幅器の入力回路

$$A_V \doteqdot \frac{h_{FE}R_L}{h_{1E}+h_{FE}R_e} \tag{6.1}$$

$$\mathrm{CMRR} = \frac{(R_{L1}+R_{L2})R_K}{R_{L1}\left(\dfrac{R_{B2}}{h_{FE2}}+R_{e2}\right)-R_{L2}\left(\dfrac{R_{B1}}{h_{FE1}}+R_{e1}\right)} \tag{6.2}$$

ただし, $h_{FE1} \approx h_{FE2}$, $R_{e1} \approx R_{e2}$, $R_{B1} \approx R_{B2} \doteqdot h_{1E}$, $R_{L1} \approx R_{L2}$

FET回路はつぎのようになる。

$$A_V \doteqdot \frac{g_m R_1}{1+g_m R_S} \tag{6.3}$$

$$\mathrm{CMRR} = \frac{2g_{m1}g_{m2}R_K}{g_{m1}(1+g_{m2}R_{S2})-g_{m2}(1+g_{m1}R_{S1})} \tag{6.4}$$

ただし $g_{m1} \approx g_{m2}$, $R_{S1} \approx R_{S2}$, $R_{L1} \approx R_{L2}$

この式からCMRRを大きくするには, Tr_1 と Tr_2 の特性を同じものにそろえたり, R_K を大きくすればよいことがわかる。しかし, いずれも現実的にはそのようにするのは限界がある。なお, A_V についてはここでは厳密な計算を省略して表現している。

6.1.2 弁別比の向上方法

同相電圧利得が生じる理由は, 図6.1 (a) の例をとると, Ⓟ点の電圧が変化する結果, R_K を流れる電流が増減することにある。したがって, R_K の代わりに定電流回路にすれば, Ⓟ点から V_E に向かって一定の電流が流れるようになり, 同相電圧利得が減少する。この定電流回路方式がCMRRを大きくする最良の方法といえる。具体的にnpnトランジスタに使用した例を図6.2 (a) に示す。この回路の出力抵抗 (Ⓟ-V_E 間抵抗) R_Z は

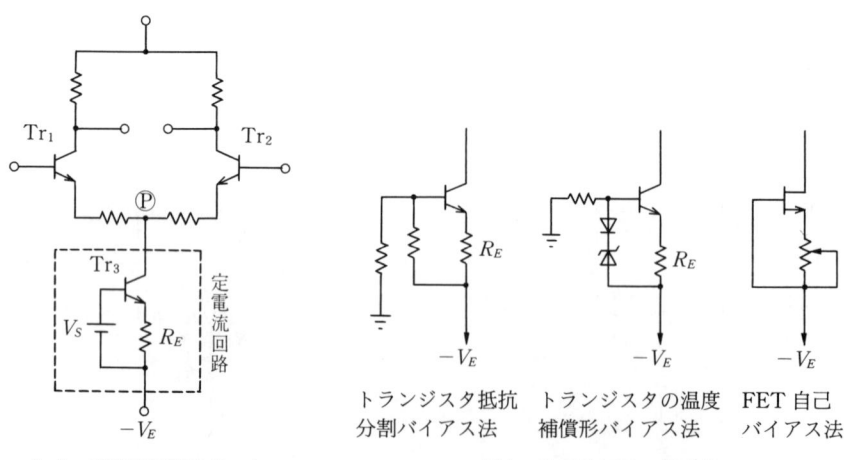

(a) 定電流回路を用いた差動増幅器

(b) 定電流回路の構成法

トランジスタ抵抗分割バイアス法　トランジスタの温度補償形バイアス法　FET自己バイアス法

図 6.2　CMRRの改善方法

$$R_Z = \frac{dV_{CE}}{dI_C} = \frac{h_{FE0}V_A}{V_S}R_E \div h_{FE0}\frac{V_A}{I_C} \tag{6.5}$$

ただし，V_A はアーリー電圧，h_{FE0} はコレクタ電圧に依在しない電流増幅率となる。ここで V_A/I_C はトランジスタがコレクタ電流 I_C で動作している点でのコレクタ内部抵抗を表しているので，R_Z はそれよりさらに大きな値となる。したがって R_K は V_E の電圧を大きくすることなく数百 kΩ～数 MΩ にすることができる。CMRR の改善に使用される定電流回路は同図（b）のようにいく通りもある。

6.1.3 バッファアンプの利用法

差動増幅器に要求される高入力インピーダンス，微小信号駆動電流（ベース電流，ゲート電流など），高 CMRR などの性能は，通称オペアンプといわれている演算増幅器（operational amplifier）の IC 化によって高性能となり，リニア IC として安価に提供されている。演算増幅器は差動増幅器を基本に構成されているので，生体電気現象測定用増幅器の設計はいかに適切なリニア IC のオペアンプを選定するかということになる。オペアンプを3個使用した差動増幅器の例を図 6.3 に示す。この回路はオペアンプ A_1，A_2 によって差動入力-差動出力増幅器を構成し，A_3 で差動入力，シングル出力の変換と増幅を行っている。全体の増幅度 A_V は

$$A_V = \left(1 + \frac{2R_P}{R_i}\right)\left(\frac{R_f}{R_S}\right) \tag{6.6}$$

となるが，A_1，A_2 のオペアンプの利得 $(1+2R_P/R_i)$ を大きくすると，差動信号と同相信号を同時に増幅することになるので得策でない。そこで，それをできるだけ小さくして，A_3 の利得 R_f/R_S を大きくすることが望ましい。

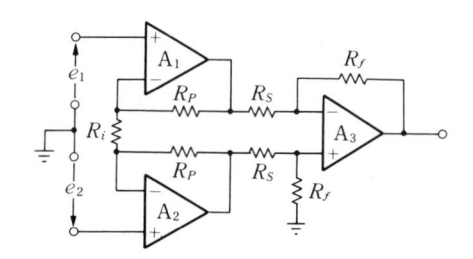

図 6.3 オペアンプを3個使用した差動増幅器

この考え方をもっと積極的に進めると，オペアンプを利用したバッファアンプに患者回路を接続し，その出力を増幅するという回路構成になる。オペアンプを活用したバッファアンプは本来目的とする高入力インピーダンスを低出力インピーダンスに変換する機能ばかりでなく，生体から要求する高入力インピーダンス，低患者測定電流，低ノイズの性能を満足し，後段に接続するオペアンプの高 CMRR の確保も容易にする。脳波計のように多数の誘

導コードを数十通りにも組み合わせるネットワークが必要となる場合には、バッファアンプの効果は非常に大きい。バッファアンプの使用例を図 6.4 に示す。このバッファアンプは極性が変わらず、利得が 1 で、もっぱら数百 MΩ の入力インピーダンスを数 Ω 程度の出力インピーダンスに変換する役目を担っている。信号源インピーダンスが小さいことはひずみのない、正確な信号処理ができるという点でバッファアンプの役割は大きい。

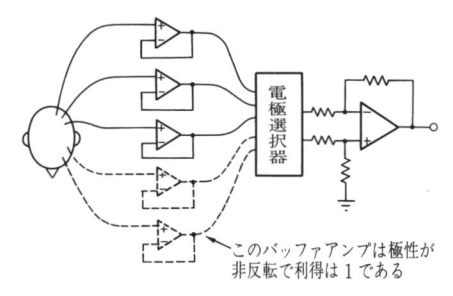

図 6.4 バッファアンプを使用した脳波計の患者回路

このバッファアンプは極性が非反転で利得は 1 である

6.2 フローティングアンプ（アイソレーションアンプ）

6.2.1 フローティングの意味

医用機器をフローティング（浮かす）するとかアイソレーション（分離）するなどとよくいわれるが、その意味は地球から電気的に"浮かす"ことであり、地球から"分離（絶縁）する"ことである。電力会社から供給される電力は、発電所からいくつかの変電所を経て最終的に 2 線式で 100 V が配電される。そして、この 2 線のうちのどちらかの線は必ず接地されている。漏れ電流のある電気機器に接触すると感電するのは、体を経由して電流が地球に環流するからである。この地面に流れる電流をなくしたり、極端に小さくする行為を浮かすとか分離（絶縁）するといっている。携帯トランジスタラジオや携帯電話は電池を使用しているために、初めから地球から浮いている電源であり感電するという現象はない。

このように、フローティングは人身に対する安全性を確保するための概念であり、これには AC 電源自体を浮かす方法と患者回路を浮かす方法がある。AC 電源を浮かす方法は、家屋全体（例えば病院）あるいは特定の部屋（例えば手術室）に、絶縁度が大きく漏れ電流の少ない高耐圧絶縁トランスを介して AC 電源を供給する方法である。大電力供給用のこの種のトランスは、設備費用が高価であることと、安全の確保が限定されることから、もう一つの方法である患者回路を浮かす方法（フローティングアンプを使用する）が使われることが多い。

6.2.2 フローティングの方法

フローティングアンプのトランス結合方式による回路構成例を図 6.5 に示す。この回路

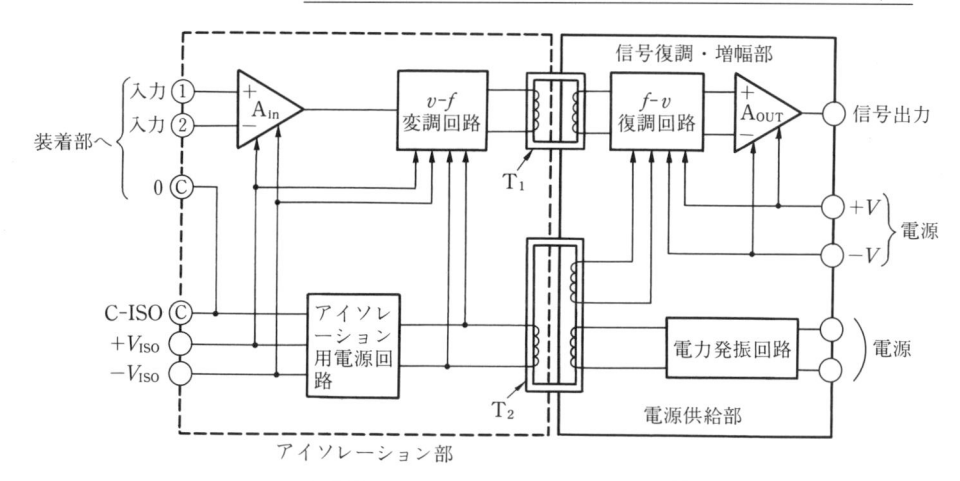

図 6.5 フローティングアンプの構成例

C-ISO：コモンモードアイソレーション端子
T_1：信号アイソレーション用トランス
T_2：電源アイソレーション用トランス

はまず電力用発信器の高周波電流を T_2 に供給し，2次巻線側でアイソレーション部用の電源を構成して，患者回路用増幅器（A_{in}）や変調回路を駆動する。患者回路信号は A_{in} で増幅された後，変調回路で高周波数に変換されて T_1 で出力増幅部に伝送される。フローティングアンプで重要な性能は，同相電圧に対する耐電圧と患者回路の漏れ電流である。例えば入力端子-出力間とかアイソレーション部のコモンモード端子-機器外装間の耐電圧は 5 000 V 以上，患者漏れ電流は 10 μA 以下が望まれる。耐電圧に関しては，除細動器の併用を考慮して ±2 500 V あるいはピーク電圧で 8 000 V のパルス入力への耐力を確保したフローティングアンプも実現している。

アイソレーション法には，フォトカプラによる光結合方式もある。フォトカプラは，信号

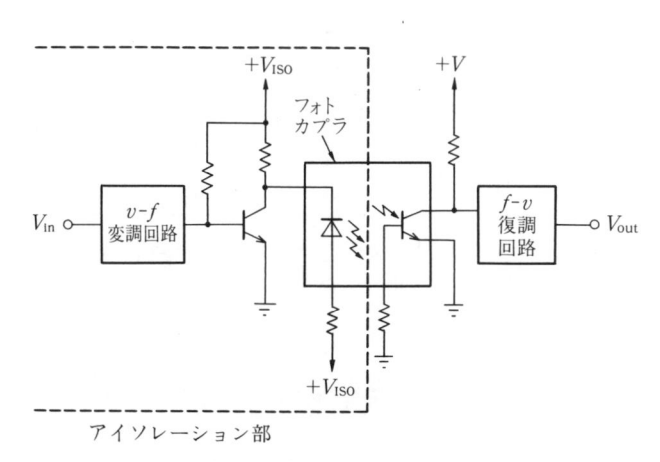

図 6.6 信号系の光結合方法によるアイソレーション

系の高周波の変・復調によるアイソレーションに利用され，1次-2次間の絶縁は数百 MΩ，耐電圧も 2 500 V 以上，または 5 000 V 以上の素子が出現するようになって多く利用されている。フォトカプラは，小形でアイソレーションが可能な利点はあるが，光アイソレーションによる電力供給は不向きである。したがって，アイソレーション部への電力供給はトランス結合の方式を使用する。図 **6.6** にフォトカプラを使った回路例を示す。

6.2.3 フローティングと弁別比

アイソレーションを使用する心電計の同相成分を右足（心電計の基準点）にフィードバックする右足ドライブ方式がある。その実施例を図 **6.7** に示す。患者との接続で差動入力回路の接触抵抗は無視できないし，当然ながら分極電圧などの同相成分を抑制しなければならない。そこで患者回路の全体がフローティングになっていれば，コモンモードドライブアンプの働きによって，コモンモード電流は差動入力端でなく，第3の共通入力線である右足に入力することができる。このようにすれば，同相入力信号に対してはフィードバック回路を形成するので，同相電圧除去特性がよくなる。入力保護抵抗は 8 kV にも上るデフィブリレータパルスが加わった場合の保護になるし，高電圧入力の耐圧の向上となり，かつ弁別比を大きく確保できる。

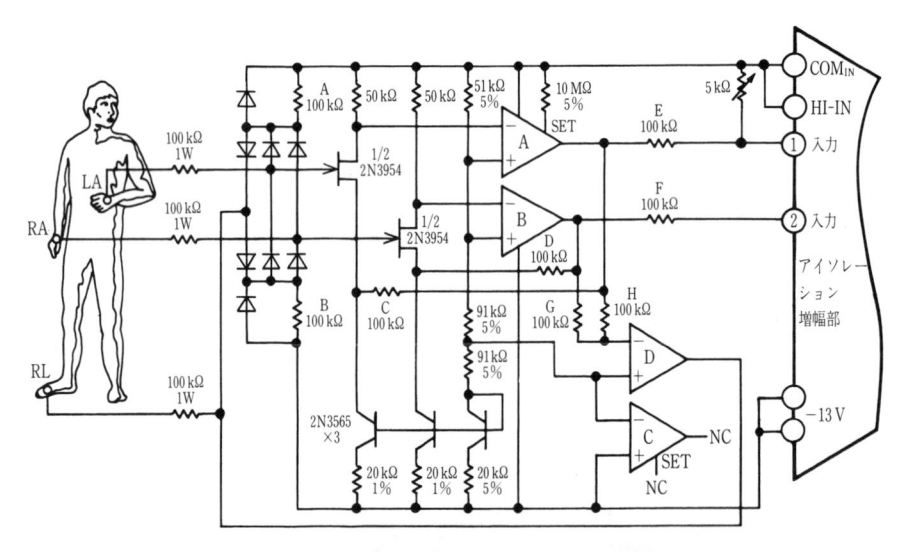

図 **6.7** 右足駆動した多入力アイソレーション増幅器の利用法
〔ANALOG DEVICES のカタログより〕

6.3 テレメータ回路

医用無線テレメータは，①患者を拘束しない，②コードが邪魔にならない，③負荷試験が

できる，④集中監視の場合に工事が簡単，などの理由から日本では1970年代後半から積極的に利用されている。しかし，欧米では電波相互干渉，微弱電波のための伝送品質などによる信頼性を問題にしてほとんど利用されてこなかった。それから20年を経てこれらの信頼性に対する懸念は払拭され，利点が十分に理解されて世界的に広く普及するようになった。当初はECGが対象であったが，その後はEEG，呼吸，心拍，EMG，脈波，血圧も対象となり，利用方法も患者監視からスポーツ医学まで拡大し，送信機台数も増加の一途をたどっている。

このような現象に対処すると同時に電波の有効な利用を考慮して，日本では1986年電波法を改正し，電波法施行規則第6条「特定小電力無線局」で医用とし認可される技術基準を次のように定めた。

空中線電力　　　　　　　：1mW以下
周波数の許容偏差　　　　：$\pm 4 \times 10^{-6}$
占有周波数帯幅の許容値：8.5kHz

使用する電波帯域は420〜450MHzである。心電図のテレメータリングが利用の中心になっているので，上記帯域を1チャネル心電図伝送のみで使用するとすれば480台のテレメータが活用できる。そこで心電図伝送を中心にしたテレメータ回路を例に説明する。

6.3.1　送　信　機

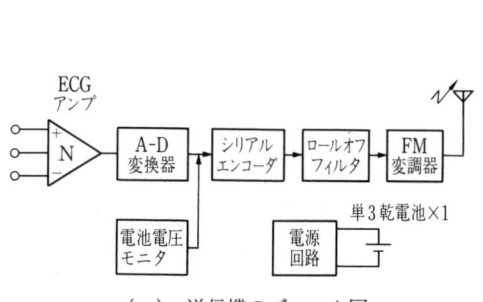

図6.8（a）に送信機のブロック図を示す。心電アンプの出力はA-D変換され，シリアルエンコーダでディジタル信号に変換されたのち，帯域外信号を除去するロールオフフィルタを通過してFM変調器でFSK（frequency shift key）変調波となり送信される。送信は心電図の誘導コードをアンテナに兼用している。この方法はアンテナとしての効率は必ずしもよくはないが，利便性にすぐれているので一般に多用されている。心電図1チャネル波形の送信機の例では，単3アルカリ乾電池1個で約1週間連続使用が可能で，図6.7（b）

（a）　送信機のブロック図

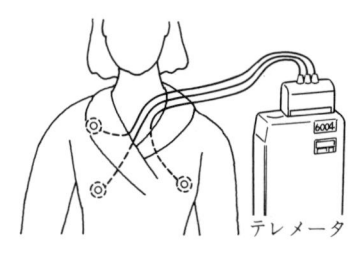

テレメータは小形・軽量（130g），ポケットに入れて自由に歩行可能で，連続1週間使用できる。誘導コードの1本がアンテナの役割を兼ねている。

（b）　送信機の使用例

図6.8　テレメータの送信機

に見られるように大きさも約 $85×65×28$ mm，重量 130 g と小形，軽量である。そのため患者の衣服のポケットに収納することができ，防水型にもなっているので安心して使用できる。

　テレメータの送信方式は従来は FM 変調に代表されるアナログ変調がおもに使われていたが，最近では図 **6.9** に示すような FSK 変調方式に代表されるディジタル変調が主流になっている。その理由は，アナログ方式に比べて占有周波数帯内スペクトル分布および隣接チャネル漏洩電力の分布特性にすぐれているからである。これは狭い帯域を有効に活用する点で利点になる。さらに，ディジタル方式は送信機自体の ID 番号のコーディングも同時に行えるので，使用患者の特定を可能とし，これが多数の送信機を使用しても容易に識別できるという利点につながる。

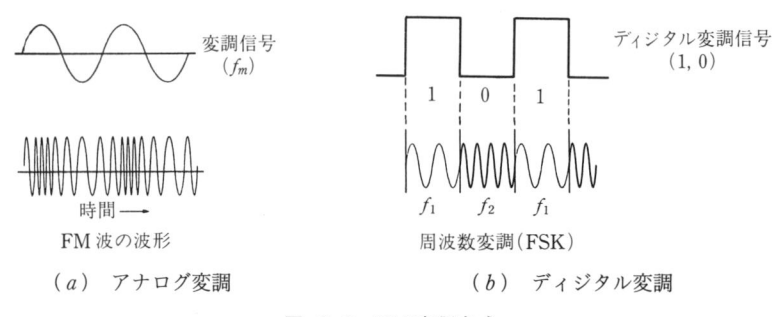

　　　　変調信号 (f_m)
　　　　FM 波の波形
　　　　(a) アナログ変調

　　　　ディジタル変調信号 $(1, 0)$
　　　　1　0　1
　　　　f_1　f_2　f_1
　　　　周波数変調（FSK）
　　　　(b) ディジタル変調

図 6.9　FM 変調方式

6.3.2　受　信　機

　医用テレメータは，病院内などの限られた狭い空間で，同時に多数使用されることが普通である。先の技術基準と使用周波数割当範囲では隣接するチャネル間の周波数差が 12.5 kHz と小さい。これらのことから受信周波数の安定性を重視する設計が行われなければならない。図 **6.10**（a）の受信機のブロック図に示す第 1 局部発信器の周波数設定精度と安定度が，受信周波数の安定性を左右する。多数の送信機からの異なる周波数の電波を同時に受信するために，第 1 局部発信周波数は受信機を外部からの操作で送信周波数に適合して任意に設定できるようにしている。当然，対応する送信機の数だけ第 1 局部発信器の周波数を並列に設定して同時受信に備える。

　多数の送信機を同時使用することは，相互変調による混信の発生が予想される。相互変調の例として，周波数 f_1 と f_2 の 2 種類の送信機があったとすると，$2f_1-f_2=F$ の関係を満たす周波数 F に該当する送信機は妨害を受けることになる。混信は患者の誤認など重大な事故に結びつくので，十分な対策が必要である。その具体策として，特定小電力無線局として割り当てられた周波数帯を 6 分割し，同一分割帯域・同一領域で同時に使用できる送信機の

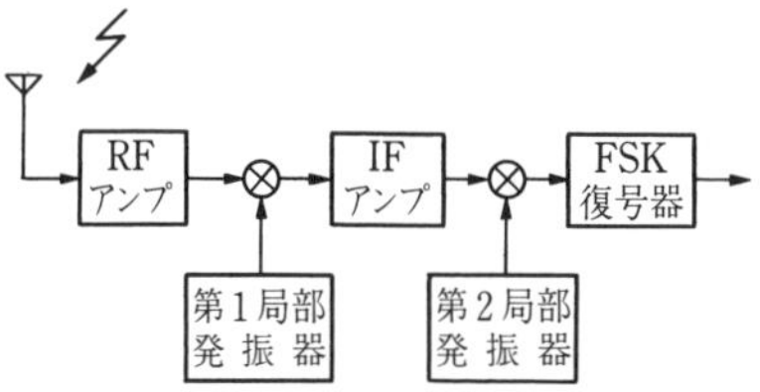

6.3 テレメータ回路

（a）受信機のブロック図 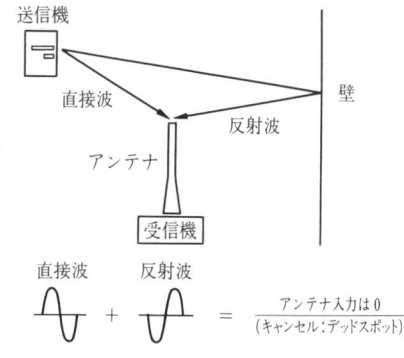　　　　　　　　（b）送-受信機間の伝播経路

直接波と反射波との位相のずれが180°であれば，アンテナ入力はキャンセルされて0になる。

図 6.10　受信機と電波伝播

数を最大8チャネルとしている。また，送信機がチャネル固有のIDを送信することによって，受信時の混信による誤認識を防止するようにしているのは前述のとおりである。

　狭い屋内空間での電波伝播は，非常に複雑である。廊下などを伝播する電波は建造物によって数度の反射を繰り返し，そのつど位相変化を生じる。受信機には，位相変化を生じた電波と直接伝播してくる電波とが重ね合わさって入力される。このように電波が重ね合わさって入力されることをマルチパスフェージングという。マルチパスフェージングが問題となって受信信号品質が極端に劣化する例として，図 6.10（b）のように直接波と反射波とが180°位相がずれて受信信号がないのと同様（dead spots）なことが考えられる。このことを想定したフェージング現象の対策として，アンテナにスペースダイバーシティ（space diversity）方式が採用されている。これは，図 6.11（a）のようにアンテナと受信機の組合せを二組用意し，つねに受信状態のよい方を自動的に撰択して使う。両方がdead spots

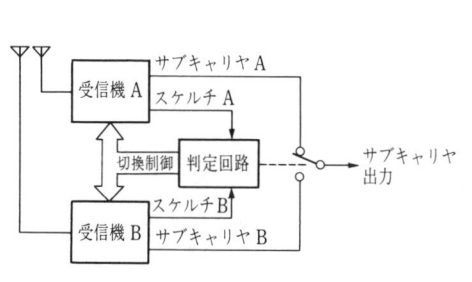

（a）スペースダイバーシティ方式の受信システム 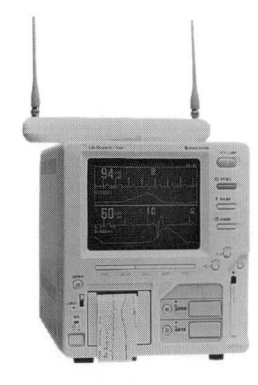　　　（b）スペースダイバーシティアンテナを使用している受信機

図 6.11　スペースダイバーシティ方式の受信機

にならないように，二つのアンテナの間隔を波長よりも短く設定する。この方式の例を同図（b）に示す。

6.4 変換素子と増幅回路

　生体電気現象の測定は，電極を皮膚に装着して行う。その例として，心電計や脳波計を参照した。これらに使われる電極は，言い換えれば変換素子でもある。生体内の電気現象はイオンの流れであり，これが電極によって電子流に変換されて検出される。すなわち，電極はイオン流を電子流に変える変換器である。表皮にペーストを塗布するのは，分極電圧や接触抵抗を小さくして，この変換効果を高めるためである。また，この変換素子に適した増幅器は，弁別比の大きい高入力インピーダンス差動増幅器である。

　皮膚表面接触電極は単純な変換素子であるが，X線撮像管やγ線光電子増倍管あるいは超伝導量子干渉素子のように，高度な技術を用いる変換素子もある。これらの素子については，この素子を必要とする装置の機能を検証する際に対象とすることにして，ここでは一般的に使われている変換素子とこれに接続される増幅回路の性質を対象とする。

6.4.1 ストレインゲージ

　ストレインゲージにはワイヤゲージと半導体ゲージの2種類があり，ひずみを加えたときに抵抗値が変わるという性質がある。医用機器では，この性質を利用して，圧力測定に用いている。具体的には，陣痛計の張力測定，観血血圧計，フライシュ形の呼吸検出の差圧測定，平衡機能計の圧力測定などがある。例えば，平衡機能計に使用する圧力測定部（ロードセル）の構造は，図 6.12（b）に示すように，受圧部のばねに接着したストレインゲージ（ワイヤゲージあるいは半導体ゲージ）をそれぞれのブリッジ回路の1辺として構成し，同図（c）の回路で増幅する仕組みになっている。静的測定状態では，ゼロバランスをとるこ

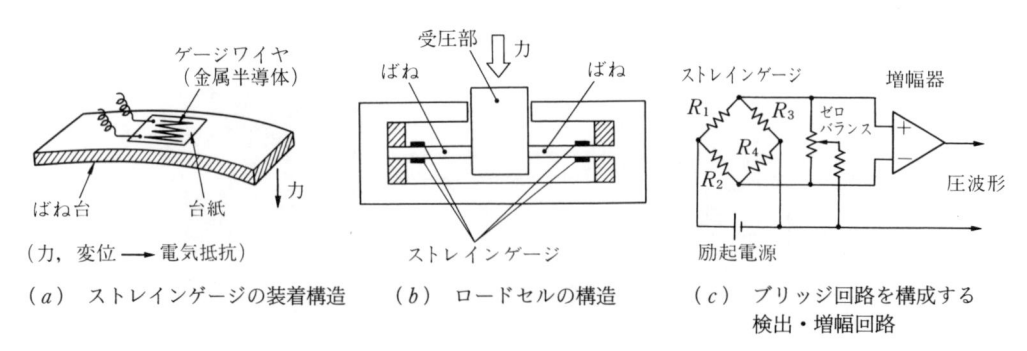

（a）ストレインゲージの装着構造　　（b）ロードセルの構造　　（c）ブリッジ回路を構成する検出・増幅回路

図 6.12　ストレインゲージとブリッジ回路

とによって平衡形ブリッジとして使用する。しかし，現実には静的でも動的でも平衡形のブリッジを保持するのは困難なので，大部分の変換器では不平衡条件のブリッジ（unbalanced Wheatstone bridge）回路を用いている。

　ブリッジを構成している抵抗のうち，1個が変化したとき，そのブリッジは1個の能動素子をもつという。この場合の出力電圧は，正確には2項定理によって数学的に解析する。また，誤差をある範囲内で考えると，出力電圧は

$$e_0 = 0.25 E \frac{\Delta R}{R}$$ （抵抗 R のゲージのひずみによって ΔR 変化したとき）

となる。したがって，能動素子が1個の場合は

$$e_0 = 0.25 E \frac{\Delta R}{R}$$

で誤差は $-0.1 < \frac{\Delta R}{R} < 0.1$ に対して±5％である。

　能動素子が2個のブリッジの場合は

$$e_0 = 0.5 E \frac{\Delta R}{R}$$

で誤差はない。

　4個の能動素子をもつブリッジでは

$$e_0 = E \frac{\Delta R}{R}$$

で誤差はない。ただし，これはそれぞれの能動素子がまったく等しいことを前提にしている。実際には，能動素子が等しいことはありえないので，この場合でもやはり誤差は生じる。$\Delta R/R$ の値が小さい範囲で使用すれば誤差を小さくできる。直流電源の場合，直流増幅器のドリフトやノイズが原因で精度がよくない。そこで高精度の測定を行う場合は，通常交流電源を使用する。例えば5kHzの正弦波交流電源で，電子式オートバランスの直線性±0.2％/フルスケール内の精度が得られる。最近はドリフトの少ないオペアンプが出現し，安定度のよい直流電源も容易に確保できることから，図6.12（c）のような回路が普及している。

6.4.2　圧　電　素　子

　水晶，ロッシェル塩などの圧電結晶やチタン酸バリウム，ジルコン-チタン酸鉛などの圧電セラミックスは，電圧を加えると機械的ひずみを発生する。また，その逆に機械的ひずみを加えると電圧が生じる。これを圧電効果といい，その素子を圧電素子と呼んでいる。超音波機器の振動子あるいは検出素子としてジルコン-チタン酸鉛系磁器（PZT）がプローブに使用されているが，一般の検出素子は初期ではチタン酸バリウムが中心であった。チタン酸

6. 医用電子回路

バリウムなどの圧電素子を使った検出器としては，図4.3の直接伝導型マイクロホン，加速度型マイクロホンや，**図6.13**に示す脈波センサなどがある。これらに必要な周波数特性は20〜1 000 Hzの範囲なので，圧電素子の出力は直流増幅器（オペアンプ）の入力に接続される。

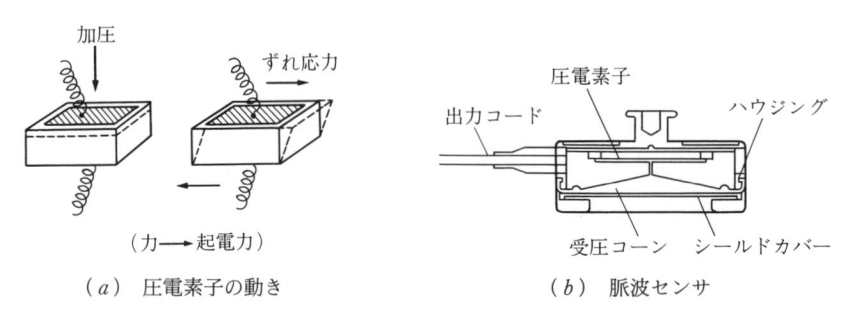

(a) 圧電素子の動き　　(b) 脈波センサ

図 6.13　圧電素子と検出器（各種センサ）

6.4.3　可動コイル素子

可動コイル型検出素子は，静磁界でコイルが移動すると電流が発生するというフレミングの法則で説明される現象を利用した素子である。これは**図6.14**に示すように，空気伝導型マイクロホンに利用されている。可聴周波数範囲であるので，オーディオアンプで対応できる。また，この素子のコイルに電流を加えると，逆にコイルの方が移動する。ガルバノメータは，このコイルの移動によって熱ペンを振らせている。これと同じ原理で，スピーカはコイルの振動をコーンに伝えて音を発生する。

(a) 可動コイル型検出素子　　(b) 空気伝導型マイクロホン　　(c) ガルバノメータ

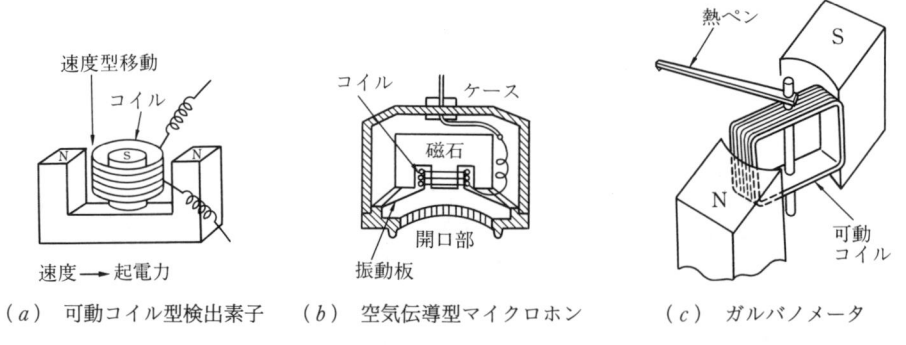

図 6.14　可動コイル検出素子と応用例

6.4.4　サーミスタ

サーミスタは，温度によって電気抵抗が大きく変化する感温半導体である。白金などの金属抵抗線に比べて10倍程度も大きな負の抵抗温度係数をもっていて，抵抗温度特性は

$$R = R_0 \exp B\left(\frac{1}{T} - \frac{1}{T_0}\right) \quad (B：サーミスタ定数)$$

で表される。抵抗値，大きさ，形状を随意に作ることができる。図 6.15 に示すサーミスタは，0.2～2mmϕ 程度の大きさである。これは，ガラスで封じたり，あるいは適当な金属保護ケースなどに納めて温度の影響を防ぎ，熱容量の小さい温度計測用素子として利用される。ただし，上式で示すごとく，サーミスタは温度に対して直線的な抵抗値変化ではない。そのため，温度の絶対値測定には使用されず，同図（b）のような温度変化を検出して呼吸波形の測定に利用する。患者監視装置では，サーミスタによる呼吸モニタリングが多く使用されている。

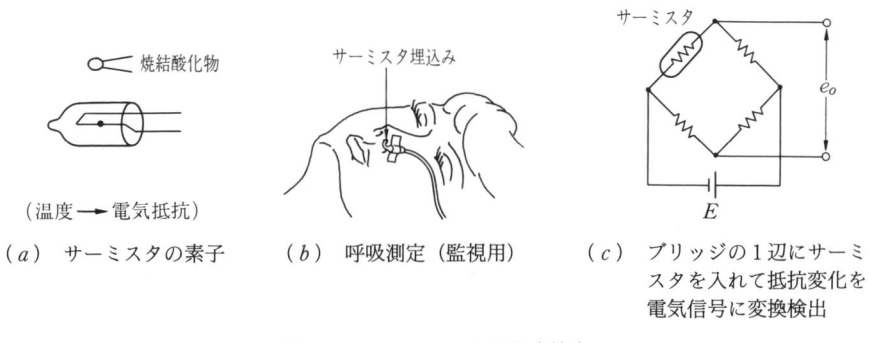

　　（a）サーミスタの素子　　（b）呼吸測定（監視用）　　（c）ブリッジの1辺にサーミスタを入れて抵抗変化を電気信号に変換検出

図 6.15　サーミスタと温度検出

6.4.5　フォトダイオード

　フォトダイオードの pn 接合部に光が照射されると，光エネルギーのために励起された電子-正孔対が発生する。そして電子はn側へ，正孔はp側へと接合部を越えて分離・蓄積され，ダイオードの両電極間に起電力が発生する。つまりフォトダイオードは，光入力を電気出力に変換する素子である。

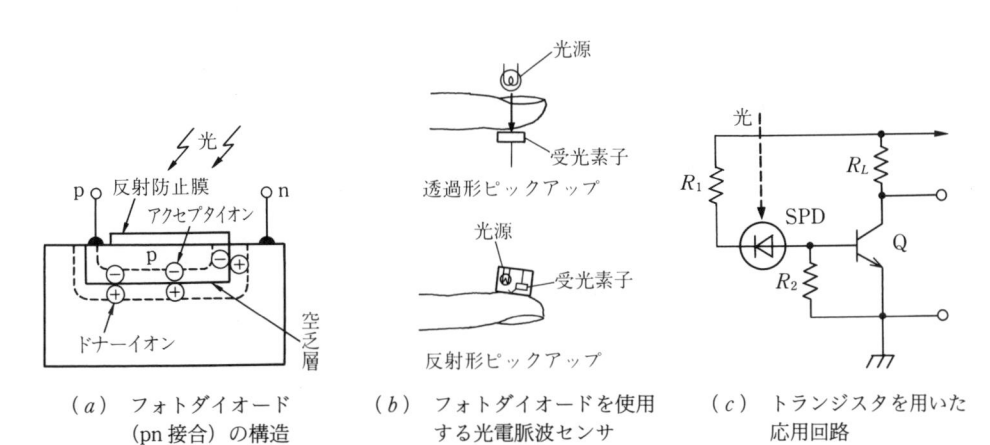

　　（a）フォトダイオード（pn接合）の構造　　（b）フォトダイオードを使用する光電脈波センサ　　（c）トランジスタを用いた応用回路

図 6.16　フォトダイオードとその利用法

フォトダイオードは，光電脈波を検出するのに使用されている。また，その拡大利用として，パルスオキシメータやオシロメトリック血圧計（指型測定法）の受光部にも用いられている（図 6.16）。フォトダイオードは，光励起により生じた光電流をそのまま検出する受光素子であり，増幅作用はもたない。そこで，同図(c)に示すようなトランジスタ回路に接続して増幅する方法や，フォトダイオードにトランジスタ作用を加えて，微弱な光を高感度で電流変換するフォトトランジスタが作られている。フォトトランジスタは，光結合方式によるアイソレーション回路にも使用されている。

6.4.6 差動トランス

差動トランスは，1個の1次巻線と直列に差動結線した2個の2次巻線で構成され，コアが平行移動することで1次と2次の間の誘導結合を変化させることのできるトランスである。2個の2次巻線の出力が等しくなる位置にコアがあるときは，2次巻線の出力はゼロとなる。コアが変位すると，図 6.17 のように出力電圧はある範囲で，コアの位置に比例する。差動トランスは構造が丈夫で測定範囲が広く，かつては差圧計などの受圧膜の変位の検出に多く使用されていた。最近では，高感度の半導体ストレインゲージなどの出現により，使用頻度が減少しつつある。

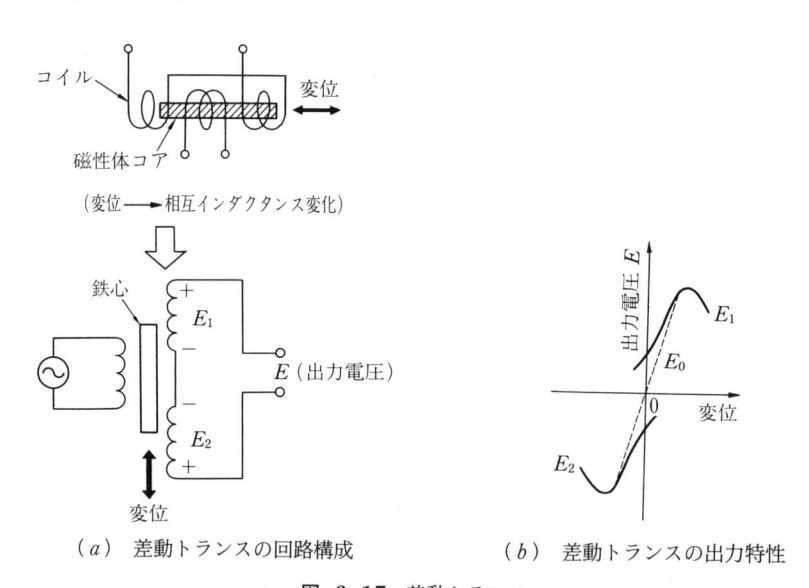

　　　　(a)　差動トランスの回路構成　　　　(b)　差動トランスの出力特性

図 6.17　差動トランス

7 医用機器各論

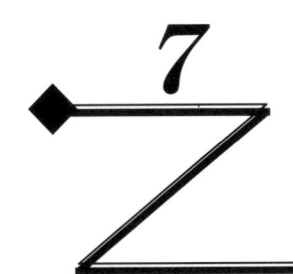

7.1 筋電計

　筋電図は，筋線維が興奮する際に発生する活動電位を記録するもので，表面電極を用いるものと針電極を用いるものがある。

　表面電極で測定する方法では，広い範囲の筋全体の活動電位を知ることができる。連続的に多チャネルを同時記録することは中枢性運動障害を見る上で役立つ。また，いろいろな筋のおよその張力を無侵襲で知ることができるというのは大きな利点である。測定は，脳波計用の円板電極を被検筋の筋腹中央部の皮膚に3～4cm間隔で装着して行う。分析の対象によって測定部位は異なる。四肢筋の場合では，拮抗筋である伸筋と屈筋とを一対として測定する。頸部，体幹の筋の場合は，左右対象の部位から記録する。信号の大きさや周波数範囲

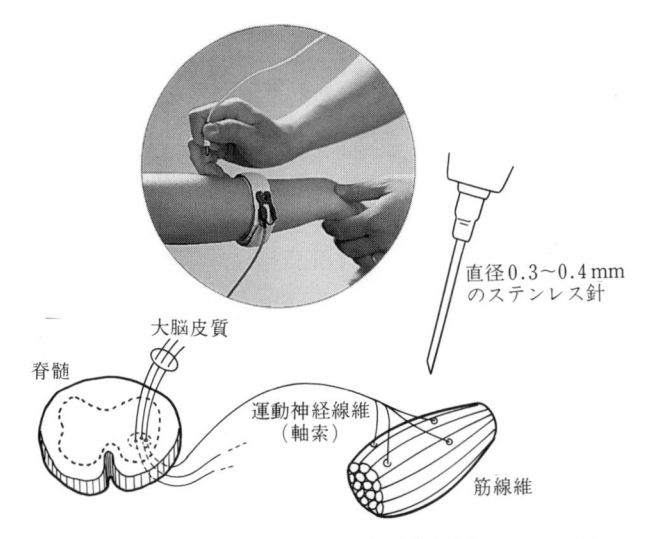

細い糸のような筋原線維が多数集束されて筋線維が作られる。脊髄からの1本の神経によって支配される筋線維群を運動単位といい，大脳からの信号によって収縮する。これが最小単位となって筋肉が活動する。

図 7.1 筋線維の活動単位と針電極筋電図測定法

は測定条件や目的によって異なる。振幅は数十μV～数十mV，周波数は約5Hz～5kHzあるいはそれ以上に及ぶので，ペン書き記録のみでは不十分である。記録された筋電図は，収縮力や伸張反射などを正常・異常運動のパターンとして評価できるので，スポーツ医学やリハビリテーションの分野で利用される。

　針電極の測定は，1本の運動神経線維が支配する筋線維群の活動電位を測定する検査法である（図7.1）。障害の原因が神経路にあるか筋自体にあるかを診断する。

　図7.2に，表面電極の筋電図と対比して針電極の測定例を示す。筋電測定は，心電図や脳波のように電極の装着位置や誘導法が決められているわけではなく，被検者の症状や徴候によってどの筋を検査するか選択しなければならない。測定対象となる骨格筋の筋線維の太さは約10～100μmであるから，0.3～0.4mmのステンレス針では多数の筋線維の活動電位が重なり合った波形として記録される。なお，このステンレス針は単針極（図7.1の例）なので，基準電極として表面電極を使用する。

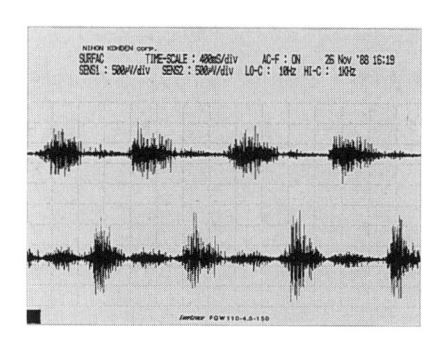

振幅：約1.5mV，周波数：10Hz～1kHz
（a） 表面電極による筋電図

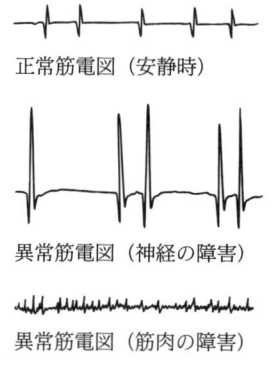

正常筋電図（安静時）
異常筋電図（神経の障害）
異常筋電図（筋肉の障害）
（b） 針電極による筋電図

図7.2　表面電極と針電極による記録例

　針電極の測定はできるだけ針を極細にして単一筋線維の活動電位を検出しようとする。そのための各種の針電極を図7.3に示す。同心針電極は，外径は単極針電極のステンレスと変わらないが，同心の0.1mm径先端の限局された活動電位を導出できる。これは1個の運動単位に分離した波形の測定をねらったものであった。しかし，これでもやはり，いくつかの単一筋線維活動電位が重なり合った波形として記録される。

　双極針電極は，さらに限局した部位の活動電位を導出できるが，同心針電極よりも多相性で低振幅，持続性の短い電位が記録される。単一筋線維針電極は，25μm径のプラチナ電極先端から半径200～300μmの活動電位を検出するので，2相性波形が記録できる（図7.4）。このように，電極針径が細くなるほど単一筋線維活動電位の検出に近づくことになるが，一方で電極が細くなると生体との接触面積が小さくなり，電極インピーダンスが大きくなる。その値は周波数によっても異なるが，おおよそ数十～数百kΩとなるので，実際の装

7.1 筋電計

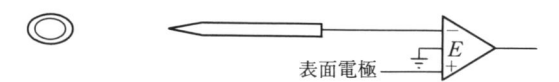

単極針電極（直径が 0.3〜0.4 mm のステンレス針で長さは 20〜50 mm まで各種ある）

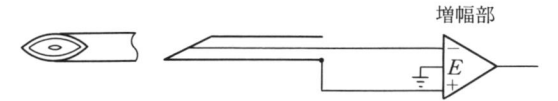

同心針電極（直径 0.4 mm の中空針の中心に直径 0.1 mm のステンレス線の電極を入れ，その間に絶縁物を満たす）

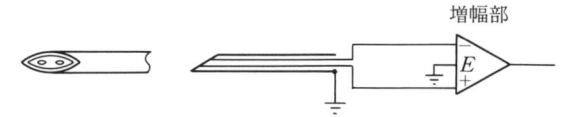

双極針電極（同心針電極と同じ太さの中に 2 本線のステンレス線を絶縁物で封入固定する）

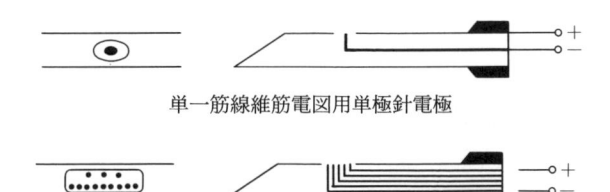

単一筋線維筋電図用単極針電極

単一筋線維筋電図用多極針電極

単一筋線維針電極（直径 0.5 mm の外套針の側窓から直径 25 μm のプラチナ導出電極の先端を単一あるいは複数露出）

〔藤原哲司：筋電図マニュアル，p.13，金芳堂（1984）より〕

図 7.3 筋電図用針電極の種類

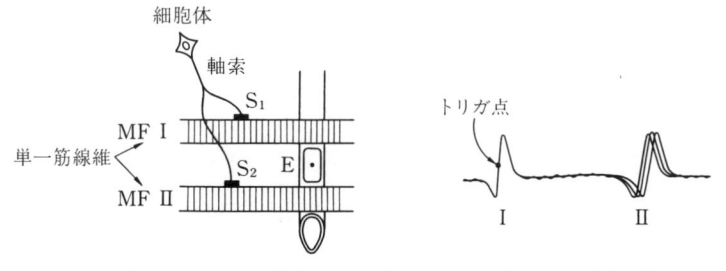

2 本の筋線維の中間に位置した針電極（E）から導出する活動電位は，軽い収縮が続くと 2 本とも同じに興奮するが，詳細に観察するとその間隔（I-II 間）は毎回の収縮に興奮が微妙に時間的変動を示す。

図 7.4 単一筋線維針電極による活動電位波（ジッター現象）

〔小西哲郎，他：脳波・筋電図，p.288，永井書店（1981）より一部改図〕

置ではJIS規定値以上の入力インピーダンス（例えば，200MΩ以上）とCMRR（例えば，100dB以上）の値を備えている。

筋電計の構成は，電極選択器を除けば脳波計と同じである。ただし，5kHz以上の周波数高域帯が要求されるので，メモリスコープなどの高域特性のよいサーマルアレー記録方式が採用されている。筋電計には，図7.3や図7.4に示したような単一筋線維活動をできるだけ忠実に測定する方法と，神経に電気刺激を与えて運動神経伝導速度や誘発筋電図の測定をする方法とがある（図7.5）。後者の方法では，神経伝導障害か筋障害かの識別や程度を知ることができる。

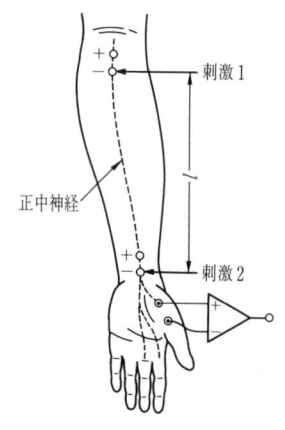

（a）神経伝導速度
2か所の離れた位置から同一神経を電気パルスで刺激して，拇指より表面電極で反応波を検出・加算平均し，2点からの時間差を測定して速度を算出

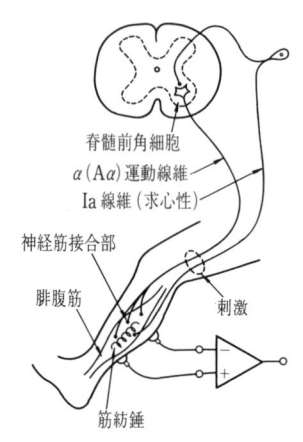

（b）誘発筋電図
末梢神経を電気刺激して表面電極で誘発波を検出・加算平均する。記録された反応波は，麻痺した筋の電気生理状態を知るのに有効

図7.5 加算平均法による刺激反応波の測定

運動神経伝導速度はどの神経を刺激するかによって異なるが，神経や筋に障害が起こると，2か所の刺激部位による反応波の時間差が正常値に比べて時間的なばらつきが生じ，多相性になったり低振幅になったりする。

誘発筋電図は，末梢運動神経である下肢脛骨神経に皮膚上から刺激を加えて腓腹筋から筋電図を記録すると，反応波（M波やH波）の位置によって麻痺した筋の状態を知ることができる。

7.2 呼吸流量計（電子式スパイロメータ）

呼吸流量計には，熱線式と差圧式がある。熱線式は，電流を通して加熱した細い白金線を気流にさらすと，熱が奪われて温度が下がり，その電気抵抗が小さくなるということを利用した方法である。しかし，流量は電流の4乗に比例するので流量を算出する複雑さや，流速

7.2 呼吸流量計（電子式スパイロメータ）

方向の検出や湿度の影響を避ける手段を講じる必要があるなどの複雑さから，あまり使用されない。現在は，差圧式が主流になっている。差圧式は，細管束の抵抗によるフライシュ式とメッシュの抵抗によるリリー式がある。一般に，ニューモタコと呼ばれている流量計は，フライシュ式である。この方式は，差圧が比較的広い範囲で流速に比例した信号として得られる。この差圧を積分して流量としている。

呼吸流量計測は，単に呼出・吸入する気流量を測定するばかりでなく，測定された気流量から換気機能を表す諸量を演算し，その能力を知ることも目的としている。この検査に現在最も利用されている装置は「電子式スパイロメータ」あるいは「スパイロコンピュータ」といわれている機器である（図 **7.6**）。

電子式スパイロメータでは，図 **7.7**（*a*）のように自然呼吸と強制呼吸を測定する。こ

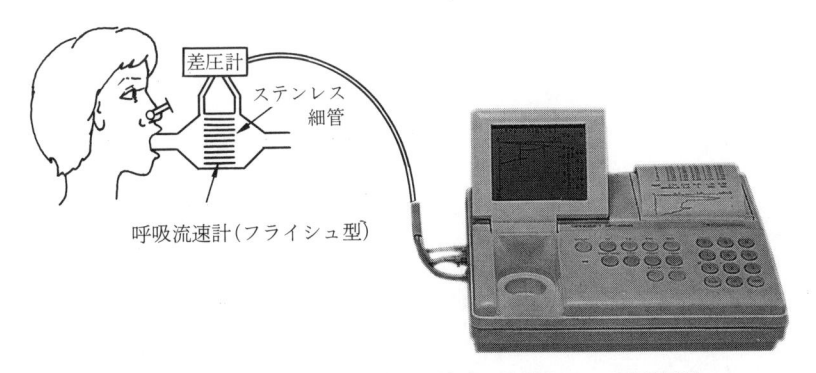

呼吸流路の細管の前後に生ずる差圧は流速に比例する。呼吸流速計の多くは差圧式が使われている。呼吸流量は流速を積分して得られる。

図 **7.6** 電子式スパイロメータと使用例

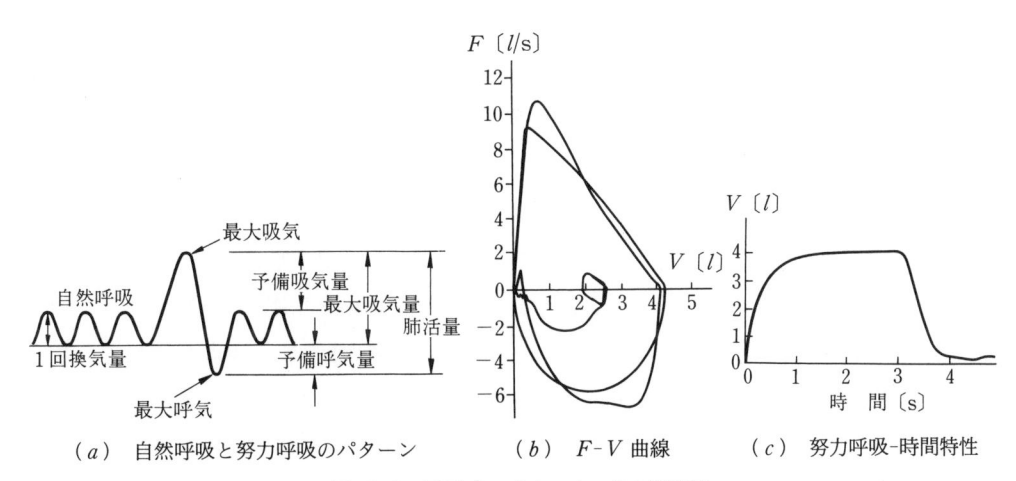

（*a*）自然呼吸と努力呼吸のパターン　　（*b*）*F*-*V* 曲線　　（*c*）努力呼吸-時間特性

図 **7.7** 電子式スパイロメータの測定例

の測定から得られた信号を処理して，同図（b）に示す流速（F）-流量（V）曲線および同図（c）の流量-時間曲線を同時に記録することができる。

　呼吸器は，換気・分布・拡散の三つの機能をもっている。**図 7.8** のごとく，換気とは大小気管支（直径約 22 mm の気管から 0.1 mm の肺胞道）の空気の流出入のことを，分布とは肺胞道から吸入気が肺胞に均等に流入することを，拡散とは肺胞膜を通して血流とのガス交換をすることを意味している。電子式スパイロメータは，呼吸機能のうち換気機能の検査を行う装置である。

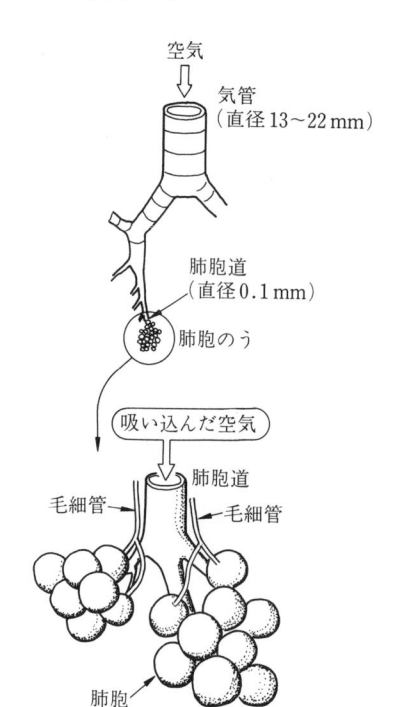

空気は気管から
　気管支（径 12〜2 mm）
　細気管支（2 mm 以下）
　終末気管支（0.5 mm）
　呼吸細気管支
を経て肺胞道へ吸入される。
吸い込まれた空気は肺胞でガス交換が行われる。肺はブドウの房のように肺胞道につながっているが，肺胞どうしもたがいにつながっている。肺胞は動脈の毛細管に縦横につながっている。肺胞の数は 3〜6 億個，空気の触れる面積は平常呼吸の吸気で 30〜50 m²，深呼吸時の吸気で 100 m² にもなる。

図 7.8 呼吸器の構造：気道と肺胞とガス交換

　図 7.7（b）の F-V 曲線検査は，各肺気量における呼出障害の程度を検出するものである。具体的には，最大吸気位から最大呼気位まで最大努力呼出を行い，気流量と気量の関係を求め，最大流量や一秒量などの関係諸量を演算する。演算される項目は，このほかに肺活量，パーセント肺活量，一秒率などがある。

　肺活量（VC）は，肺に吸えるだけの空気を吸い込んで（最大吸気）から，吐けるだけ吐き出したときの空気の量（最大呼気）のことをいう。普通は，最大吸気をゆっくりと時間をかけて呼出した量のことをいう。それに対し，最大吸気を思いきり速く吐き出したき 1 秒間に呼出される量を，一秒量という。また，一秒率は（一秒量/肺活量）×100 を表している。パーセント肺活量とは，実測肺活量を予測肺活量の比（パーセント）で表したものである。予測肺活量とは身長，性別，年齢などによって決まる次式で示される推測正常値（18 歳以上の成人）をいう。

男性：〔27.63 − (0.112 × 年齢)〕× 身長
女性：〔21.78 − (0.101 × 年齢)〕× 身長 　　　　　　　　(7.1)

　これらの項目のうちパーセント肺活量と一秒率から，**図 7.9** に示す換気障害パターンが決められる。換気障害には拘束性，閉塞性，混合性の三つがある。拘束性障害は胸部の可動性の減少や肺の障害に起因し肺線維症，肺炎，肺癌，無気肺，肺うっ血，肺切除などが原因である。閉塞性障害は気導閉塞に起因する障害で気管支喘息，慢性気管支炎，肺気腫などが原因の疾患である。混合性換気障害は拘束性が混合した型でパーセント肺活量，一秒率とも減少する。肺結核やじん肺症から高度の肺線維症を起こした場合や，気管支拡張症，慢性気管支炎，肺化膿症などが原因の疾患である。正常と換気障害の境界は一秒率が 70 %，パーセント肺活量が 80 % である。

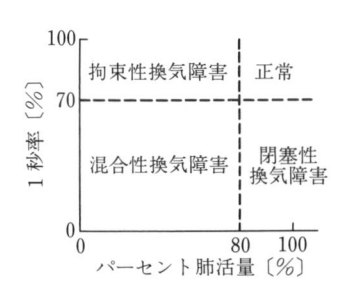

図 7.9 換気障害のパターン

7.3　パルスオキシメータ

　パルスオキシメータは光を使って無侵襲かつ連続的に動脈血の酸素飽和度を測定する装置である。動脈血酸素飽和度を知ることは呼吸機能，特に血液とガス交換を示す拡散機能を中心に換気・分布の総合的な機能を評価する点で重要である。しかも，耳たぶや指先をプローブで挟むとか額や足にプローブを貼るなどして，簡単に長時間にわたって体表面から測定できる大きな利点をもっている。酸素飽和度は体内に酸素をどのくらい取り込んだかの指標なので，その利用効果の大きさと使用上の簡便さとが相乗して急速に普及した。麻酔中の基本的なモニタの一つとしての位置付けから，人工呼吸器使用時のモニタや在宅酸素療法の患者のモニタまで使用範囲はまことに広い。

　動脈血中のヘモグロビン（Hb）が肺胞の拡散によって酸素（O_2）と結合し，酸化ヘモグロビン（HbO_2）となって，体内に酸素を運搬する。酸素を多く含んでいる動脈血は，HbO_2 の比率が大きいために赤色の吸収が少なく，鮮やかな赤色に見える。酸素を消費した静脈血は，還元ヘモグロビン（Hb）を多く含んでいるので黒みがかって見える。この違いは，照射する光の波長による光吸収特性にも関係する。すなわち，光吸収特性は酸素飽和度

によって変化することを意味している。Hb の O_2 含有率によって光波長の吸光度特性が異なり，特定波長 660 nm と 940 nm の光では，酸素の有無による脈波振幅が明瞭に異なる（図 7.10）。

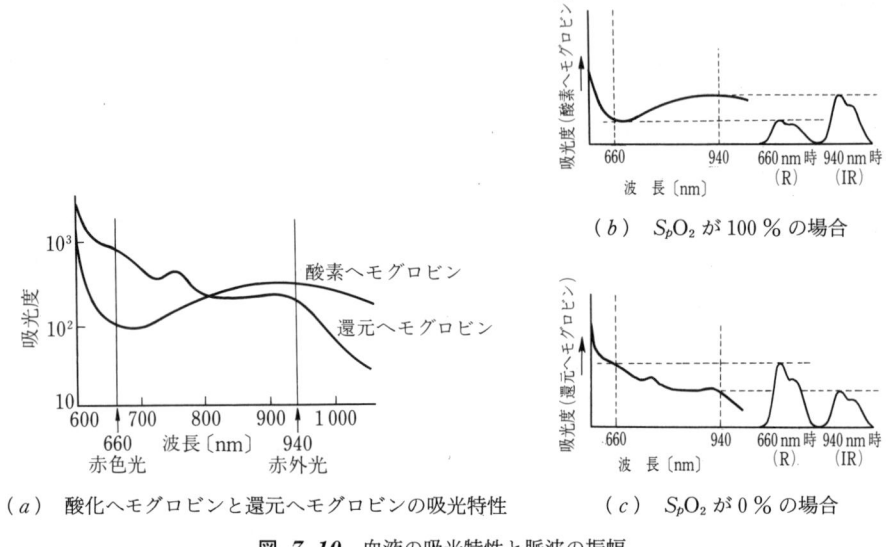

(a) 酸化ヘモグロビンと還元ヘモグロビンの吸光特性
(b) S_pO_2 が 100 % の場合
(c) S_pO_2 が 0 % の場合

図 7.10 血液の吸光特性と脈波の振幅

吸光度 A を Lambert-Beer の法則に照らして図 7.11 の脈流に適用すると

$$A = \log \frac{I_0}{I} = ECD \tag{7.2}$$

ただし I_0：入射光量，I：透過光量，E：吸光係数，C：濃度，D：厚さ

厚みの変化 $\varDelta D$ に対する透過光量変化 $\varDelta A$ は

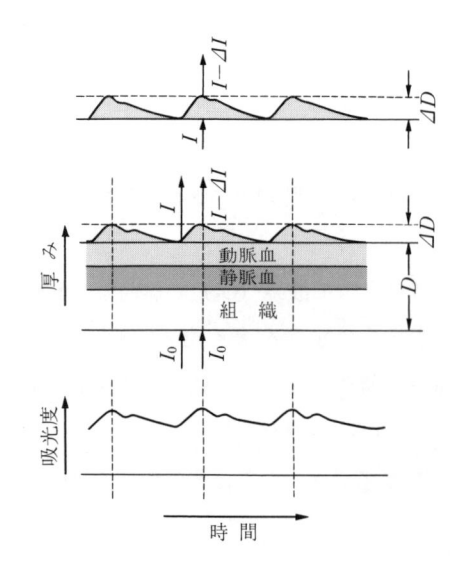

血液量の変動と光電脈波
（光透過特性）の関係

図 7.11 パルスオキシメータの原理

$$\Delta A = \log \frac{I_0}{I - \Delta I} \approx EC\Delta D \tag{7.3}$$

となり，波長 660 nm と 940 nm に対するそれぞれの透過光量変化 ΔA_1 と ΔA_2 の比 ϕ は

$$\phi = \frac{\Delta A_1}{\Delta A_2} = \frac{E_1}{E_2} \tag{7.4}$$

ただし E_1：波長 660 nm の動脈血の吸光係数，E_2：波長 940 nm の動脈血の吸光係数となる。

図 7.10（b），（c）から ϕ を求めると，酸素飽和度が大きいほど ϕ は小さく，酸素飽和度が小さくなると ϕ は大きな値になることがわかる。このようにして求めた ϕ は，動脈血中酸素飽和度（S_pO_2）と理論的に直線関係にあることから，ϕ の値より S_pO_2 値が換算される。

具体的な装置を構成するブロック図を図 7.12 に示す。二つの波長の光はタイミング回路によって交互に発光し，組織を透過した受光信号はこれに同期してそれぞれ復調・増幅して ϕ を求める。ϕ の換算式によって S_pO_2 値として出力する。S_pO_2 値は理論的に ϕ と直線関係にあるから，校正は不要であるとの考え方がある。その一方で，発光ダイオード波長のばらつきや復調増幅部の偏差（感度の設定による）などを考慮すると，校正が不要とは言い難い。

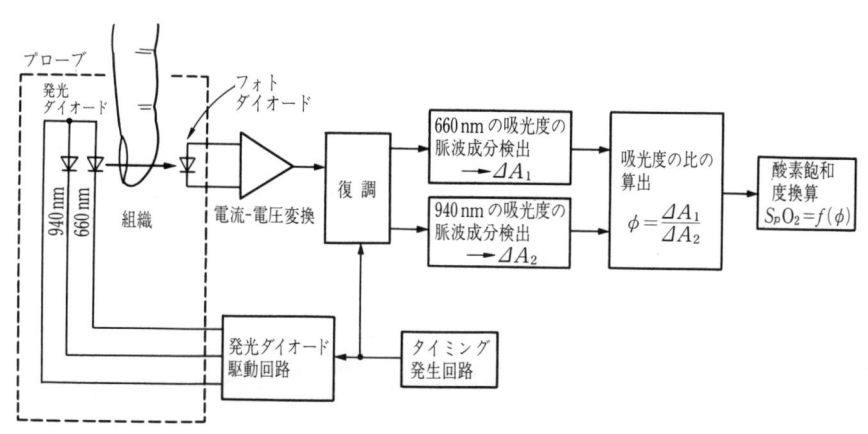

図 7.12 パルスオキシメータのブロック図

この製品がアメリカで一躍脚光を受けて急速に普及し始めた時期に，同国のあるメーカでは医師の指導のもとで健常人を被検者にして特定の部屋に在室させ，その部屋の空気の酸素濃度を変え，その都度採血によるオキシメータ値（S_aO_2）と本装置の測定値（S_pO_2）を測定して校正を行い，その機器を原器として生産したという経緯がある。最近では，図 7.13 に示すごとく米国の FDA（食品・医薬品局）は製品の製造許可に際して，5 段階のオキシメータ法の測定値との校正手順を定めている。

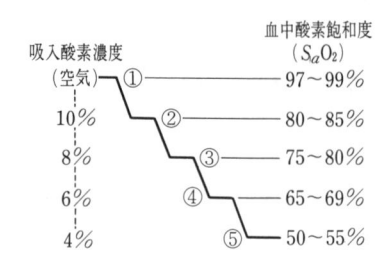

図 7.13 アメリカにおける "desaturation study" の手順

健常者を被検者として5種類のガスを吸わせ S_aO_2 値と S_pO_2 値を比較する。

健常人の動脈血の S_pO_2 は97％で，酸素分圧にして 97 mmHg である。この S_pO_2 値は，心拍数と同時に液晶表示される製品が一般的で，最近では図 7.14（a）に示すように220 g でポケットに入るほどに小形になり，さらには腕時計タイプの製品も出現するようになって，ますます小形・軽量になっている。一方，プローブは同図（b）のように指での透過型，足底部貼付け反射型など，装着部によってさまざまな形態をしている。

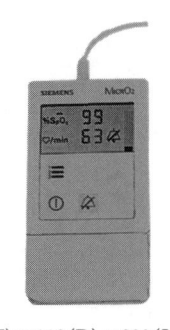

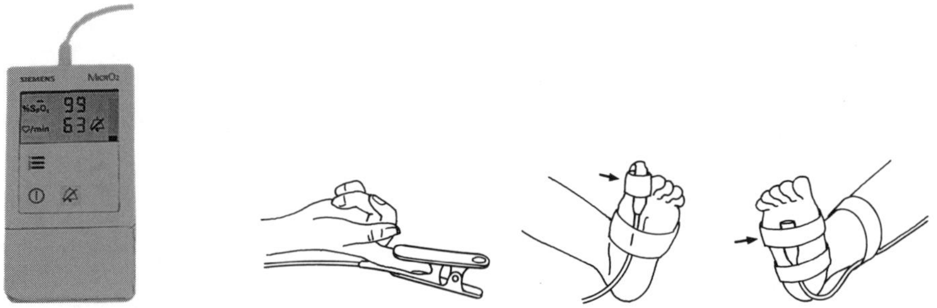

65(W)×118(D)×230(H)mm
約 220 g
(a) 小形ポータブル式機器（シーメンス社製）

(b) プローブのいろいろの型
指先透過型　　足親指巻付け型　　足底貼付け型（反射型）

図 7.14 パルスオキシメータとプローブの使い方

7.4 心拍出量計

開心手術を受ける患者の麻酔中や術後管理において，心機能の変動が予想される状態を的確に把握するのは大切なことである。心拍出量の計測は，この管理面で大いに役立っている。心拍出量の代表的な測定法として色素希釈法と熱希釈法が挙げられるが，いずれも侵襲的な測定である。

色素希釈法は，不活性物質で最大吸光波長が 805 nm のインドシアニングリーンを色素剤に使用し，中心静脈（右心房）か肺動脈よりカテーテルを通して一定量の色素液（色素総量 M〔g〕）を一気に注入し，末梢動脈から一定流量 F の動脈血を吸引装置で連続吸引しながら，その色素濃度を測定する。なお，805 nm の吸光色素を使用する理由は，この波長は酸

化および還元ヘモグロビンに対して同一吸光度の性質があり，酸化ヘモグロビンの飽和度の影響がないからである。

　光源より動脈血を透過した光を805nm波長の感受性素子で検出して，図7.15（a）の濃度曲線を得る。この曲線は，時間経過とともに再環流の影響が現れて2峰性となるが，初回循環波形は厳密には指数関数的に減少していくとして拍出量COを計測する。おおよそ$t=T$で濃度曲線が0になるものとして，流量Fと各時間の色素濃度$c(t)dt$を積分したものを掛け合わせて求めた面積は次式のように色素総量Mと等しくなる。

$$M = F\int_{t=0}^{t=T} c(t)dt = FCT \tag{7.5}$$

濃度平均値をCで表せば心拍出量COは

$$CO = TC \div \frac{M}{F} \tag{7.6}$$

となって精度の高い量が求められる。

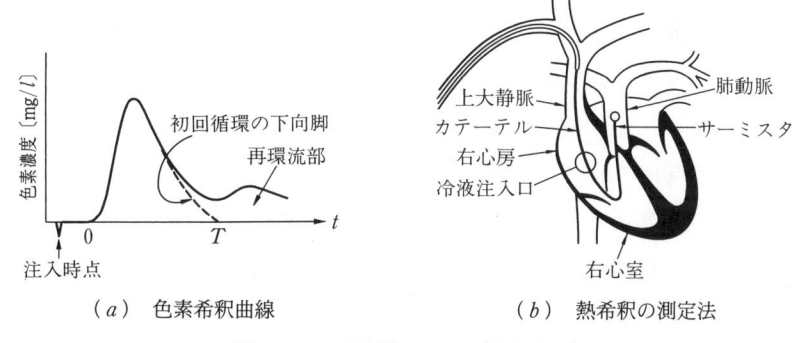

（a）色素希釈曲線　　　　　　（b）熱希釈の測定法

図7.15　希釈法による心拍出量測定

　熱希釈法は，図7.15（b）のように右心房で冷却した生理食塩水または5％ブドウ糖液を，カテーテルを通して一気に放出して，そのカテーテルの同一心カテーテル25cm先端部に装着しているサーミスタで肺動脈血の温度を測定する方法である。サーミスタによって測定された温度変化曲線から，心拍出量を算出するのは色素希釈法と同様である。

　両者を比較すると，まず色素希釈法は古くから使用されている方法で精度は高く，ほかのさまざまな心拍出量の校正法にも使われているが，次の点が問題である。

① 体外に動脈血を導出するので侵襲性が大きい。
② 再環流信号が出現するので誤差が生ずる。
③ 色素の残留があるので頻回の反復測定はできない。

　熱希釈法は，右房で放出される冷水が右心室で拡散され，肺動脈弁通過後の温度を測定するので，再環流の影響はなく，測定が簡便で繰返し測定が可能という利点があるので臨床的

利用の主流になりつつあるが，次の点に留意しなければならない。

① サーミスタの位置が必ず流路中心にあるという保証がない。管壁に近づくと誤差が大きくなる。
② 精度を長時間一定に保つのは困難なので，時々色素希釈法の校正が必要である。

いずれの方法であっても，心拍出量測定の重要性は大きい。

7.5 炭酸ガスモニタ

従来から血中炭酸ガス分圧測定法として動脈血を経皮的に加熱ガス化して濃度を測定する方法があるが，最近は赤外線を使用した呼気ガスの CO_2 分圧測定法が一般的になりつつある。図 7.16 に示すように呼気ガス測定法には，呼気の一部を連続吸引するサンプリング法と呼吸流路全体を対象にするフロースルー法とがある。両方法ともチョッパを用いて赤外線信号を高周波数変換してドリフトの軽減を図り，かつ比較する標準測定路を設けて，それとの差信号から精度のよい CO_2 値を検出している。長時間のベッドサイドでのモニタであれば連続サンプリング法が患者負担が少なく便利であり，気道挿管を行う人工呼吸器でのモニタにはフロースルー法が適している。両方式とも測定精度が3〜5％，応答速度は100〜200 ms 以内と良好である。また終末呼気の CO_2 濃度はほぼ血中のそれと等しいとされているので，患者監視の際には非観血的に血中 CO_2 濃度の推定ができる特長がある。しかし，小形携帯式で使用に簡便な機器ではないことや，呼気の湿度の影響があって長時間に

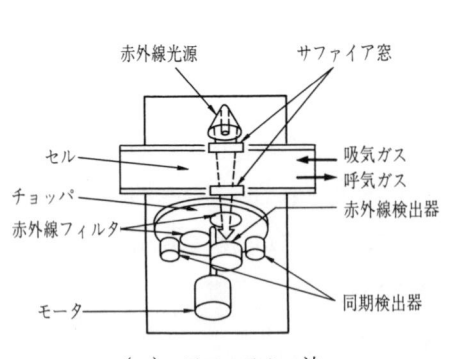

(a) フロースルー法
測定用と参照用の2種類の赤外線の吸収度を常時比較して，温度変化，経時変化，サファイア窓の汚れによるドリフト補正などが行われ，長時間の安定測定が可能。チョッパ方式は直流成分のドリフトを軽減するために採用されている。

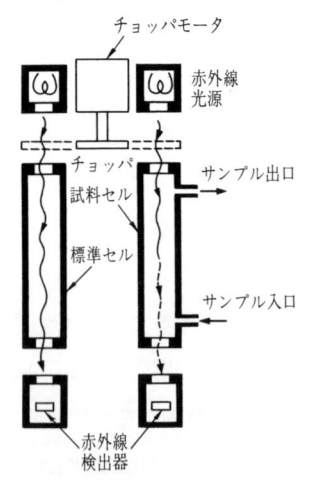

(b) 連続サンプリング法
標準セル出力との差が真値の CO_2 値である。標準ガスによる校正で精度のよい測定ができる。サンプル量が少ないので自然状態での測定ができる。

図 7.16 CO_2 ガスの測定方法

わたって高精度な測定を維持するのに難点がある。

　これらのCO_2ガス検出は，赤外線の吸収特性を利用している。一般に分子構造上で二つの異なった元素からなるガスは固有の波長の赤外線を吸収する。図 7.17 (a) に示すように，CO_2，H_2O，N_2O，CO ガスは 2〜10 μm 波長の赤外線に吸収帯をもっている。この特性から，CO_2検出には 4.3 μm の波長が理想的であるが，光源，受光素子ともにこのような特定波長に性能をそろえるのは大変なので，比較法としてフロースルー法では参照用チャネルを，連続サンプリング法では標準セルを使用している。

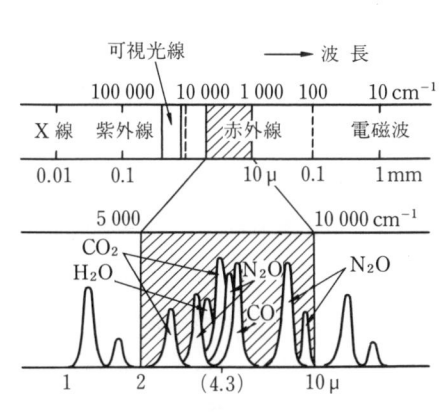

（a）　各気体の赤外線吸収スペクトル
このスペクトル曲線からCO_2検出には 4.3 μm の波長が最適であるが，N_2Oや CO の影響を受けやすい波長でもある。

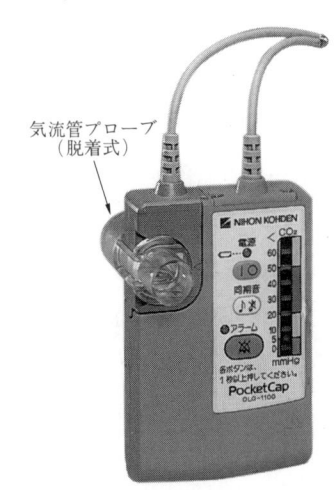

（b）　ポータブル式CO_2モニタ
65(W)×100(H)×22(D)mm の大きさで質量が約 170 g。測定表示は色別と数値指示で見やすい。気流管プローブは脱着式で気道挿管式人工呼吸路に装着が容易である。

図 7.17　CO_2ガスの赤外線吸収特性とポータブルCO_2モニタ

　携帯用CO_2モニタとして，救急救命処置用あるいは人工呼吸器用などの気道挿管時に使用する機器がある。この機器は携帯用のために小形，軽量化を目標にしてチョッパ方式や比較方式を採用していない。しかも入手が容易な光源を使用することから広範囲の赤外線光波長を含んでいる。しかし検出素子（サーモパイル）の前面に 4.3 μm 光の抽出特性をもつ光学フィルタを挿入してCO_2検出精度の向上を図っている。この方式によって小形・軽量（約 170 g）を可能にし，電池電源使用で連続 7 時間測定が可能である。この機器の特徴は，吸気時にCO_2ガスがない点に着目して，吸気時のたびに零点校正を行っていることである。したがって，再呼吸法などの吸気にCO_2ガスが混入している場合では，精度が低下する。この機器は屋外活動が中心となる救急救命活動時の挿管人工呼吸でのモニタに最適である。測定値の表示は，LED による数値指示や区分色別表示により，緊急時の感覚的な認識に対応している。

8 患者監視システム

8.1 患者監視の情報と測定の特徴

　入院患者に対する看護婦の日常業務に，朝昼晩の血圧，脈拍，体温の基礎的な検診がある。医師がそれらの基礎データを参考に病室の回診を行うのは，昔からよく見られる病院の光景である。この日常業務として測らなければならない諸値は患者の生命現象あるいは生活の最低限の生体情報である。血圧，脈拍は肺循環を含めた血液循環情報であり，体温は，体温調節中枢での恒常性機能に依存はするが，おもに骨格筋や肝臓で産生される熱は血液によって運搬されるので血液循環にも密接に関係する。したがって，日常の一般病室において血液循環情報は欠かすことができない。これが手術室や重症患者室での必要な生体情報となると，手術の内容，治療の目的，患者の容態によって多岐にわたるのは当然である。そのなかでも血液循環情報の役割は大きい。

　患者監視システムは，表 8.1 に見るごとく血液循環以外の情報も当然必要であり，しかも直接に測定される情報（1次パラメータ）のみならず，それを利用しやすく処理した情報（2次パラメータ）として活用される。

表 8.1　患者監視に用いるおもな測定項目

	1次パラメータ	2次パラメータ
基本的測定項目	心電図 呼吸曲線 体温（中枢温，末梢温） 動脈血酸素飽和度（S_pO_2） 血圧（動脈，中心静脈，肺動脈） 非観血血圧	心拍数，不整脈，ST偏位 呼吸数 温度較差 脈拍数 最高/最低/平均血圧
その他の測定項目	脳　圧 脳　波 混合静脈血酸素飽和度（S_vO_2） 呼吸 CO_2 分圧（pCO_2） 深部体温	呼気終末 CO_2 分圧，呼吸数 呼気終末 CO_2 分圧，呼吸数

　この表の1次および2次パラメータは基本的には血液循環に関する情報が中心である。そこであらためて心臓を中心にしたこれらの情報の相関関係を図 8.1 に示す。

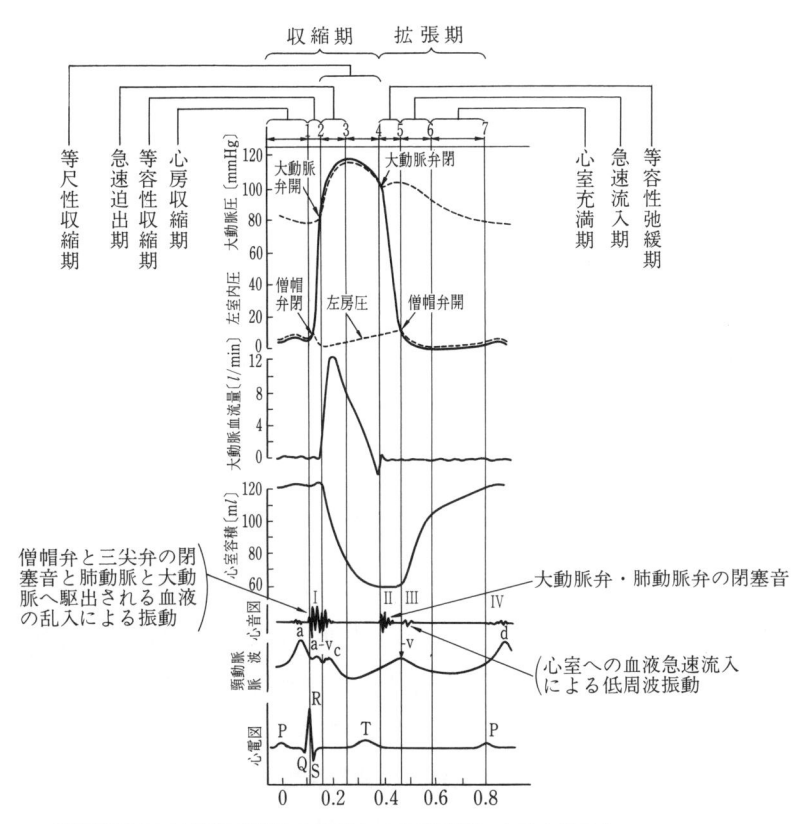

等容性収縮とは容積が変化せず圧力のみが急速に上昇すること
等尺性収縮とは筋の長さが変化せずに張力が発生し，その張力を維持すること
等容性弛緩とは容積が変化せずに筋張力のみが低下して圧力が低下すること

図 **8.1** 心活動の時相

　患者監視は大まかには，ベッドサイドで使用される一人用患者監視とナースステーションなどで使用される多人数用患者監視に分類される。そこで使用される装置も機能や使用目的によって，集中患者監視装置（intensive care unit：ICU），心疾患患者監視装置（coronary care unit：CCU），新生児集中監視装置（neonatal intensive care unit：NICU），呼吸疾患患者監視装置（respiratory intensive care unit：RICU）などと分類される。これらのシステムでの測定要素は，表 8.1 に示された項目以外にも，必要があれば侵襲，非侵襲を問わず目的に応じたさまざまな組合せが採用される。

　患者監視装置は長時間にわたって安定に測定できることが重要である。この点が検査用測定装置（例えば心電計，血圧計など）と非常に異なる点である。長い時間といっても数時間から1週間以上までの広い範囲が要求され，例えば心電計測において電極の種類と装着方法は心電計とは違い，留意点も検査時とは異なる。さらに，警報を発生する機能も大いに異なる点である。患者監視の目的が，容態が安定しているか変化しているか，あるいは異常な事

態になるかを知ることであるから，監視装置は得られる情報を処理して，あらかじめ設定しておく正常値の範囲を超えれば警報を発する機能を備えている。警報（異常の伝達方法）は音，光，文字あるいは機械的音声であったりする。

　監視情報の種類は先に挙げたように数多くあるが，実際に監視の中心になるのは心電図である。なぜかというと，血液循環情報のうちで心電図は測定しやすい，長時間（1週間以上）連続測定ができ，信号が大きく，波形と生理的信号発生機序の関係が明解で臨床的な知見と一致し，コンピュータによる波形解析が経時的に容易に行えるので数種類の警報発生要素になりうるなどの理由が挙げられる。したがって，患者監視装置システムには心電図情報は不可欠である。

8.2　ICU，CCU のモニタ（一人用患者監視装置）

　ICU，CCU のように生命の危機に直面するような重症患者を監視する場合においては，患者の状態を連続的に正確に把握するためにベッドサイドでの監視が必要であり，特にベッドサイドで行う治療に必要な生体情報を得ることが危機に対処するための最大の目的となる。ベッドサイドモニタには一般的に，次のことが要求される。

① トランスデューサは小形・軽量で生体への装着が簡単であること
② データ処理と表示については，患者の容態を容易に把握するために生体情報の処理結果を見やすく表示すること
③ 信頼性と安全性が高いこと，特に長時間安定に動作し，データや警報発生に信頼性が高くかつ安全性にすぐれていること
④ 操作性の面で，看護婦や医師にとって使いやすいこと

　図 8.2 は，人工心肺を使用した心臓手術中の模様図と監視モニタの画面例である。測定項目は，動脈血圧，細動脈血圧，肺動脈圧，中心静脈圧，心電図，S_pO_2，呼吸，体温であるが，血圧測定はすべてカテーテル使用の侵襲的な測定法である。検出器とヘッドアンプ部は患者の近くにあり，装置本体は操作しやすい位置におく。モニタ画面は術者，麻酔器操作者，人工心肺操作者それぞれに見やすい位置に個々に設置する。心疾患者や重症患者は手術室，回復室などで侵襲計測を含めて，このような多要素の測定を行うが，回復の進行に伴って非侵襲的な測定監視に移行していく。そして測定項目は心電図，非観血血圧，脈拍，呼吸へと移行するが，いずれの場合でも，心電図監視が大きな役割を果たしている。

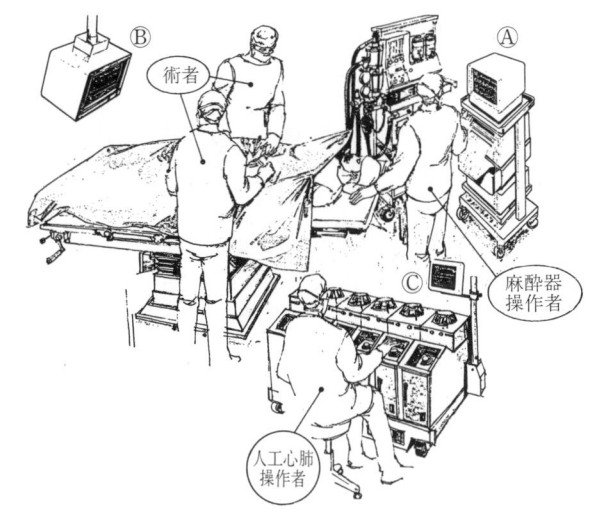

麻酔器操作者はモニタⒶを人工心肺操作者はモニタⒸをそして術者はモニタⒷのそれぞれ同一内容の画面を見ながら患者の容態を認識しつつ手術を進める。

(a) 手術室の模様

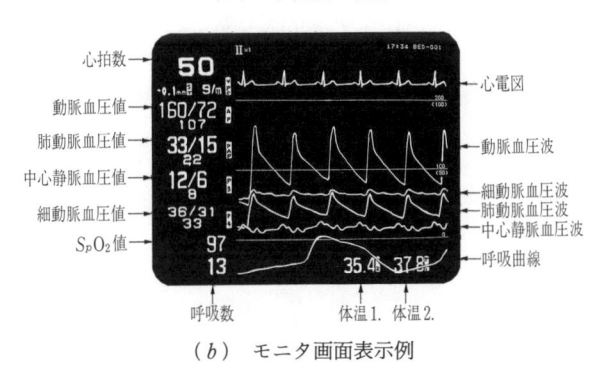

(b) モニタ画面表示例

図 8.2 手術室の模様と監視モニタ画面例

8.3 多人数用監視システム

ICU では，ベッドサイドに設置している一人用患者監視装置の信号をナースステーションの多人数用監視装置（セントラルモニタ）に接続して複数患者の同時監視を行っている。セントラルモニタで監視できる項目は，基本的にはベッドサイドのそれと同一であるが，複数患者の全体監視の観点から，心電図波形の監視とそれに基づく警報が中心になり，必要に応じて図 8.2 のような個人情報画面を検索することになる。

ベッドサイドとセントラルステーションのシステム構成は，図 8.3 に示すごとく有線伝送方式と無線方式が混在し，しかも無線方式には多チャネル（3 チャネルが中心）信号を伝送するテレメータや 1 チャネル心電図のみを送るテレメータなどがある。これらの伝送方式と多種類情報のなかで，やはり中心となるのは心電図であり，同図(b)のように心電図はつ

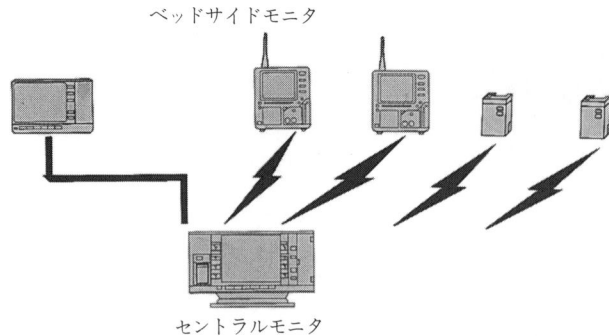

(a) ベッドサイドとセンタの伝送システム
ベッドサイドモニタはセンタに接続しない装置で無線または有線で患者に接続する装置である。通常は多要素の情報を無線のテレメータで伝送するか心電図のみを1チャネルテレメータで伝送する方法が多い。セントラルモニタはこれらのベッドサイド機器から情報を同時に受信し，右図のように表示する。

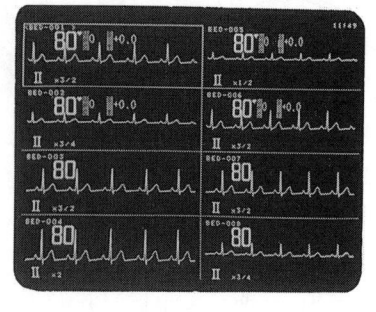

(b) セントラルモニタの8人用の心電図画面

図 8.3 多人数用患者監視システム

ねに多人数を同時に表示・監視している。心電図テレメータは，前述のごとく小形，軽量，無拘束という大きな利点があるが，1週間以上の長時間使用を目的にしているので，特に次のような点を配慮しないと正しい心電図が測定できない。

① 使い捨て電極の乾燥
② 誘導コードの断線
③ 異種電極の混用
④ 皮膚前処理の不足
⑤ 接続コネクタの接触不良
⑥ 患者の発汗

監視中の心電図は，同時に波形解析を行って異常が出現すれば警報を発する機能を備えている。具体的には，心拍数変動，心室性期外収縮などを解析・検出して警報発生情報とすると同時に，その経過を記憶媒体にメモリする。このメモリはいつでも再生できて急変事態の原因や事後の治療方針にも活用される。

8.4 分娩監視装置

分娩は自然現象であり，昔は病院での分娩はまれであった。しかし，現実には母子にとって分娩は大事業であり，少子時代の今日に至っては大切な医療対象である。分娩は胎児にとっては，陣痛という大きな負荷が加わり，出生と同時に大きな環境の変化に遭遇する。一方，母体にとっては，大変な労働を強いられる局面であり，胎盤循環を増大させると同時に

娩出力を最大にしなくてはならない。この局面が順調に推移するかどうかを監視するのが分娩監視装置の役割である。そこで分娩監視装置は母体の分娩進行状況を知るための陣痛計と胎児心拍を検出する心音計とから構成される。陣痛は母体腹壁張力から，胎児心拍は超音波マイクロホンから情報を得る。

ワイドビームトランスデューサ式の超音波胎児心音マイクロホン〔図 4.13 (c)〕で検出する胎児心拍情報と，母体腹壁の緊張による張力測定法で検出する子宮収縮情報を，胎児瞬時心拍数曲線と陣痛曲線として記録する。図 8.4 (a)は，正常の胎児の陣痛-心拍数曲線のパターンである。陣痛時に心拍数が減少するのは，臍帯血行の阻害によるので，陣痛が消滅すれば心拍数は即時に回復する。しかし，子宮胎盤の血行障害，臍帯血行障害，胎児予備能の低下，母体の全身状態の悪化などがあると，低酸素症をひき起こし，胎児心拍数は陣痛が消滅してもすぐには回復しない。回復が遅いほど事態は悪化する。このようなとき，母体に高濃度酸素ガスを呼吸させたり，分娩を促進したりなどのさまざまな処置をする。いずれにしても，長時間の分娩行為を安全に進行させるには，現在では不可欠のモニタになってい

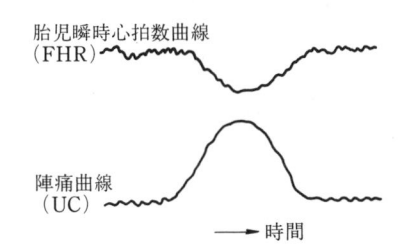

早期一過性徐脈（early deceleration）は陣痛が発生すると同時に心拍数の減少が現れ，陣痛の消滅と同時に心拍数は元に戻る。これが正常パターンである。

(a) 1胎児の正常例

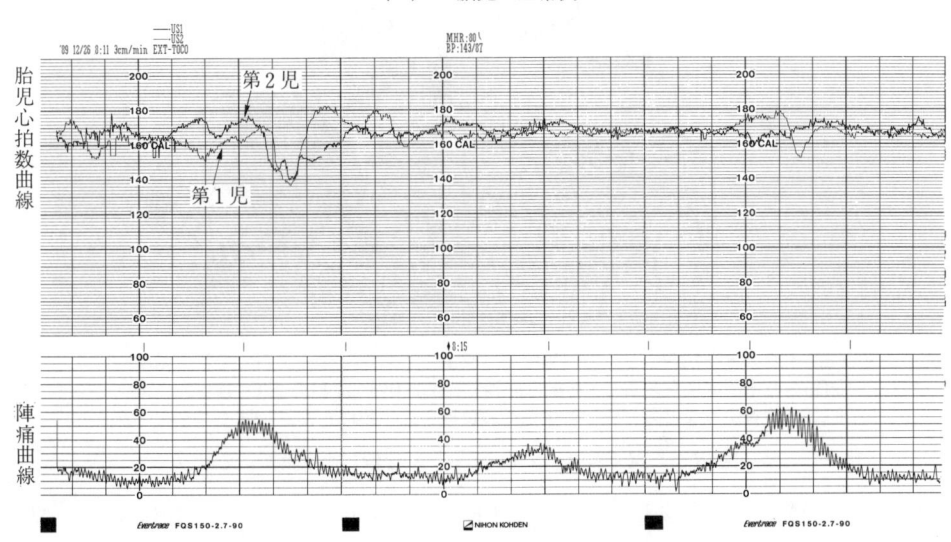

(b) 双胎児の記録例（双胎児の心拍数変化が個々に曲線に記録されている）

図 8.4 陣痛曲線と心拍数曲線のパターン

100   8. 患者監視システム

る。同図(b)に，周波数の異なる二つのワイドビーム式超音波マイクロホンによって検出した双胎児の陣痛-心拍数曲線例を示す。

8.5 新生児監視装置

　分娩室で出生した新生児は，異常のない場合には正常新生児室で退院まで管理され，異常の場合は新生児病室，あるいは特に重症の場合には新生児集中治療室（NICU）に収容して治療を行う。最近 NICU はモニタリングや治療を必要とするすべての新生児を対象にしている。NICU は，対象となる新生児の大半が出生直後が最も重症であるので，新生児のための特殊病室といえる。外的生活に適応可能になるまで，図 8.5 のように適温，適湿，高酸素の環境が保たれる保育器内で加療育成される。

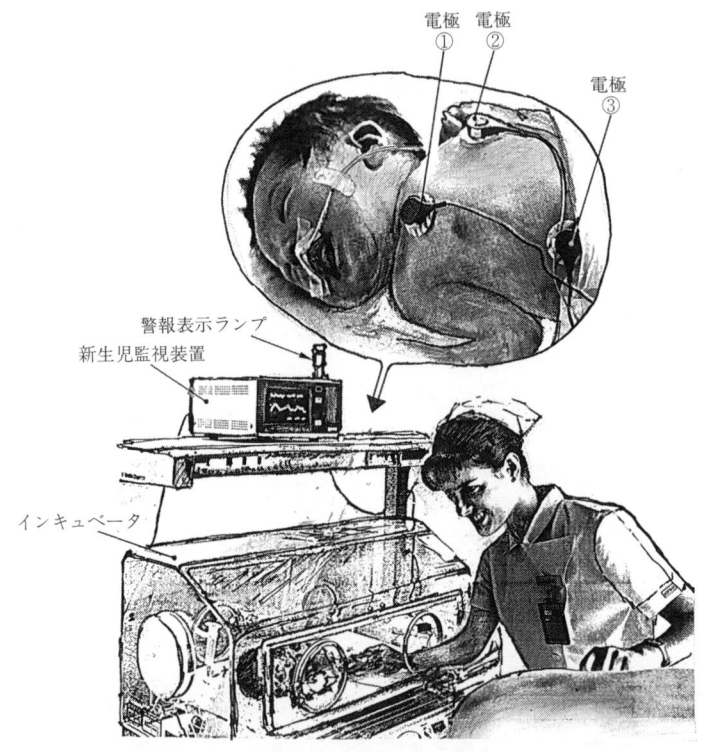

適温・適湿・高酸素などの最適環境を形成するインキュベータ内での新生児は，胸郭へ心電図電極を装着し，体温は直腸で深部体温を測定し，S_pO_2 は足底にプローブを装着するなどの方法で新生児への負担を最小限にして長時間モニタを行う。

図 8.5　保育器（インキュベータ）管理と新生児モニタ

　NICU で非侵襲的なモニタリングの果たす役割は，ほかの分野とは比較にならないほどに大きい。新生児は体重が少ないため，わずかな侵襲でも大人とは比較にならない大きな負担となるからである。未熟児や病的新生児は，呼吸と循環の急変する危険性が大きいので，

8.5 新生児監視装置

心拍数，呼吸数および血中酸素濃度はつねに監視しなければならない。すなわち，新生児の生命にかかわる重要な警報として，心拍数の上下限警報と無呼吸（アプニア）警報などは新生児監視装置の最も重要な機能である。

心拍数の情報源は心電図である。図 8.5 の一部に見るごとく，新生児の胸部に 3 個の電極を装着し，電極 ③ を基準として電極 ①-② 間の心電信号を誘導し計測する。測定方法は，有線式でもテレメータを使った無線式のいずれでもよいが，新生児の活動の妨げにならないように，そして長時間にわたって安定に測定できるように電極が装着されることが肝要である。すなわち，電極は皮膚に密着し，粘着性ではがれにくく，導電性が良好でしかも使用後にかぶれなどの皮膚障害が発生しないような方法が求められる。心拍数の数え方は，図 8.6 のように目的によっていく通りかあるが，この場合は瞬時心拍数を使用する。すなわち，1 心拍ごとの間隔時間を 1 分間の心拍数に換算した値である。1 心拍間隔とは，同図(b)に示す R-R 時間 T のことである。分娩監視装置における胎児心拍数も，これと同様の瞬時心拍数を扱っている。瞬時心拍数法は胎児の状態や予備能の変動要因を監視できる点ですぐれているが，正確に心拍ごとの心拍数計算値で表現すると，外来ノイズや体動によるアーチファクトの混入による誤り値も含まれてしまい，トレンドとして監視しにくいことから，心拍予測法の採用や移動平均値法によって変動の様態を見やすくしている。

呼吸数は，胸郭のインピーダンス変化を検出して得られた呼吸曲線から算出している。胸

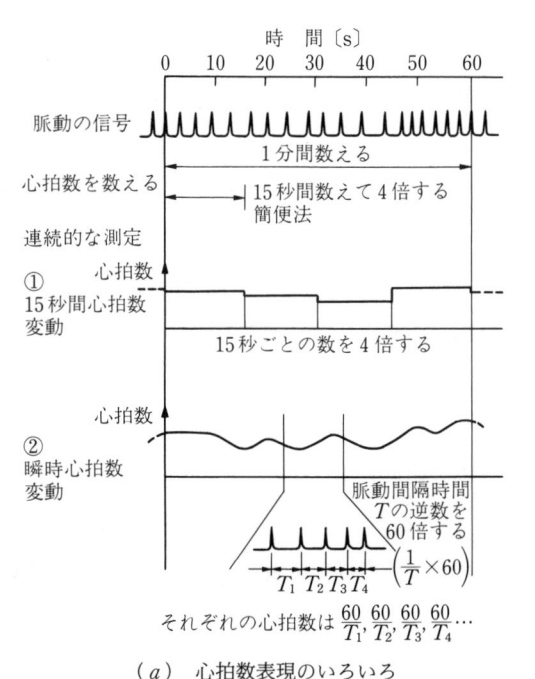

(a) 心拍数表現のいろいろ　　　(b) 瞬時心拍数算出のための心拍間隔時間

図 8.6 心拍数の数え方

郭の電気的インピーダンスは，肺胞への空気の流出入と同期して変化することに着目し，心電図測定用電極のうち胸郭を挟む二つの電極を共用する．図8.5に示す新生児胸部電極①と②を使用して図8.7のようにブリッジ回路を形成し，ブリッジ出力を得る．ブリッジ回路の電源は数十kHzの高周波を用いるので心電図測定にはなんら影響を与えず，ブリッジ出力を整流検波すれば低周波の呼吸曲線を得ることができる．この測定では，電極①と②の間に流れる電流は安全規格でいう患者測定電流の交流成分の許容電流以下でなくてはならないから，0.1mA（B形・BF形機器）あるいは0.01mA（CF形機器）の数十倍未満でなくてはならない．さらに，胸部インピーダンスは容量をもっているので，$e_0 = 0.25 \Delta R/R$の直線性を維持しないことも十分考えられるが，この場合は多少の誤差を含んだ波形であってもおおよその呼吸パターンの認識と呼吸数の測定に役立てばよい．この場合は，ブリッジ回路の1辺のみが変化する不平衡ブリッジ法なので，6.4.1項で述べたような誤差を生じる．

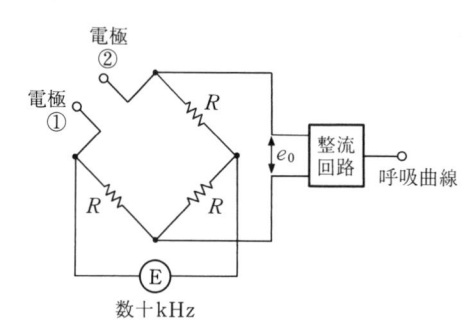

電極①〜②間には，新生児胸部のインピーダンスZが接続されたブリッジ回路を形成する．Zの変化が少ない場合には$e_0 = 0.25 E \Delta Z/R$で表せる．

図8.7 ブリッジ回路を用いた呼吸検出法

さて，新生児監視では最小限の電極（あるいは検出素子，プローブなど）で新生児に負担をかけずに情報を得なければならない．その一つの手段として，前述の心電図電極を用いた呼吸曲線の測定がある．またこのほかに，体温は直腸にサーミスタを挿入して深部温度を検出したり，足底に反射式S_pO_2検出素子を貼って血中酸素濃度を検出したりする方法がある．以前は経皮ガスモニタで経皮的に酸素分圧を測定したが，この方法は電極の装着に熟練を要することおよび測定部位を加温することで長時間測定にあまり適合していないなどの理由から，現在では足底あるいは指などを利用したS_pO_2測定が主流である．

これらの測定結果は，図8.8に示すように個々に見やすい方法で画面上に表示する．ただし，新生児の場合は，呼吸数・心拍数に関する警報は大事な情報であることを忘れてはならない．NICU室にはいくつものインキュベータが並んでいるので，ほかの機器と区別できるように，警報の出し方も音と合わせて表示ランプの点灯で位置を知らせる工夫をしている．

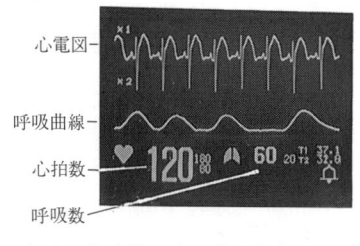

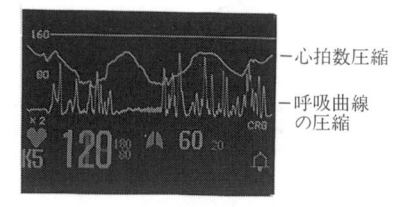

(a) 実時間心電・呼吸波形モニタ　　(b) 圧縮表示のモニタ

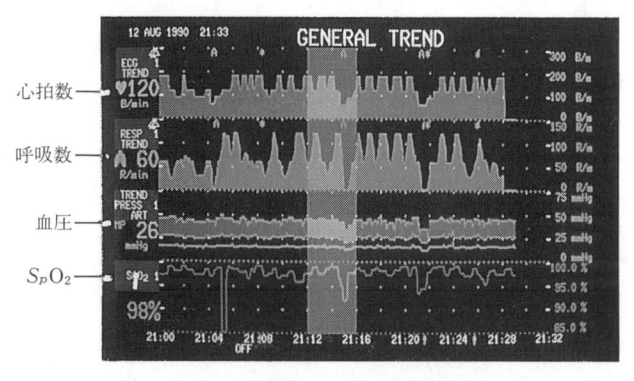

(c) 長時間トレンド表示

どの表示の場合でも，心拍数の上下限の設定，呼吸数の下限設定あるいは無呼吸時間の設定を行って，設定値をはみ出た場合に警報を発する機能を備えている。

図 8.8 新生児監視装置の表示法のいろいろ

8.6 患者監視と情報ネットワークシステム

　ここまでは，患者の情報がナースステーションで集中的に監視されたりメモリに記憶されるなどを話題の中心としてきた。これらの情報は，手術室あるいは ICU，CCU，回復室，一般病室などから伝送された内容である。しかし，この数年間にパーソナルコンピュータ (PC)，ワークステーション (WS)，通信回線 LAN (local area network) など，それぞれの高速化があいまって，情報の伝達は一つのナースステーションの領域あるいは病院の一つの階に限定されず，病院内全域，さらには病院外へと拡大され，特定の領域・スタッフに利用されるという限定された環境ではなくなってきた。すなわち，医療と看護体制に合わせたシステムへと成長している。しかも，それが経済的効果をもたらすようになってきている。

　情報活用範囲の拡大は，例えば**図 8.9** の生体情報管理システムに見られるように，単にベッドサイドやナースステーションで情報を収集・監視するばかりでなく，各階の病室や他の病棟および救急外来や検査室を LAN で接続し，各部署で管理・保存されている生体情報をどのユーザインタフェースからでも検索して，各種のレビュー画面で過去のトレンドから

104   8. 患者監視システム

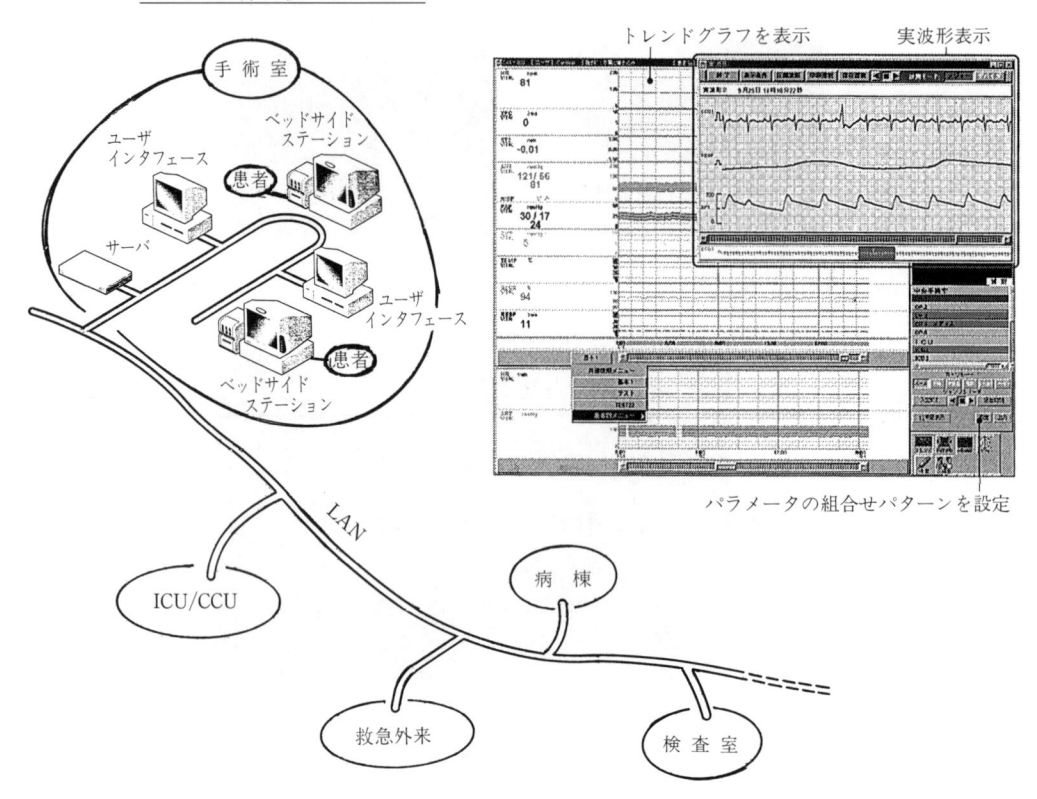

患者データの収集・管理などを行うサーバ部と検索・参照・入力などの操作をするためのユーザインタフェース部から構成される。手術室，ICU/CCU，病棟，外来，検査室などのデータがネットワークシステムで一元管理され，しかも各端末では希望するデータ画面を即座に見ることができる。

図 8.9 生体情報管理システムと検索画面例

現在の波形までを見ることができる。

　高速通信網の拡大と情報機器の進歩は，画像情報を含めて，看護支援システム，遠隔診療支援システム，地域医療支援システムなどへと発展しつつある。

9 画像診断装置

9.1 超音波画像診断装置

9.1.1 測定原理

超音波画像は，生体に約 1～10 MHz の超音波を投射し，生体内からの反射速度や強度を検出して作られる。すなわち，生体の音響的な波動伝播特性を画像化しているのである。

超音波は縦波（圧縮波）の伝播が主体で，生体軟部組織では水とほぼ等しい約 1500 m/s の音速で伝わる。1～10 MHz に相当する波長は 0.15～1.5 mm で，その強度 I 〔W/cm²〕は

$$I = \frac{1}{2} \cdot \frac{P^2}{\rho c} \times 10^{-7} \tag{9.1}$$

ただし，P：音圧〔dyn/cm²〕，ρ：媒質の密度〔g/cm³〕，c：媒質の伝播速度〔cm/s〕

超音波は固有音響インピーダンス ρc の異なる組織の境界面で反射される。また次式のように生体内部で指数関数的に減衰する。超音波の振幅を A とすると

$$A = A_0 e^{-\alpha x} \tag{9.2}$$

ただし，A_0：$x=0$ のときの振幅，x：伝播距離〔cm〕，α：振幅に関する吸収係数〔dB·cm⁻¹〕

超音波の吸収は，熱エネルギーへの変換と伝播方向の散乱による減少効果による。音のエネルギーが熱エネルギーに変換し，散逸していくのは熱平衡のための緩和現象であり，共振的周波数特性を示す。したがって超音波の吸収は周波数が高いほど大きくなる。

このような超音波の特性を図 9.1 に示す。組織によって伝播速度，固有音響インピーダンス，吸収係数が異なることがわかり，また音響特性の異なる境界面での音波の様態が理解できる。

超音波胎児心音トランスデューサや超音波血流計は，ドップラ効果を利用して対象物が変動していく状態を受信周波数の変化として検出している。この場合に電気-音波の変換素子として，圧電材料が使用されている。圧電材料は電気信号を加えるとひずみが発生して機械振動を起こし，機械的ひずみを加えると電気信号を発生するという可逆性をもっている。現

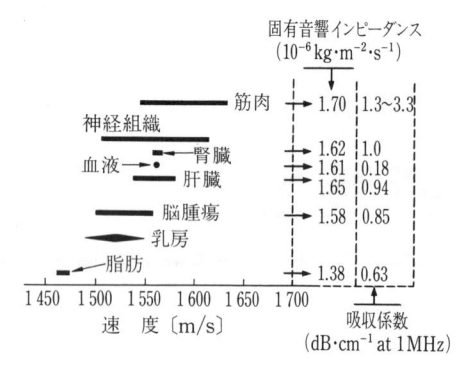

9. 画像診断装置

(a) いろいろな組織の特性

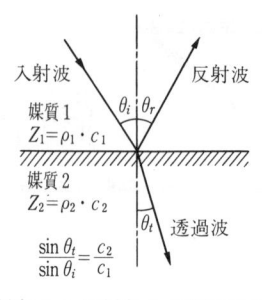

（速度特性は Woodcock, J.P. : Ultrasonics Medical Physics Handbooks, vol.1 を参照）

(b) 固有音響インピーダンスの異なる二つの媒質境界面での超音波の変化

入射角 θ_i と屈折角 θ_t の関係は各媒質中の音速 c_1, c_2 で表現できる。

$$\frac{\sin\theta_t}{\sin\theta_i} = \frac{c_2}{c_1}$$

媒質1：$Z_1 = \rho_1 \cdot c_1$
媒質2：$Z_2 = \rho_2 \cdot c_2$

図 9.1 生体組織と音響的特性

在，約7種類の圧電素子が開発されているが，なかでも圧電セラミックスは電気-機械結合係数がいちばん大きいことから，圧倒的に多用されている．圧電セラミックスには，チタン酸バリウム，チタン酸鉛などがある．実際に使用する材料は，電気音響結合係数，誘電率，音響インピーダンス，周波数定数などによって決められる．なお，胎児心音や血流測定における変換素子の使い方は，連続波を発生する素子とそれを受信する素子が別々になっており，可逆性を活用していない．このような測定方法を，連続ドップラ法といっている．

9.1.2 画像の作り方 ― パルスエコー法

圧電素子は可逆性があるので，一つの素子で超音波の発生と生体組織境界面から反射された音波の受信ができる．この可逆性を利用して，パルス状に超音波を放射し，その反射波を受信する方法をパルスエコー法という．1～10 MHz の超音波を周期的にパルス状に放射し

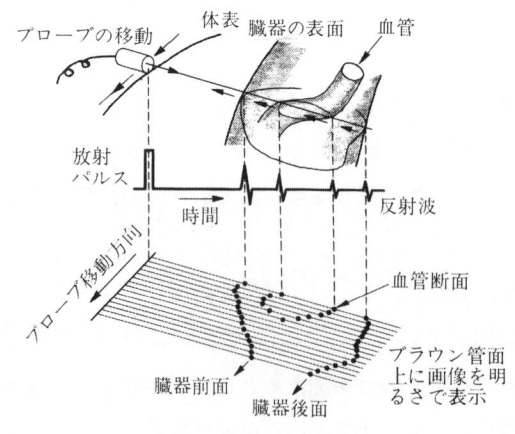

超音波をパルス状に放射し，それぞれの境界面で反射してくる反射波の時間と振幅を測定する．時間は境界面の位置を示し，振幅は境界面の固有音響インピーダンスの差の大きさを表す．これを輝度に変換してブラウン管上に表現すると，超音波断層像が得られる．

図 9.2 パルス反射法（パルスエコー法）による超音波画像の作り方

て，その反射波が帰ってくる時間と強度（振幅）を測定すれば，反射の位置と組織の性質の差の程度がわかる。発信と受信の機能をもつプローブ（探触子）を直線的に平行移動すると，図9.2のように画像が構成できる。超音波ビームを扇状に放射すると，図9.3の画像が得られる。

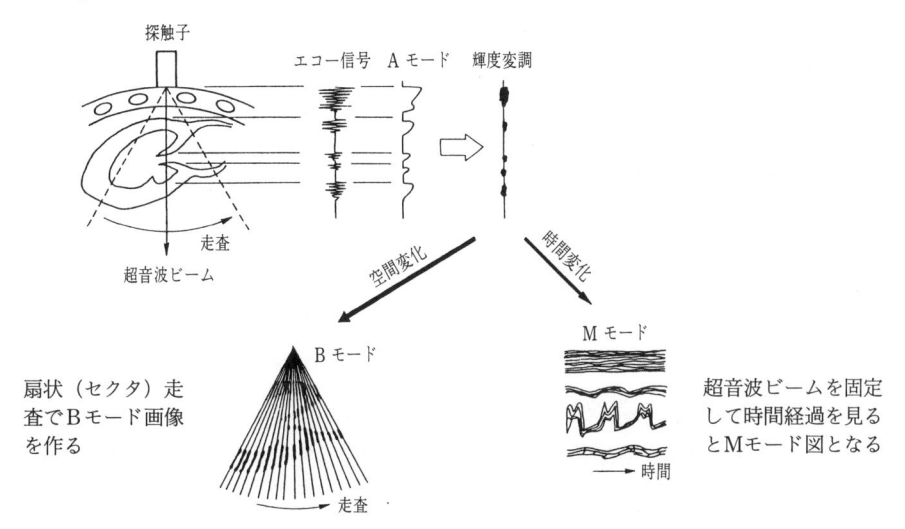

図9.3 超音波ビームを扇状に振る方法の画像の作り方

図9.2のようにプローブを直線的に手で動かす方法が超音波画像を作る最初の方法であった。図9.3のように扇状にビームを振るのは初めは機械的に振動させる方法のみであった。1960年頃に超音波画像が診断に利用され始め，40年後の今日に至るまでに想像もつか

表9.1 超音波ビームの走査法の種類と特徴

方式	リニア電子走査	セクタ電子走査	メカニカルセクタ走査	コンベックス走査
走査形状				
走査手段	電子走査	電子走査	機械走査	電子走査
近距離視野	大	小	小	中
深部視野	小	大	大	大
エコーウィンドウ	大	極小	小	中
高周波化	～10 MHz	～5 MHz	～10 MHz	～5 MHz
同時M・同時ドップラ	可	可	不可	可
フォーカス	可	可	アニュラアレー	可
用途	腹部	心臓，腹部	心臓，腹部	腹部
特徴	近距離広視野	肋間走査	高周波化容易 装置が安価	深部広視野 圧迫走査

メカニカル走査法が中心であった初期から現在は電子走査が主流に移行した。

ないほどに，プローブは小形・軽量化され，装置は高速走査で安定性に富んだ性能を備えるようになった。超音波ビーム走査法の比較を**表 9.1**に示す。この表中のコンベックス走査とは，リニア走査を主体にしてセクタ走査を組み合わせた方式で，プローブの超音波送波面が凸形に形成されている電子走査型である。現在では，メカニカル走査法に代わって電子走査法が主体になっている。

9.1.3 画像の作り方 — パルスドップラ法

前項のパルスエコー法は反射波の時間と強度に注目して画像化を行ったが，反射する対象が変動している場合は当然反射波の周波数はドップラ効果によって変移している。この反射波を高速フーリエ変換（first Fourier transform：FFT）すれば，対象物の移動が周波数変化として実時間で画像表現できる。この方式をパルスドップラ法といっている。

図 9.4は血管の血流測定を示している。数 μs の幅で超音波をプローブより放射する。血管内の各部で反射した超音波がプローブで受信されるが，この受信波を時分割してそれぞれのドップラ効果をFFTで演算して流速情報とする。時分割で得たこの流速を観察すると管内流速分布が得られることになる。

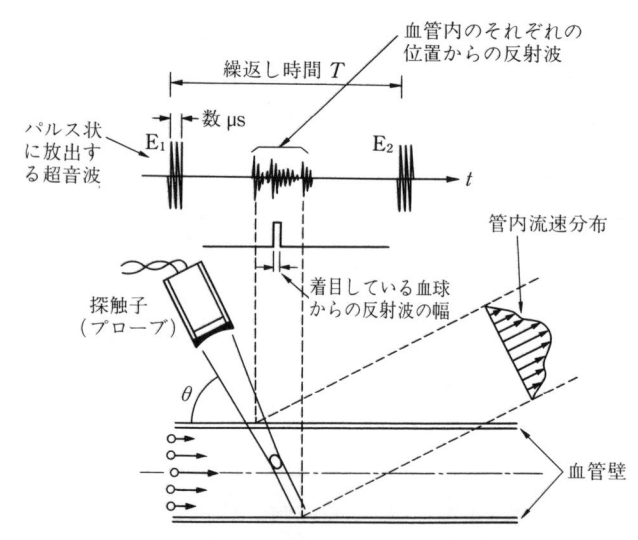

繰返し時間 T で超音波をパルス状（数 μs 幅）に発信し，受信した反射波を着目する時間内で周波数分析して，周波数変移量を各部の流速として表すと管内流速分布が得られる。

図 9.4 パルスドップラ法の原理図

パルスドップラ法は反射波の振幅を画像化すればパルスエコー法と同じであるが，同一受信波から周波数変化を検出し反射体の移動情報（実際には血流速度）としてカラーで表現する。これをエコー画像に重畳した画像をカラードップラ断層像といっている（**図 9.5**）。カラードップラ断層像は，初めは心臓などの循環器領域における比較的大きい血管や速い血流

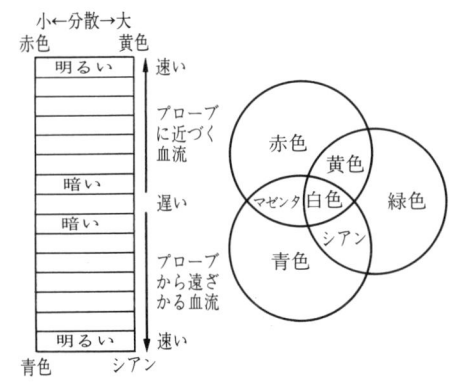

探触子に近づく流れには赤色を，遠ざかる流れには青色を付与し，血流速度に比例した輝度でカラー表示する。これに分散を表す緑色を加えて，流れの乱れの程度を同時にカラー表示する。

図 9.5 カラードップラ断層像の表示法

を対象にしてきたが，最近では消化器，泌尿器，末梢血管，産科領域など，ほとんどすべての臓器の血流表示に使用されるようになってきた。

9.1.4 プローブの種類と特性

プローブは表9.1に示したように，ビーム走査では電子式が圧倒的に多い。また走査原理としては，リニア式（linear scan）とセクタ式（sector scan）の二つに分類できる。リニア電子走査式の原理を図9.6に示す。小さな振動子（例えば幅が1mm）を100個並列にして，そのうちの1番目から10番目までを図示のごとく遅延パルスで振動させると波面が集束されて幅の狭いビームが振動子列に対して垂直に放射される。振動する素子群を1個ずつ横にずらしていけば，あたかも1mm間隔で超音波ビームが直線的に全体で10cm横に移動したことになる。

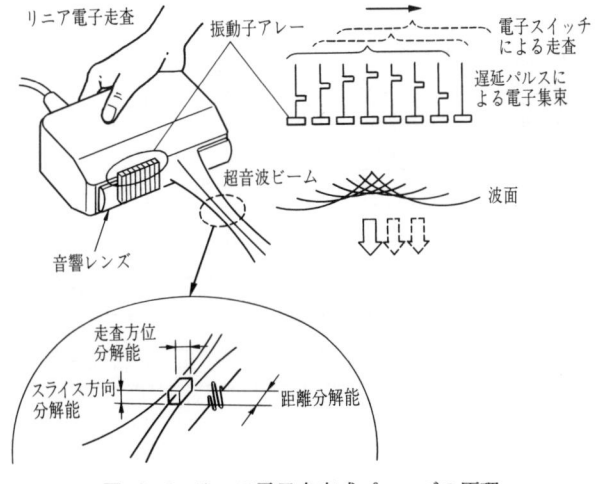

図 9.6 リニア電子走査式プローブの原理

9. 画像診断装置

図 9.7 にセクタ電子走査式の原理図を示す。微小な幅（例えば 0.5 mm）の振動子を数十個（例えば 32 本）並べる。このように構成すれば，プローブの開口面は例えば 16 mm 角となって肋骨間から心臓撮像などの走査が可能となる。振動素子をそれぞれ図示のごとき位相で振動すると，総合的な振動波面は位相面の焦点方向にビームが集束する。この位相を連続的に変化させれば，超音波ビームはあたかも扇状に振られるように放射する。

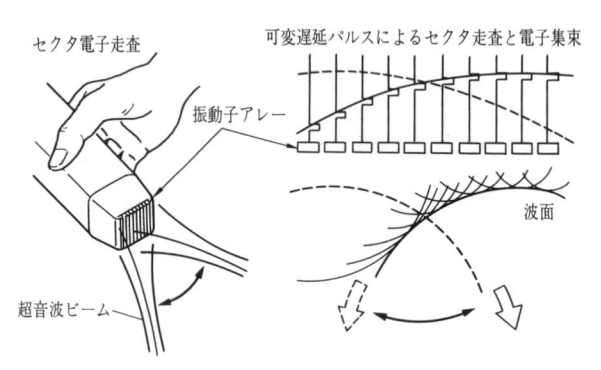

図 9.7 セクタ電子走査式プローブの原理

これらの方式のプローブは，**表 9.2** に示すように対象臓器に適した使い分けをしている。超音波は周波数が大きくなると組織内の減衰が大きくなるので深部の測定に適していないが，逆に浅い部位で解像度のよい画像が得られる。表在性臓器への適用周波数が高いのは，そのためである。具体的なプローブの形状の例を**図 9.8** に示す。

表 9.2 各種臓器に適合したプローブの性能

適 用 部 位		適応周波数〔MHz〕	リニア	コンベックス	セクタ（電子/機械）	その他
腹 部	肝 臓	3～5	○	◎	○（肋間走査）	
	胆 嚢		○	◎	○	
	膵 臓		○	◎	○	
	脾 臓		○	◎	○	
	消化管		○	◎	○	
泌尿器	腎 臓	3～7	○	◎	○	
	前立腺	3～7				経直腸走査
産婦人科		3～7	○	◎	○	経腟走査
心 臓		3～5			○	
表在性臓器(乳腺，甲状腺)		7.5～10	◎	○	◎	
小児(心臓，頭部)		5～7.5		△	◎	
脳(術中)		5～10		△	◎	
眼 科		5～20		△	◎	

9.1 超音波画像診断装置　111

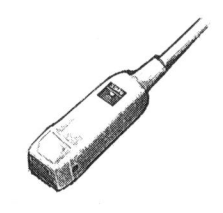

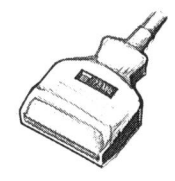

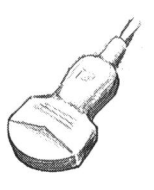

(a) セクタプローブ　(b) リニアプローブ　(c) コンベックスプローブ

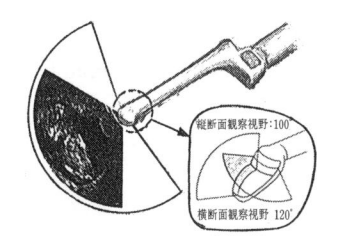

曲率半径 10 mm のコンベックス型
(d) 経腟用プローブ

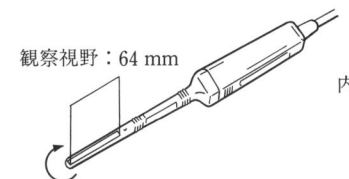

先端が 12 mm と細く，ビーム面が回転して広視野観察が可能
(e) 経直腸用プローブ

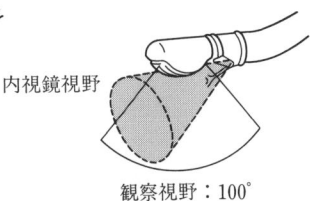

内視鏡と超音波断層像が同時に観察できる
(f) 上部消化管用
経食道プローブ
（コンベックス型）

図 9.8　超音波プローブの種類

9.1.5　超音波画像の特徴

超音波画像診断装置のよい点は，次に要約される。
① 可搬型装置なので，いつでもどこでも使用できる。
② 超音波出力エネルギーは侵襲性のないレベルなので，どんな臓器にも適用できる。例えば，妊娠初期から胎児の画像診断では，唯一超音波装置のみが安全に適用可能である。
③ リアルタイムで動画として断層画像が得られるので，心臓，胎児，血流などの活動が動的に観察できる。
④ 希望する撮影断面が任意に設定できる。

これらの長所に対して次のような欠点も指摘される。
① 深部まで画像化しようとすると周波数を小さくしなくてはならないので画素が粗くなる。
② 骨などの固有音響インピーダンスの大きい組織があると，その裏側が画像化できない。
③ 超音波ビームは指向性をもった主極のメインビームで画像を作っているが，振動子音源からは必ずサイドローブといわれる主極とは斜めのビーム（副極）が発生する。このサイドローブによる虚像が生ずる。
④ 多重反射や屈折による虚像を生ずることがある。

9.2 X線画像診断装置

9.2.1 X線の発生と制御

連続X線は図 9.9(a)のごとく，電子がタングステン（W）やモリブデン（Mo）などの高原子番号物質の原子核に衝突するか，原子核のクーロン力で曲げられてエネルギーを失ったときに発生する．X線管では，高真空度に保たれたガラス管内で陰極（タングステンのフィラメント）を 2 500 °C 以上に加熱して熱電子を放出し，高電圧の陽極ターゲット（タングステン）に加速衝突させてX線を発生させている．このとき周波数は 10^{18} Hz 以上である．

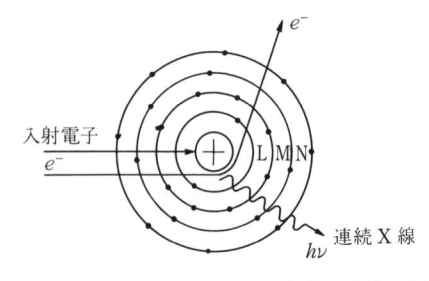

(a) 連続X線の発生過程

電子が高原子番号物質の原子核に衝突するか，原子核のクーロン力で軌道を曲げられ，エネルギーを失ってX線を発生する．

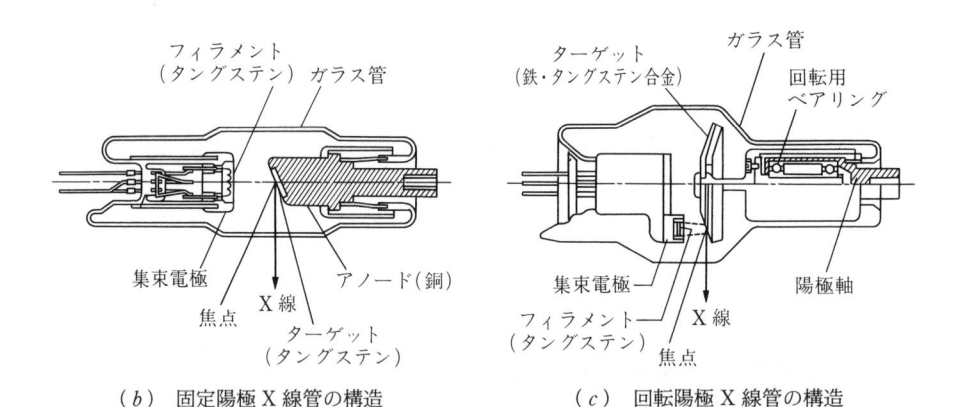

(b) 固定陽極X線管の構造　　(c) 回転陽極X線管の構造

図 9.9　X線の発生原理と発生方法（X線管）

ところで，熱電子の運動エネルギーは大部分が陽極を加熱するのに消費され，X線を発生させるのにはほんのわずか 1 % 以下のエネルギーしか利用されない．したがって，同図(b)の固定陽極式では，一定の陽極部の焦点（同一ターゲット点）での熱電子衝突で 99 % 以上が熱となるので，2 000～2 500 °C にまで温度上昇してしまい，大出力（X線量）の連続発生は困難である．そこで同図(c)のように，回転陽極の構造にして特定点の温度上昇を

避ける。それでも連続使用すれば温度上昇は避けられず，冷却装置が必要となる。

　固定陽極X線管は小形で低コスト，可搬型で小容量の装置であり，スポット撮影を中心に歯科用などに使用される。一方，回転陽極X線管は大容量なので透視撮影とフィルム撮影（繰返しスポット撮影）の長時間使用に適している。しかし，X線CTではさらに長時間使用となるので，冷却するための装置を備えなければならない。

　X線の曝射量は管電流と陽極電圧によって決まる。管電流とは陰極から陽極へ流れる熱電子流のことをいい，加熱されたフィラメントから放出される熱電子量によって決まる。したがって，曝射量は定常的にはフィラメント電流で1次的に制御できる。瞬間的な制御は陽極電圧によって行われる。

9.2.2　透視撮影と直接撮影（実時間DR法）

　消化管，頭腹部の循環器系，心臓などは透視（撮影）と直接撮影（フィルム撮影）の両機能を必要とする。透視は，高感度のX線検出方式を採用して，低X線曝射量で長時間画像をモニタする。直接撮影は，透視中の最適なタイミングで行われる。透視と直接撮影を組み合わせたシステムを**図9.10**に示す。このシステムは，通常はX線TVカメラ系で透視モニタを行い，必要時に高速度で撮影フィルムを装填して直接撮影を行う。直接撮影時は，その瞬間だけX線管の陽極電圧を上げて曝射量を増加させる。直接撮影が終了すれば即座にフィルムは排除されて元の透視状態に復元する。

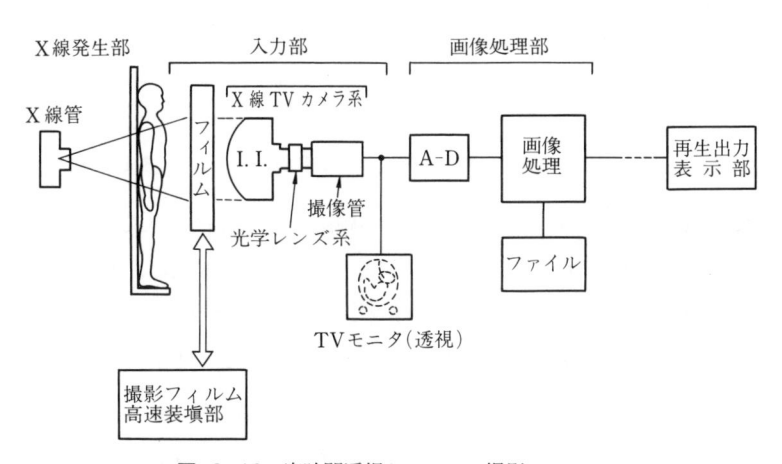

図9.10　実時間透視とフィルム撮影システム

　このX線TVカメラ系で使われているのが実時間DR（digital radiography）法である。高解像度にX線を増倍する管（X-ray image intensifier：I. I.）と光学レンズ系および高解像撮像素子で構成される。撮像素子には，TVカメラに相当するCCD（charge coupled device：電荷結合素子）を使用するのが一般的である。X線TVカメラ系の原理を**図9.**

11 に示す．まず，X線の検出はI.I.で行われる．入力面に入った微弱なX線は，ヨウ化セシウム CsI で一度光に変換され，さらに光電面で電子化されて管内真空中に放出される．放出された電子を，集束電極と陽極からなる電子レンズで加速・集中しながら，高速で出力蛍光面に衝突させる．直径数 μm の粒状蛍光体の出力蛍光面は高い発光効率をもっており，波長が 530～550 nm の可視光に変換する．

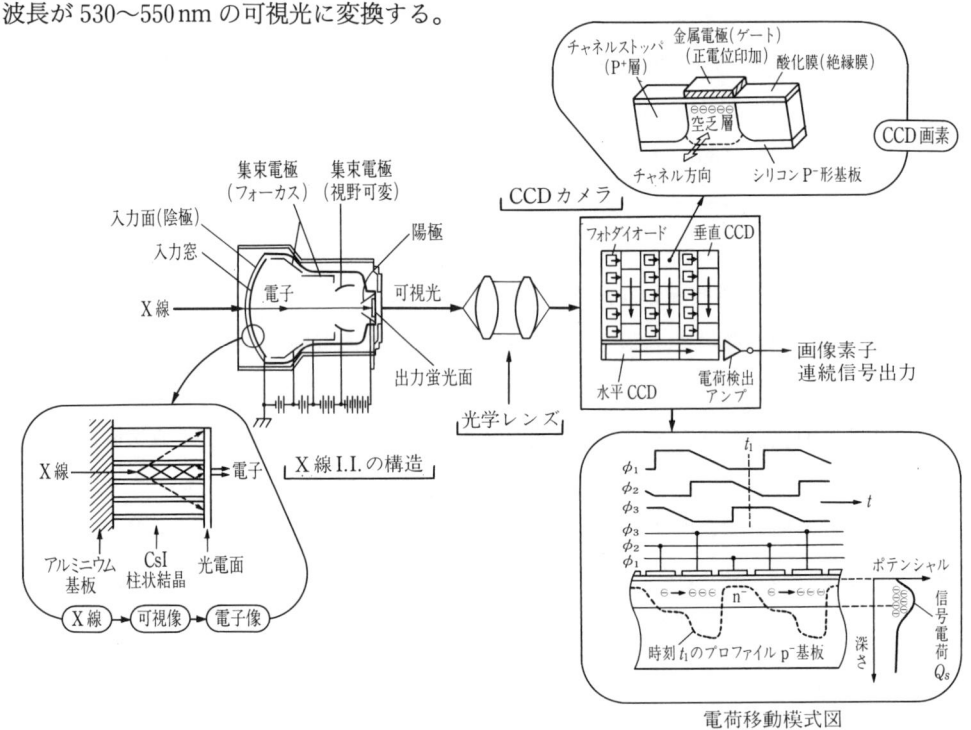

X線入力→X線I.I.→光学レンズ→CCDカメラの信号の流れ

図 9.11 X線TVカメラ系の原理〔X線I.I.部は参考文献8), p.122, 図3-10と図3-11を改変〕

このように，I.I.は高速電子化による数百倍の輝度と，蛍光面を入力面の約100分の1の縮小により数万倍の輝度増加となる．可視光に変換されたX線像は，光学レンズ系を通してCCD面に焦点を合わせて結像する．CCDセンサは光-電気信号変換素子で，約150万～200万画素以上の分解能をもち，1秒間30コマ以上の画素信号を時系列的に出力する．CCD個々の画素は，MOSキャパシタとしてp形チャネル境界によって作られた空乏層に入射光量に比例した電荷（図 9.11 ではフォトダイオードから）を蓄積し，その空乏層の電極に正の電圧をマトリックス状に順次印加する．その印加に沿って空乏層に蓄積された電荷は次々と隣接するCCD素子の空乏層に送られ，同図中の電子移動模式のように電荷出力アンプより出力される．この出力信号は，TVモニタに入力されて透視画面として監視される．一方，CCD出力信号はアナログ量なので，ディジタル信号に変換してメモリにファイルされる．ファイルされたディジタル信号は後刻画像処理して見やすい画面に再生できる．

透視モニタは，高感度のI.I.と高分解能のCCDにより，低X線曝射量で長時間モニタができる。その曝射量は直接撮影のフィルム撮影に比べて200分の1以下といわれている。血管系を通してのカテーテルによる循環器の各種の測定や治療に不可欠の長時間透視は，このような低X線量と高解像度モニタによってより有効な装置となっている。

9.2.3　X　線　CT

1978年にアメリカの物理学者 A. M. Cormack とイギリスの技術者 G. N. Hounsfield がノーベル賞を受けたX線CT（computer tomograph）の考え方は，細いX線ビームを放射するX線管と被写体を挟んで対向する検出器を一対のスキャナとして，**図9.12**のように被写体を透過したX線の減衰信号を検出する。そして，このスキャナで断面を一巡して得られる検出信号からX線吸収係数断層を構成する方法である。単純なスキャナの走査方法として，**図9.13**のごとき直線的走査法がある。この直線走査の組合せにより断面全体を網羅して断層像を作る。

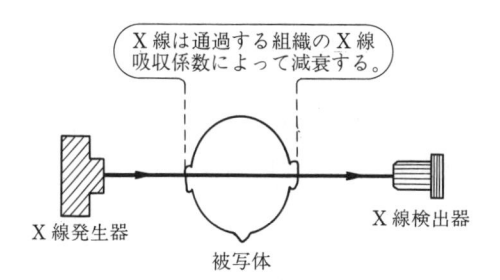

図 9.12　スキャナの構成

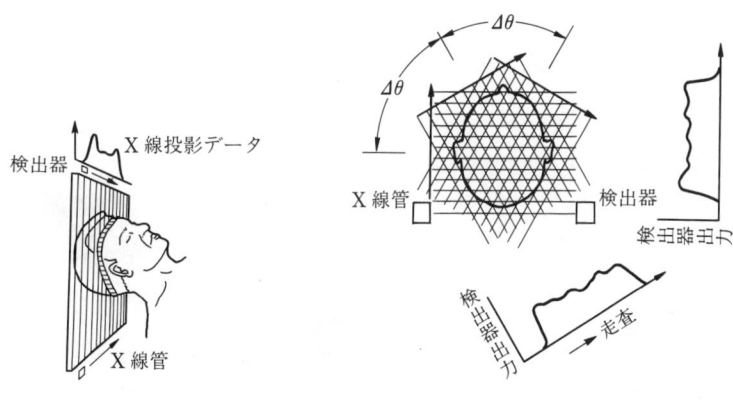

(a) 水平移動の走査方法
　　（スキャナの直線移動）

(b) 水平移動と回転を組み合わせた
　　走査方法（スキャナの回転）

図 9.13　T-R法のスキャニングモデル

このようにして得られた投影データから断層像を作るには，まず水平走査で測定したそれぞれのデータ値を断面の地図上に分布し，次に角度を変えて測定したデータを同様に分布し

て重ね合わせる。図 9.14 に見るように，この重畳により各部に高低差ができる。走査角度を細かくして重畳していけば，分解能のよい投影データの分布図ができる。この画像構成法を逆投影法といい，各点（画素）の信号の大きさは各部の X 線吸収係数を表し，得られる画像は組織の X 線吸収係数分布を表現した断層像を意味していることになる。

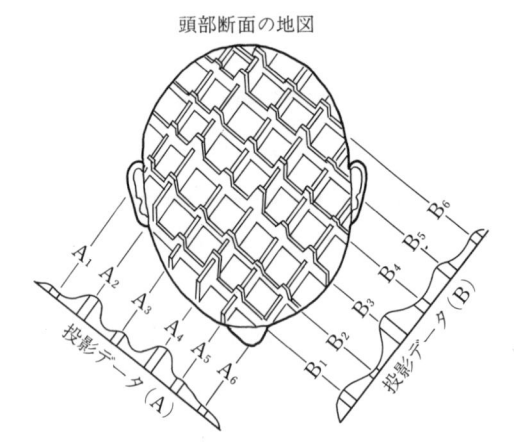

スキャナによって得られた方向の異なる投影データ(A), (B)を頭断面地図上に重ね合わせて分布させる。交点（画素）高さは，その点の X 線吸収係数を表す。投影データを増やして交点の数を無数に作れば，なめらかな山の地形ができる。画素値（高さ）を白黒で表現すれば白黒画像となる。重ね合せの方法を逆投影法という。

図 9.14　X 線 CT 画像の作り方（逆投影法）

図 9.13 に示したスキャニングは T-R（translate-rotate）法といわれる方式で，スキャン時間は 200〜300 秒も要し，体動のない頭部用にしか適用されなかった。この方式は初期の CT 装置に採用された方式で現在は使用されていない。それから 20 年後の現在は，図 9.15(a) に示す S-R（stationary-rotate）法へと進歩した。S-R 法は 1 000〜5 000 個の検出器が円周上に固定配置され，30°〜60°の扇状の X 線ビームを放射する連続 X 線管が 360°回転する。さらに，同図(b)のヘリカルスキャンの組合せで，0.8 mm のスライス間隔で 0.5 秒のフルスキャンが可能となっている。また，画素数も最大 1 024×1 024 となり，分

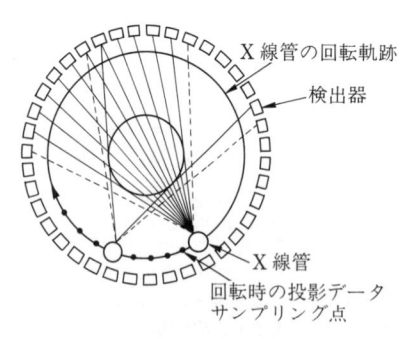

円周上に 1 000〜5 000 個の検出器を配置して，X 線管だけが移動する。

(a)　S-R 方式の走査法

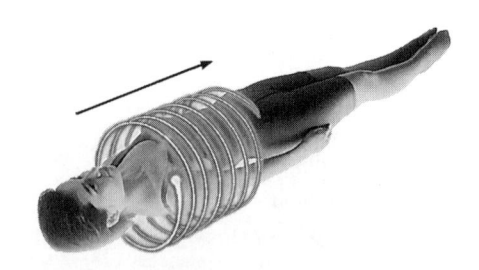

スキャナは一定円周上で定速回転運動して撮影する。一方，人体を載せたテーブルは一定速度でゆっくりと移動する。こうすれば，ちょうど人体は，らせん状にスキャンされることになる。

(b)　ヘリカルスキャンの方法

図 9.15　高速スキャン方式

解能も一層向上した。かつては頭部専用であった機器が，全身横断面の撮影へと性能向上したわけである（図 **9.16**）。

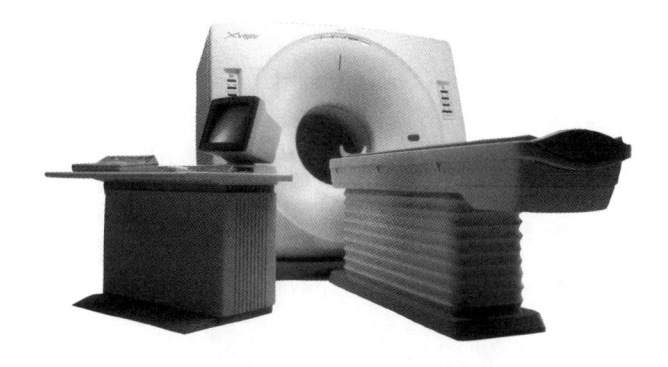

図 9.16 X 線 CT 装置（ヘリカルスキャン方式）

X 線吸収の減衰信号は，その両縁にぼけが生じるので，分解能を向上させるためにフィルタ補正処理〔図 **9.17**(*a*)〕と回転スキャナから得られる信号が極座標信号であるため，逆投影法による画像再構成には直交座標変換〔同図(*b*)〕が必要である。高度撮影とそれに伴うこのような信号処理や画像再構成は，高速度コンピュータの性能に大きく依存している。

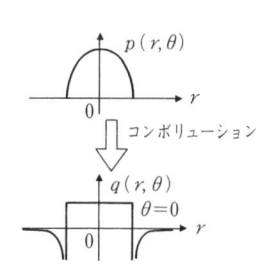

(*a*) コンボリューション（convolution：畳込み）法によるフィルタ補正処理

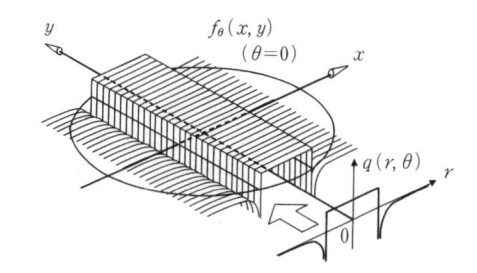

(*b*) 極座標から直交座標への変換

図 9.17 画像再構成法の波形処理

組織の硬さ，軟らかさによって X 線吸収係数が違うし，骨・軟部組織・脂肪でも大きく異なる。出血した血腫から石灰化した病変までの間はわずかずつ変化している。このわずかな吸収差を X 線 CT は画像に表現できる。X 線 CT が脳の臨床診断に画期的な効果をあげえたのは，吸収係数に対する分解能がきわめて高かったことが大きな要因である〔図 **9.18**(*a*)〕。頭部ばかりでなく，各種臓器や組織の X 線減衰係数を CT 値（水の減衰を 0 としたときの相対値）で表すと，図 **9.19** に見るごとく広範囲に分布している。全身を対象にした断層像でこれらの CT 値の違いを，例えば図 9.18(*b*)の膵臓部で見ることができる。

118   9. 画像診断装置

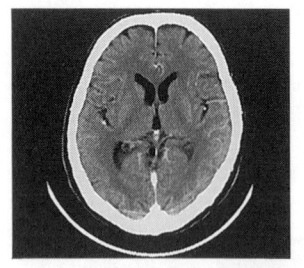

脳の断層像

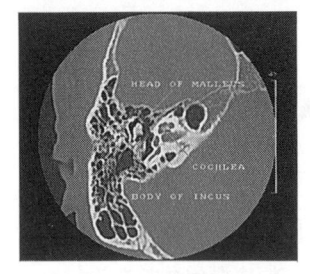

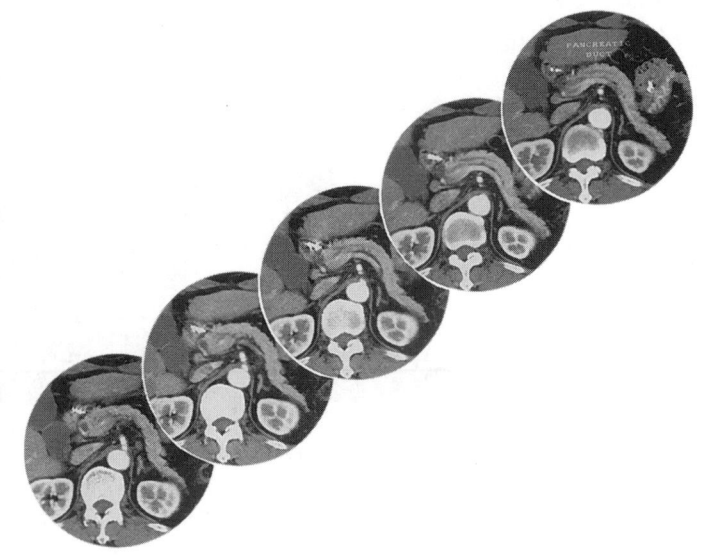

内・中耳の断層像

(a) 約1000個の検出器を高密度に配列して得た画像

(b) 2mmピッチで5mmの膵臓部の連続ズーミング再構成画像

図 9.18　頭部画像とヘリカルスキャン像

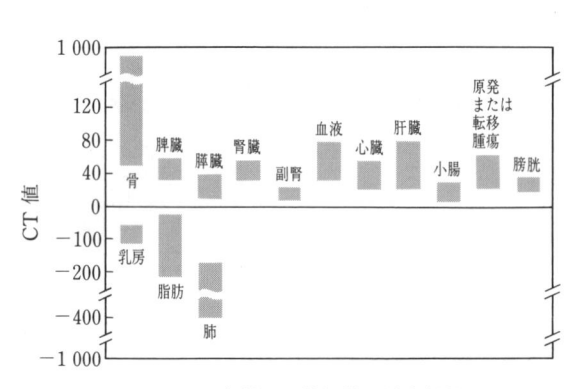

図 9.19　各種の人体組織の減衰係数

〔Alfidi, R. J. et al. : Amer. J. Radiol., **124**(1975) より〕

　X線CTはX線管の管電圧が120～140 kV，管電流が70～300 mAで，シングルスキャンからヘリカルスキャンまで対応するために，使用時間が1～100秒と広く分布する。高速撮影は胸部（心臓）への適用も可能で，全身の撮影ができる利点は大きいが，X線の被曝量には十分に注意が必要である。先にも触れたように，X線CTは吸収係数がわずかずつ変化するような病変の画像化にすぐれているという利点をもっているが，骨による画像の乱れが生ずるとか横断面だけしか画像化できないという欠点もある。

9.3 RI画像診断装置

RI画像診断装置は核医学診断装置ともいわれ，体内に取り込まれた放射性医薬品が体の各部に蓄積あるいは沈着して放出する放射性同位元素（radio isotope：RI）のガンマ（γ）線を体外より計測・画像化して診断に役立てる装置である。

9.3.1 γ線の性質

X線の発生が，電子線が衝突して生じる核外電子による電磁波であるのに対し，γ線は原子核が壊変するときに付随して励起した原子核が低いエネルギー準位へ遷移する際に放出される電磁波であり，発生原因は原子核にある。X線は周波数が10^{18}～10^{19}Hzでエネルギーが数十keVであるのに対して，γ線は周波数が10^{20}～10^{22}Hzでエネルギーも数百keV以上であり，性質は大きく異なっている。

対象とするγ線の性質も2種類ある。一つは^{11}C（原子量が11の炭素），^{13}N，^{15}O，^{18}FなどのRIを核種として放出したポジトロン（正の電荷をもつ電子：陽電子）が消滅するときに発生する一対のγ線（反対方向に放射する2個の光量子：photon）と，^{67}Ga，^{99m}Tc，^{201}Tl，^{133}Xeを核種とした1個のフォトンの放出によるγ線である。前者のポジトロン消滅に伴う2個のフォトンのγ線を利用して画像化する方法をPET（positron emission CT）といい，後者の1個のフォトンのγ線を利用する方法をSPECT（single photon emission CT）という。

9.3.2 SPECT

初めは^{131}I（原子量131のヨウ素）をヨウ化ナトリウムの形で人体に投与し，甲状腺の機能を検査したのが，現在ではRI動態機能検査として時間的変動の測定に使用されている。一方，シンチレーションスキャナの開発からガンマカメラへと発展したことによってSPECTの普及を見るようになった。

SPECTが普及したのは，多分に^{99m}Tcを核種とする放射性医薬品の標識化合物によるところが大きい。また，^{99m}Tcの半減期が短いので，Tcジェネレータを用いて標識化合物を病院現場で調整することが多くなったことにもよる。具体的には，Mo（モリブデン）を活性アルミナに吸着させて，β-崩壊で生じた^{99m}Tcを生理食塩液でTcO_4^-として溶出させ，人体投与する。Moの半減期は66.7時間であるのに対して^{99m}Tcの半減期が6時間と短いので，^{99m}Tcを繰り返し溶出・投与することができ，測定に有利である。

X線CTがX線の透過吸収を利用する透過型CTであるのに対して，SPECTは体内から放射するγ線を利用する放射型CTであることが大きな違いであるが，信号検出後の画

像化の処理は共通技術が多分にある。γ線の検出をするのはガンマカメラである。ガンマカメラのγ線検出原理を図 **9.20** に示す。まず標識化合物を蓄積または沈着した部位より等方的に放射するγ線が入射する方向の立体角を限定するためのコリメータ（collimator）を通過させる。そのためコリメータを通過したγ線の分布は被検体内の放射線医薬品の集積状態を示す。コリメータを通過したγ線はシンチレータ（scintillator）に入射して光に変換される。発光量はγ線のエネルギーに比例するが，大形の寸法を得られることやエネルギー範囲が広いなどの特性をもっていることから，タリウム活性化ヨウ化ナトリウム（NaI-Tl）の無機シンチレータが主流に用いられている。シンチレータで変換される光は等方的に広がり，ガラス板またはライトガイド上に配置され光学結合された複数の光電子増倍管（photomultiplier tube：PMT）に導かれる。図中に示すように数百個からなる光子を

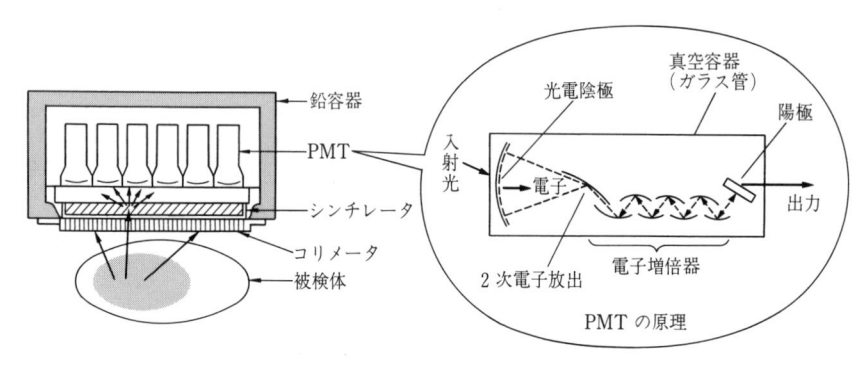

図 **9.20** ガンマカメラのγ線検出原理

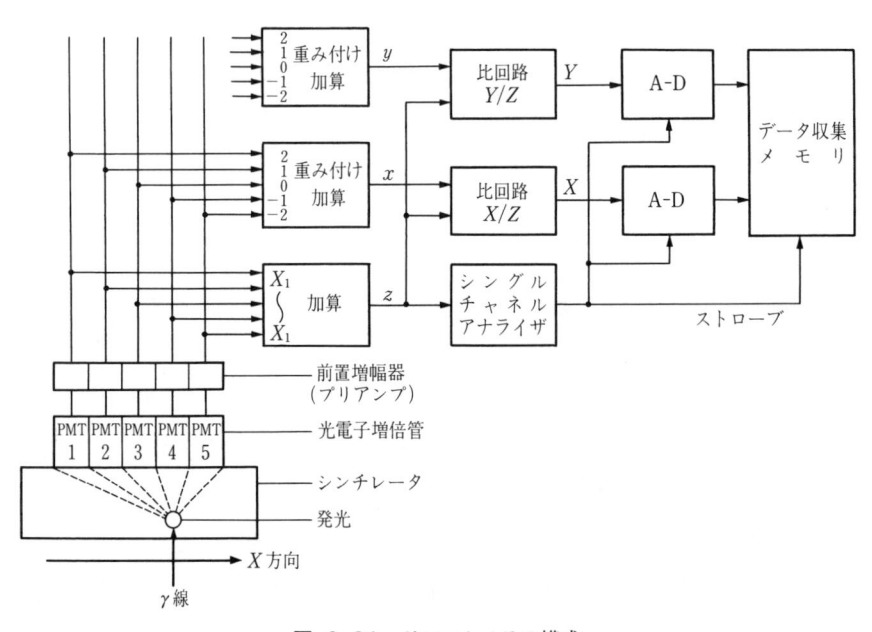

図 **9.21** ガンマカメラの構成

10^7〜10^{10} 個の電子に増幅し利用可能な電流に変換する。この出力電流を前置増幅器（プリアンプ）を通して図 **9.21** に示すシステムのように信号処理を行う。

点線源をシンチレータに沿って移動させると，それぞれの PMT の出力は，中心からの点線源までの距離によって図 **9.22**(a) のように変化する。各 PMT の出力を加算すると，シンチレータの中心からの距離に対する出力として γ 線のエネルギーに比例した値 Z になる。またシンチレータの中心に対して各 PMT の位置に比例した符号付き重み係数をかけて加算すると，図 9.22(b) のようになり，点線源の位置座標 X に比例した値となる。同様に Y 軸方向の出力値を求めることができる。

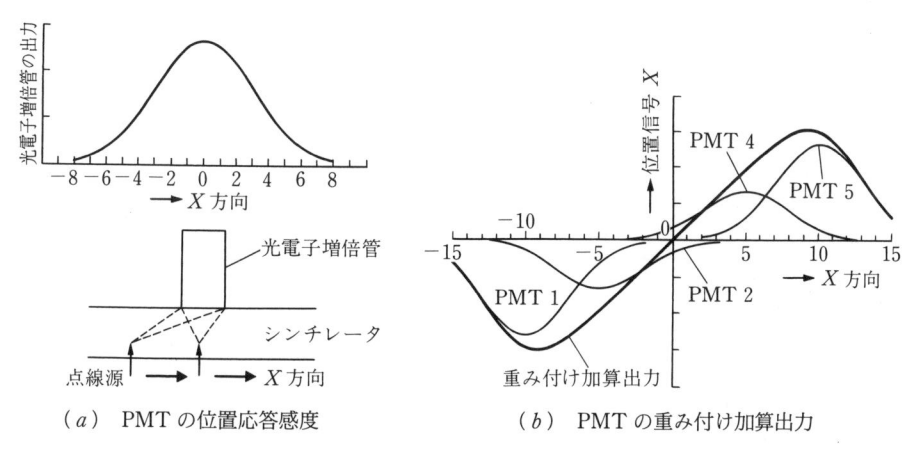

(a) PMT の位置応答感度　　　　　(b) PMT の重み付け加算出力

図 **9.22**　PMT の応答特性と重み付け演算

実際の装置は図 9.22(a) のように点線源が移動するのでなくて，検出器であるガンマカメラ自体が移動する。ガンマカメラを体の周囲に回転させる「多検出器カメラ回転型 SPECT」と，周囲にリング状に検出器を配置した「リング型 SPECT」の方式があり，前者が一般的に使用されている装置である。いずれの方法も，X 線 CT と同様にフィルタ補正の逆投影法により断層像画を再構成している。ただし，X 線 CT の検出器が 1 次元配列であるのに対して，SPECT 検出器は 2 次元配置のため，検出器を回転させると複数スライスの投影データを一度に収集・再構成できて容易に 3 次元データを構成できるという点が X 線 CT と異なる。SPECT 像は放射性医薬品の集積による動的な機能画像（断層像）が得られるので，今後の放射性医薬品の開発に伴って臓器の血流・代謝・神経機能などの画像化が期待でき，MRI や X 線 CT の形態画像との組合せによってより質の高い診断が行われることになる。

9.3.3 PET

陽電子が消滅するときに発生する一対のγ線で画像化するPETは，図 9.23 のように反対方向に放射する511 keVのγ線をゲルマニウム酸ビスマス（BGO）を素子とした検出器で電気的に検出する。感度が高いため，SPECTのようなPMTは不要であり，放射方向が単一なのでコリメータも必要ない。被写体の回りに多数の検出器をリング状に密接配置し，対向する検出器間で同時計数法で計測して検出器間を結ぶ直線上のどこに陽電子放出核種があるかを検知する。この同時計数をすべての検出器の組合せで行えば，リング型SPECT装置と同様に被写体を扇状に走査した投影データが得られる。PETは，先にも述べたようにポジトロン放出核種が ^{11}C，^{13}N，^{15}O，^{18}F など生体構成元素であることから，生体内の代謝を阻害せずに生体の生化学的，生理的な機能を定量的に診断できる。しかし，ポジトロン核種の半減期が分単位であるため，核種生成装置（サイクロトロン）および標識化合物合成装置を検査施設内に設置しなければならず，しかもそれが高価であるという欠点がある。このため，PETは研究用として特定施設で使用するのが主流である。

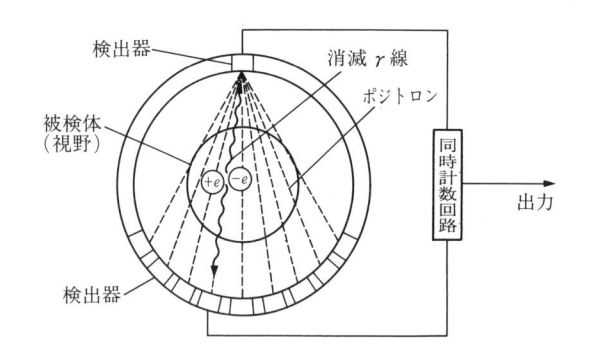

ポジトロンが周囲に存在する陰電子と結合して消滅するとき，反対方向にγ線を放出する。対向する検出器がこれを同時計数測定する。

図 9.23 PETの信号検出原理

核医学診断装置は放射線を測定対象にしていることから，安全性を確保するために検出器を重い鉛で遮蔽している。そのため検出器回転に伴う機械的安全性も重要である。

9.4 MRI 装 置

9.4.1 測 定 原 理

MRI（magnetic resonance image：磁気共鳴画像）装置は強力な磁気を体に加えて体内の水素原子の磁気的な性質を測定し，それを画像化する装置である。人体で磁気的性質をもつ原子は大部分が水素原子であり，1 cm³ の体積に 10^{23} 個もある。しかし，外部からの磁界がなければ水素原子核は勝手な方向を向いており，外部から磁気的性質は見られない。

外部磁気（静磁界）が加わると，原子核は磁界方向に歳差運動を行う。巨視的には，一つ

9.4 MRI 装 置

の磁気モーメントを静磁界方向（Z方向）に示す。外部磁気の強さによってモーメントは大きくなる。この状態で電磁波（ラジオ周波：RF）を加えると，その周波数に共鳴して巨視的磁気モーメントが Z 方向とは直角方向の Y 軸に傾斜して倒れる（図 **9.24**）。

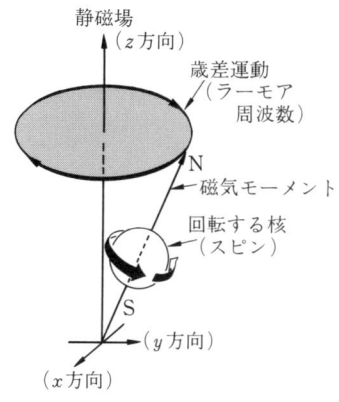

(a) スピンのみそすり回転運動（歳差運動）

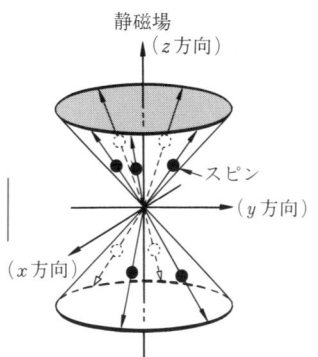

(b) 磁界中に存在するスピンの集合

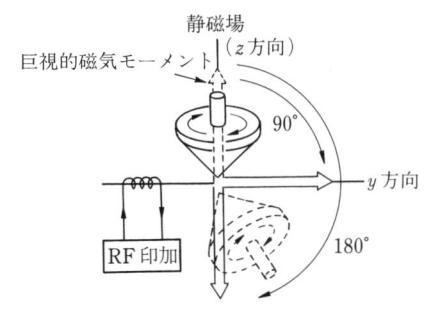

(c) 巨視的磁気モーメントと RF パルスによる核磁気共鳴

磁界中にあるスピンの集合を総体的に見ると，巨視的磁気モーメントとして一つの矢で表せる。RF パルスによって共鳴すると巨視的磁気モーメントは徐々に倒れて y 方向と一致する（90°パルス）。さらに RF パルスを加えて共鳴するエネルギーを加え続けると方向が反転する（180°パルス）。

図 **9.24** 静磁場方向（Z）の磁気共鳴現象

一方，巨視的モーメントを構成している個々の原子核スピン運動は，X-Y 平面で見ると，RF の共鳴によって同一点に集束して同一円周上を回転している（図 **9.25**）。

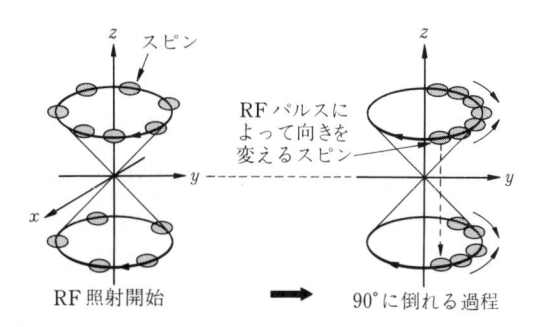

無秩序に回転していた核が RF 共鳴によって同一位相でそろって回転する。

図 **9.25** 静磁界で直交する平面の RF パルスの共鳴現象

このような RF 印加の状態から一気に RF を遮断すると，巨視的モーメントは Z 軸方向に戻り，X-Y 平面に集合した核は元のようにばらばらになる．図 9.26 に示すように，復元する時間は Z 方向への回復時間 T_1 と X-Y 平面での戻り時間（減衰時間）T_2 の二つが描かれる．T_1 をスピン-格子緩和時間：縦緩和時間，T_2 をスピン-スピン緩和時間：横緩和時間といい，RF によって励起されたエネルギーを放出する時間を意味している．MRI は T_1，T_2 を測定してその大きさを画像化するが，T_1 で作った画像を T_1 強調画像，T_2 のそれを T_2 強調画像という．

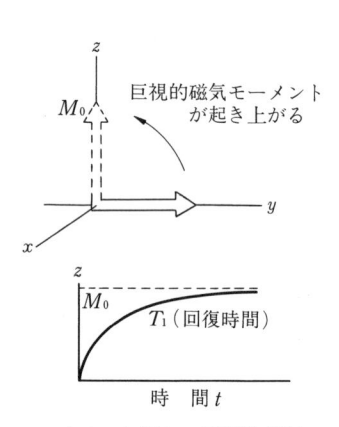

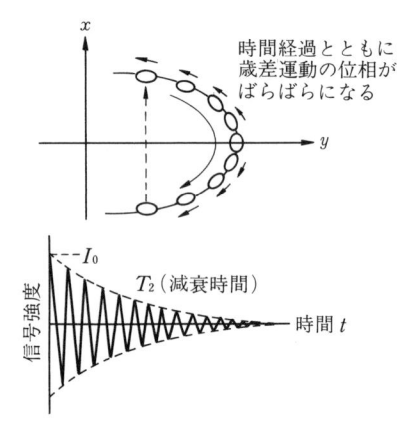

(a) T_1 緩和（スピン-格子緩和）　　(b) T_2 緩和（スピン-スピン緩和）

図 9.26　RF パルスの励起後の MR 信号と緩和時間（T_1，T_2 緩和）

9.4.2　装置の構成

実際に画像化する方法は，まず 1.5～2.0 T の高静磁界 H_0 を加え，次に測定断面設定のための傾斜磁場 G_z を図 9.27(a) のように加えた後，数～数十 MHz の RF で励起させて具体的な断面の位置が決まる．その理由は RF の周波数（共鳴周波数）と磁界強度が比例関係にあるので，傾斜磁界で横断面が設定できるからである．X-Y 平面の画素位置は X 軸方向の傾斜磁場印加によって，共鳴エネルギー放出振動波の周波数エンコードにより〔同図(b)〕，Y 軸方向の傾斜磁場印加による共鳴エネルギー放出時の位相エンコードにより〔同図(c)〕，それぞれ決定され，それと同時に T_1，T_2 値を測定する．X-Y 平面は，傾斜磁場値を変えるごとに RF パルスを加えて何回でもエンコード信号と T_1，T_2 値測定を繰り返して画素信号を検出する．

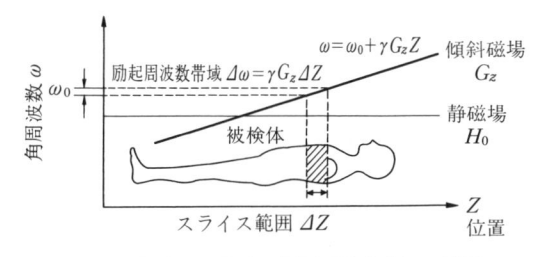

(a) スライス断面（Z方向）の設定

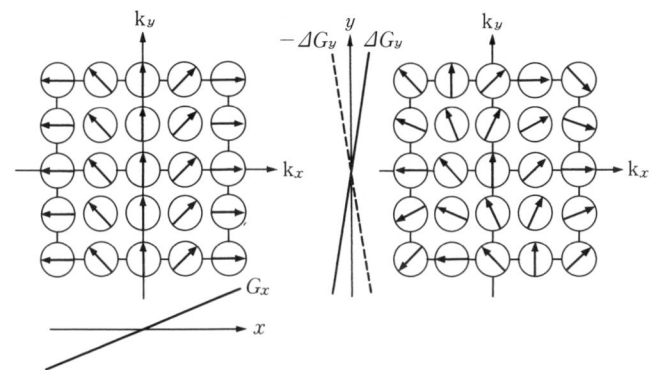

(b) x方向の周波数エンコード
x方向の傾斜磁場印加による周波数エンコードによる位置情報

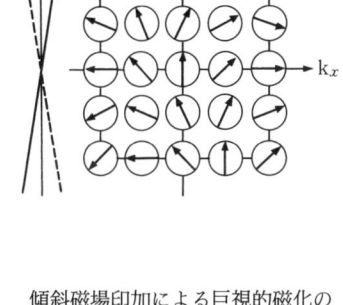

(c) y方向の位相エンコード
傾斜磁場印加による巨視的磁化の位相エンコードによる位置情報

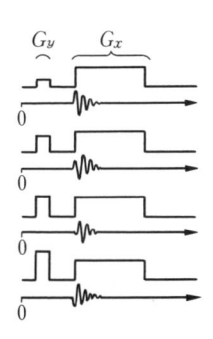

(d) 励起した平面に位相および周波数エンコーディングを同時に行った様子

図 9.27 MRIの画素情報の取出し方

9.4.3 緩和時間の生理学的意味

縦緩和時間 T_1 は固体では短く，流体ほど長いので軟組織の水分含有量によって変化する。したがって蛋白質，脂肪が多いと T_1 値は短い。T_1 強調画像では水分の多い領域では低信号で描出し，脂肪が多い領域では高信号で描出する。T_1 値がもともと小さいために高信号で描出される病変や組織には血腫，骨髄，脂肪などが挙げられる。脳実質部の灰白質では低信号，白質では高信号となる。

横緩和時間 T_2 は通常 T_1 値よりも低く，長くても T_1 値までしかならないから，固体では短く液体では長い傾向にある。T_2 強調画像で病変部が高信号で描出されるのは，脳梗塞，出血，骨髄，浮腫，脂肪腫，脳脊髄液などであり，高輝度描出されるので診断に有効である。脳実質の灰白質は T_1 とは反対に高信号となり，白質で低信号となる。

9.4.4 MRアンギオグラフィ（血流描画法）

MRIを使って血流像を得ることができる。いくつかの方法があり，そのうちの一つにTOF（time of flight）法がある。図 **9.28**(a)のように，励起パルスをまだ感じていない

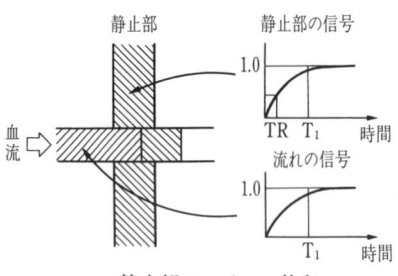

(a) TOF (time of flight) の現象　　　(b) 脳動静脈血管像（奇形例）

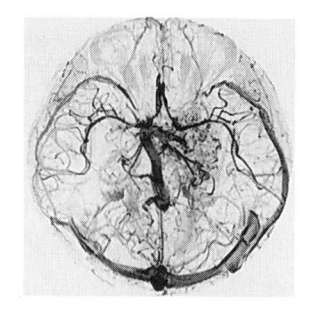

図 9.28　血管描画法

未飽和の血液が測定スライス領域内に直角に流入し，最初の励起パルスの信号で高信号（高輝度）が得られる。一方，スライス内に静止している組織は，励起パルスの繰返し時間（TR）内に多数の励起パルスを受けるので，十分に飽和されて低信号になる。このように血流の相対的な信号強度の向上で，スライス面の2次元の血流像が得られる。このスライス像を3次元方向に連続的に撮影して重ねると，同図(b)のような血管描画像が得られる。

9.4.5　MRIの長所と短所

MRIは，骨の周辺・内部でもよい画像が得られ，撮影断面が自由に設定できる（**図 9.29**）という大きな長所をもっている。しかし，特別の部屋が必要であったり，磁気の侵襲性や環境への留意も必要となり，また緊急時の対応ができないなどの欠点もある。X線CTと比較するとそれぞれに異なった長所や短所をもっているので，対象によって使い分けることが肝要である。

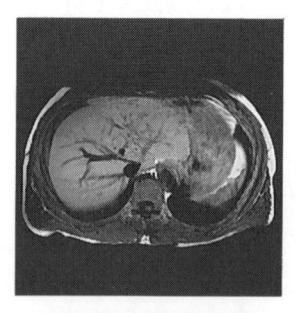

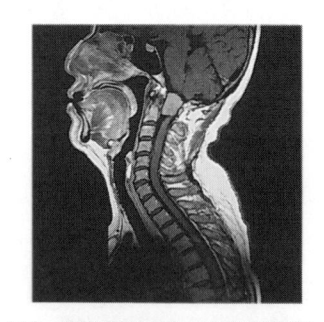

(a) 肝血管像　　　(b) 頸部縦断面像（脊髄腫瘍例）

図 9.29　任意の断面のMRIの例

9.5 内　視　鏡

　上部消化管，大腸，気管支などの疾患を目視して確認するのが内視鏡である。1960年以前は5mm幅のフィルムを内蔵した12mm径で長さ60mmのカメラを飲んで撮影したので，内視鏡検査のことを今もって胃カメラと呼んでいる人々がいる。

　現在の内視鏡には，ファイバスコープと電子スコープがある。ファイバスコープは，グラスファイバを数万本束ねて画像伝送路と照明光伝送路を作り，画像用ファイバの先端に対物レンズを，受像側に接眼レンズを設置して，照明対象物を観察する。グラスファイバは，太さが毛髪の約4分の1の15～20μm径と細く，これに入射した光は外にもれることなく送られる〔図9.30(a)〕。1本のグラスファイバが一つの画素を伝送するので数万画素の画像が見られる。ファイバスコープの太さは単に画像を見るだけのものは1～3mmであるが，通常は先端部に湾曲機構を付けたり，組織採取や治療などのための生検鉗子とスネア鉗子を備えて多機能化しているので太くなってくる〔同図(b)〕。例えば気管支用は4～5mm，上部消化管用は約10mm，大腸用は13～14mmなどである。

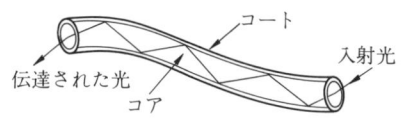

(a)　グラスファイバの光の伝達

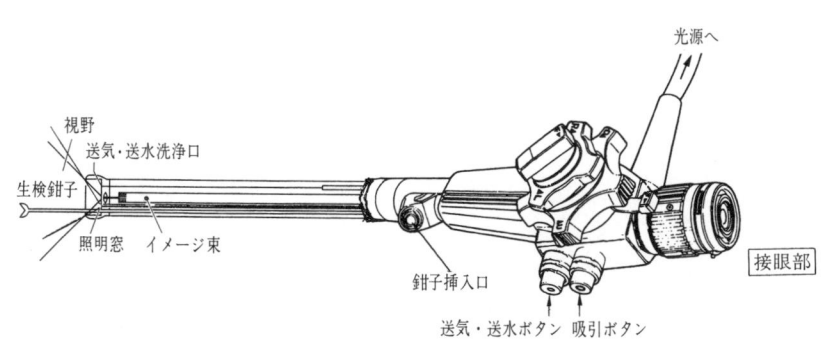

グラスファイバの外側を低屈折率ガラスで覆って全反射するようにし，コア内へ入った光は外へ失われることなく全反射を繰り返しながら進み，他端に送られる。

(b)　ファイバスコープの構成

図9.30　グラスファイバ光伝達とファイバスコープの構成

　電子スコープはCCD素子をプローブの先端に使用し，10万画素を超える高分解能のカラー画像が得られる。CCDの画像信号は各画素の時系列的アナログ信号（ビデオ信号）として出力されるが，これをCRT上でモニタしたり，A-D変換してメモリに記憶する（図9.31）。

　電子スコープもファイバスコープと同様に多機能化されているが，画像情報をモニタに表

128   9. 画像診断装置

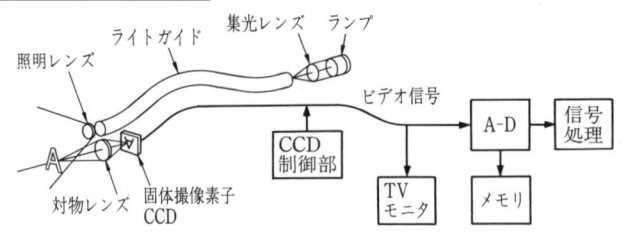

CCD は外部からのディジタルコントロールによって
ビデオ信号を取り出す。

(a) 電子スコープのプローブ構成

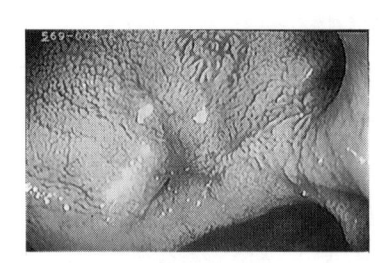

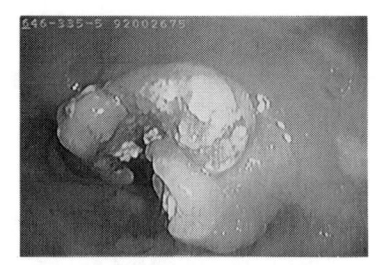

十二指腸潰瘍　　　　　　　進行食道癌（II型）

(b) 電子スコープの撮影像例

図 9.31　電子スコープの構成と撮影例

示して多人数で同時観察したり，記憶情報を事後の解読に活用できるので，最近は電子スコープの利用が多くなっている。

10 治療機器

10.1 ペースメーカ

　心臓は洞結節で発生する周期的な電気パルスに刺激されて拍動している。このパルスは，興奮伝導系（刺激伝導系）を通して心筋収縮によるポンプ機能を遂行する信号で，そのパルスの発生が不規則であったり，パルス発生が見られなくなれば，心臓は血液を体内に規則正しく送ることができない。このように刺激伝導系障害（洞結節パルス不調あるいは房室結節伝達不良など）によって心拍数が40以下の極端な徐脈や不整脈の場合には，人工的な発信機能をもつ洞結節の代行装置が必要となる。この代行装置になるのがペースメーカである。ICU，CCUで一時的な利用のために，体外式ペースメーカで治療効果をテストするが，一般的には埋込式ペースメーカが用いられる。埋込手術は，他の外科手術に比べれば容易な部類に属し，部分麻酔で施行される（図10.1）。

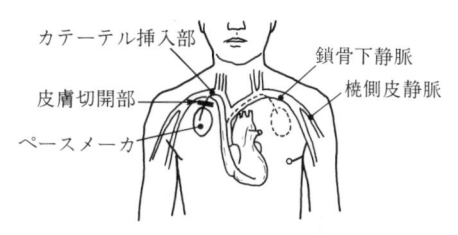

ペースメーカ本体は左右いずれかの鎖骨下の皮下に収納する。カテーテルは鎖骨下静脈または橈側皮静脈より右心房や右心室に挿入する。

図 10.1 ペースメーカを植え込んだ状態

　ペースメーカは，電子回路で発生した正常なリズムの電気パルスで人工的に心臓を刺激して拍動させるが，固定レート型とデマンド型がある。自発の拍動が見られる場合には，R波を検出してデマンド型として使用する。最新のペースメーカは，刺激電極の先端が矢形になっていて，心筋への固定も安定化され，大きさも幅，高さ，厚さがおおよそ40，50，8mmで重さが40gほどなので埋め込んでも外観的にはほとんどわからない（図10.2）。

130　　*10. 治　療　機　器*

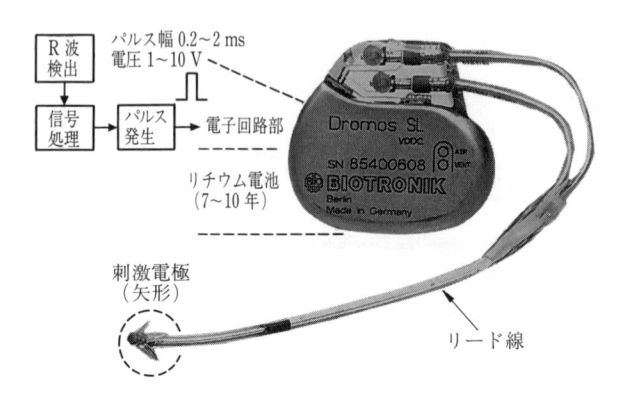

図 10.2　ペースメーカ本体機能と電極先端の構造

電気回路や材料の信頼性は，30年以上を経験して十分に確立されているし，性能の向上努力も止むことがなく，最近では身体の活動に対応して心拍出量を確保するようなレート応答型のペースメーカも使用されるようになった（図 **10.3**）。

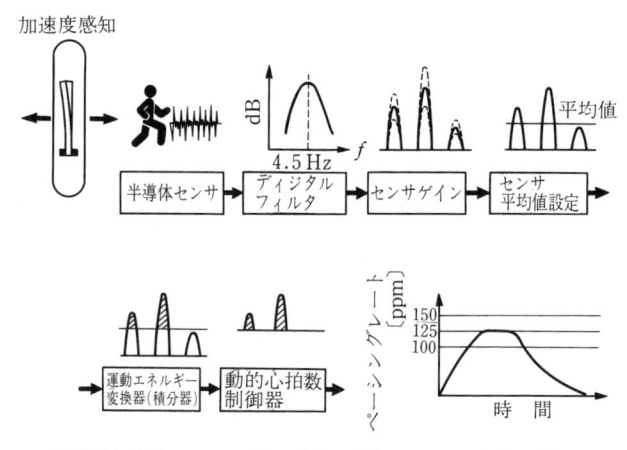

半導体加速度センサで体の動作を感知し，その信号を他の雑音と弁別して消費エネルギー量に変換し，その値で心拍数をコントロールして必要な心拍出量を得る。

図 10.3　レート応答型ペースメーカ

ペースメーカで問題になるのは，電池の寿命である。電池の長寿命化の努力はリチウム電池，ニッケル・カドミウム電池，さらにはプルトニウム電池の使用などが試みられてきた。現在は，小消費電力化効果と電池性能の向上により，7～10年の寿命を維持するようになった。

10.2 除細動器

洞結節からのパルス信号によって規則正しく活動していた心臓がなんらかの原因によってばらばらの動きをすると血液の拍出ができなくなる。それは発作性細動，甲状腺機能亢進症，電解質異常，あるいは急性心筋梗塞，心筋症，弁膜症，完全房室ブロックなどによって心房細動や心室細動を起こすことになる。細動を起こした心室に大電流を加えることによって心室のすべての心筋をいったん収縮させて元の拍動に戻すのが心室除細動器の役目である。心房細動の場合は，P波が不規則に出るので，心室収縮も同様に不規則になる。したがって，心房細動除去を行うには心室が収縮している時期を避けなければならず，そのためにR波同期機能付除細動器を使用する。

10.2.1 体外式除細動器

心室除細動には胸部に150～350 J（ジュール熱）が与えられ，心房除細動には50～150 Jが使われる（図 **10.4**）。放電波形は図示のように負荷抵抗によって異なるが，50 Ωを標準負荷としている。

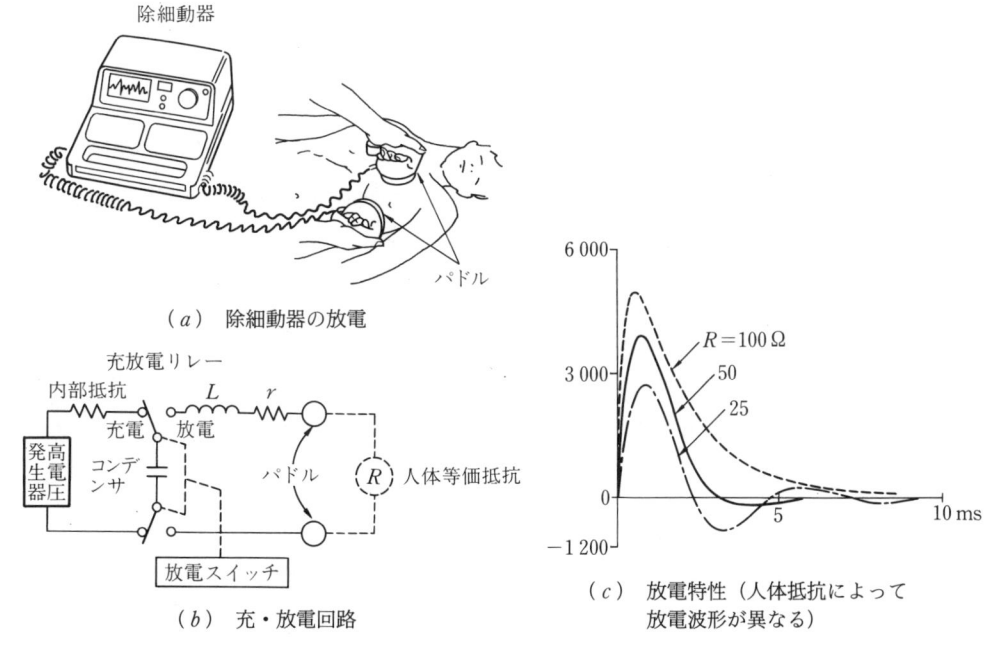

(a) 除細動器の放電

(b) 充・放電回路

(c) 放電特性（人体抵抗によって放電波形が異なる）

図 **10.4** 除細動器の動作原理

1991年に制定された法律で認定された救急救命士によって，除細動操作が行えるようになったが，そのための機器が，半自動除細動器である。心電図を自動解析して除細動のための放電をすべきかどうかを解読し，その結果を医師の判断のもとに放電処置を行う。すでに

アメリカでは機器自体が心電図を自動解析して放電の可否を判断し，それによって自動的に放電するという完全自動型除細動器を救急救命士が扱っている。完全自動型除細動器はさらに小形軽量化されて埋込機器としても使用されている。

図 10.4 に示した体外式除細動器（external cardioverter defibrillator：ECD）は，胸壁上から高圧放電による心筋細胞の興奮を強制的に統一して収縮させ，リズムを回復する。この機器は，治療中に突然心室細動（venticular fibrillation：VF）〔図 10.5(a)〕が発生するとか，仕事中や対談中に急変して失神するとか，屋外で運動中に卒倒するとかして VF あるいは心室頻拍（ventiricular tachycardia：VT）〔図 10.5(b)〕を起こした場合などの救急医療に役立てる使い方を中心に考えられている。したがって，あくまでも一過性の現象に対する治療器として活用されている。

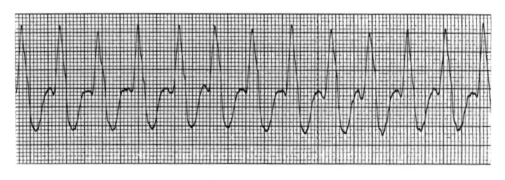

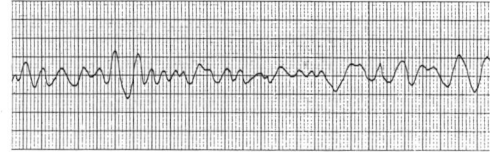

(a) 心室頻拍　　　　　　　(b) 心室細動

図 10.5　心室頻拍と心室細動波形

10.2.2　植込型除細動器

VF や VT などの致死的な心室性不整脈の誘発が懸念されるとか，ときどき再発する危険性がある場合には，対症療法として植込型除細動器（implantable cardioverter defibrillator：ICD）が使用される。ICD は ECD と比較していろいろな点で異なっている。

第一に，ECD は操作者が心電図の頻拍波形を目で確認するか，あるいは機器自体が心電図を自動解析する場合でも医師がその結果を確認して放電する。これに対し，ICD は心電図の検出と解析，その結果による放電条件の設定と放電，放電効果の判定，効果が不十分な場合の再条件設定と再放電を繰り返して治療の成功を導くなどの動作をすべてプログラムされていて自動的に行うようになっている。

第二に，ICD の放電エネルギーが ECD に比べておおよそ 10 分の 1 程度だということである。これは，表皮からの放電負荷（生体等価抵抗）が体内のそれより 1 桁大きいことから当然である。

第三に，ICD はプログラムされたエネルギーを一度の治療で 1〜5 回放電することになるので，内蔵する電池の電気容量がペースメーカに比べて 2 倍以上に大きくなっているということである。1 回の放電エネルギーが電気容量と比較して大きいことと，放電回数によって消費電力が左右されるので，ICD の寿命に大きな変動が生ずる。

10.2 除細動器

　ICD は 1980 年に M. Mirowski が臨床応用した自動式植込除細動器（automatic implantable defibrillator）を基本にして数々の改良がなされ，現在では重量 97 g，容量 54 ml でリチウム酸化銀バナジウム電池 6.4 V（Li–AgV$_4$O$_{11}$：LiSVO）を使用した小形軽量の装置となっている（図 **10.6**）。欧米ではすでに年間 50 000 例以上の植込みが施行されているが，日本では 500 例程度といわれている。ICD は突然死をもたらす重症の不整脈を治療するための装置であり，発作を予防することはできないが，自動的に不整脈を監視し，すばやく発作に反応して治療を行い，発作による死の防止を目的としているので，この植込術の施行が増えるのは十分予測されるところである。

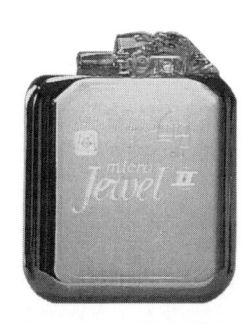

軽量・小形
97 g, 54 ml（71×58×16 mm）
胸部植込型で 16 mm の厚さ
最長寿命：7 年以上
外筐材：チタン
電池：リチウム酸化銀バナジウム（6.4 V）

図 10.6　最新の植込型除細動器（ICD）（日本メドトロニック社製）

　ICD システムは，ペースメーカと同様に電極・リード部と ICD 本体部からなり，電極・リードを通常左鎖骨下静脈を通して先端を左心室の心尖部に入れる（図 **10.7**）。最終的な電極の位置は，故意に頻拍を誘発させ，植え込んだ ICD でその頻拍を止めることができるかどうかを試験して決定する。本体は，ペースメーカと同様な手技で，左胸部皮下や筋肉下

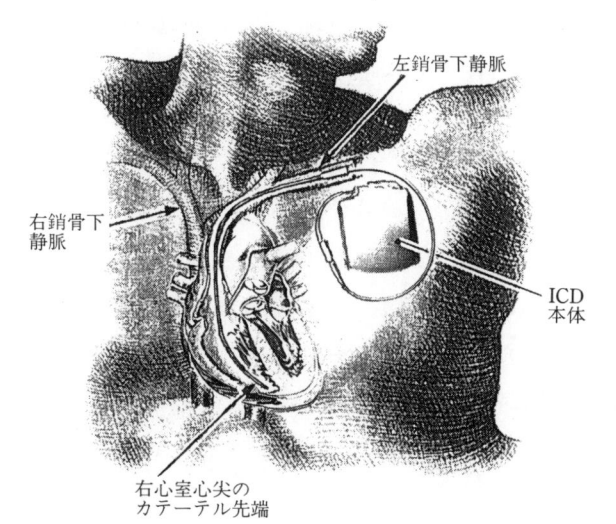

右鎖骨下静脈
左鎖骨下静脈
ICD 本体
右心室心尖のカテーテル先端

右心室心尖に留置されたカテーテル先端と ICD 筐体（チタン）の間で放電し，心筋全体が刺激される。左胸部下に ICD が植え込まれる理由はこのような放電が心筋全体を覆うからである。

図 10.7　植え込んだ状態の除細動器

にポケットを作って埋め込む。本体の外装容器はチタン製で，その容器を除細動の一方の極として使用することで除細動閾値を低くすることを可能にしている。ICDに要求される放電性能は，700～800 Vの直流電圧，最大30 Jのエネルギー，10 ms程度の放電パルス幅である。現在この性能は，放電回数にもよるが7年以上の寿命を確保するようになっている。さらに，コンデンサの急速充電効率をよくするために，電池の内部抵抗が極端に低いことが要求され，その抵抗が1.0 Ω以下のLiSVO電池が使用されている。

前述のように，再発を伴う心室細動や心室頻拍（VT）で薬物や手術では治療効果が望めない場合に植込みが適用されるのであるから，洞性頻拍や心房細動・粗動といった上室性不整脈を識別排除し，心室性のみを検出しなければならない。そこで，心室性調律のQRS波は一般に上室性に比べて幅が広いという性質に着目して，例えばQRS幅を図 10.8 に示すようなある特定の振幅変化率閾値で測定し，その値が一定値を超える頻度が多いときVTと判定して放電する。

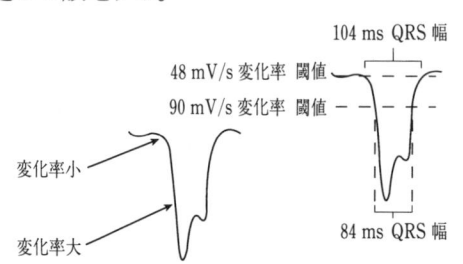

図 10.8 VTの検出アルゴリズムの例

ICD植込後は，3か月に一度の定期検診が必要である。心電図や胸部レントゲン写真の撮影検査をし，プログラマを使ってリード線の抵抗や感度，ペーシング閾値を調べ，長い使用経過中でのリード先端部の移動や断線を検出する。また，コンデンサの充電時間を測定して電池の消耗の程度を点検する。消耗の進行程度を交換時期指標として参照し，ICDの交換する時期を決める。

10.2.3　ICD植込者の生活環境

ICDはペースメーカと同様に体内にあるため，日常生活に多少の制限がある。両者とも小形の精巧なコンピュータを内蔵しているので，外部からの電磁気の影響は避けられない。家庭，職場，または医療施設などで注意した方がよいものや絶対に避けたい機器や道具がいくつかある。それらをまとめて**表 10.1** に示す。なお携帯電話については，13章で改めて述べる。

表 10.1 ICD植込み者が注意すべき生活環境

使用して安全なもの	電子レンジ，電気敷布・毛布，電気こたつ，電気掃除機，電気洗濯機，電気冷蔵庫，電気バリカン，電気かみそり，電気マッサージ機，ヘアドライヤ，テレビ，ラジオ，ワードプロセッサ，コピー機，ファクシミリ，パーソナルコンピュータ，補聴器，盗難防止器，金属探知機，電車，自動車(車内)
近づくと影響が出るもの	電磁調理器，IH炊飯器，不良電気器具，アーク溶接器，スポット溶接器，低周波治療器，高周波治療器，電気のこぎり，ドリル，研磨器，高出力トランシーバ，携帯電話
近づいてはいけない場所	誘導溶解炉，レーダアンテナ，放送所アンテナ，発電設備，大型モータ，高電圧設備，強力な磁場の発生する場所
影響がない機器・装置	超音波診断装置，ラジオアイソトープ診断装置，X線CT，ポジトロンCT，心電計，体外衝撃波結石破砕装置
影響を与える機器・装置	磁気共鳴診断装置，電気メス，除細動器，ジアテルミー治療器，通電鍼治療器，コバルト照射装置，γ線照射装置

10.3 超音波吸引手術装置

　超音波吸引手術装置の最大の特長は，脳や肝臓などの臓器においてほとんど出血せずに実質細胞組織を吸引・除去できることである。この装置のプローブはチタン合金製で，超音波周波数が20～30kHz，振幅特性は100～300μmである。この装置は白内障手術にも有効に活用されている。そのプローブの一例を図 10.9 に示す。プローブの先端チップの圧電素子を40kHz程度の超音波で振動させて水晶体を乳化し，プローブに内蔵の灌流・吸収部で吸引摘出する。チタン合金チップの振幅は，0から最大振幅90μmまで直線的にコントロールできるので，繊細な出力制御によって，水晶体の乳化を効率的に行うことができる。

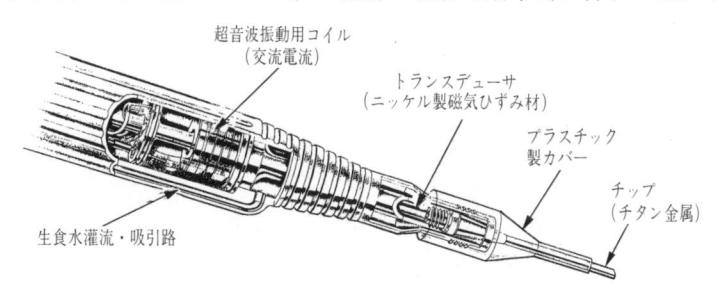

振動子は圧電素子（ピエゾエレクトリック式）で，振動周波数40kHz，
振動振幅90μm，振動出力制御はリニアコントロール方式

図 10.9　白内障手術用の超音波乳化・吸引プローブの例

10.4 電気メス

電気メスは，生体に高周波電流を流して生体を切開あるいは凝固する手術器である。300 kHz〜5 MHz の高周波の最大出力が切開で 200〜400 W，凝固で 100〜200 W，負荷抵抗は通常 200〜1 000 Ω（標準で 500 Ω）の範囲で使用する。電気メスは電流流入部の電流密度を極度に高くし，還流する出力の対極板では電流密度を極端に低下させる方法で電気メス（流入部）にエネルギーを集中する（図 10.10）。切開作用は，例えば接触抵抗が 500 Ω の接触部に直径 1 mm 程度の火花柱が発生した場合，1 A 高周波電流で t 秒間に $500\,t$〔J〕のジュール熱（500 W 相当）で半径 0.5 mm の生体の半球（体積約 $2.6 \times 10^{-4}\,cm^3$）が 100 ℃ に沸騰するのに 0.1 J であるから t が 0.2 ms となる。一瞬のうちに細胞は蒸気化（蒸気爆発）して切開が行われる。切開には連続波が使用される。バースト波の短時間断電流だと蒸気爆発には至らず，高熱で蛋白や血流は凝固する。

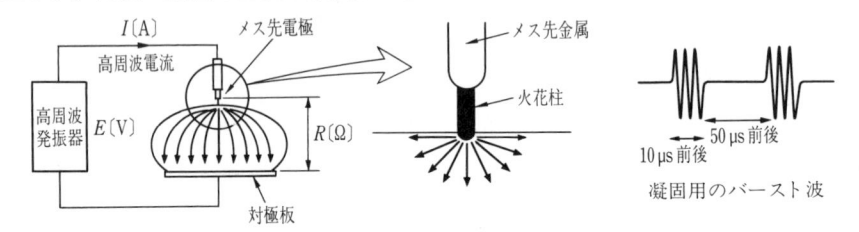

連続波の高周波（300 kHz〜5 MHz）による切開作用とバースト波による凝固作用

図 10.10 電気メスの基本構成と放電模様〔参考文献6），p.231, 図16-1 より〕

10.5 レーザメス

レーザは単一周波数の人工光であり，自然界には存在しない。この人工光は可干渉性，単色性，指向性，高出力や高輝度などの特色をもっている。レーザには気体，液体，固体，半導体レーザなどのいくつかの種類があって，医用レーザのおもなものを挙げると，**表 10.2** のようになる。

光には紫外・可視・赤外のように波長依存性があり，生体作用は連続波光かパルス波光かによって大変異なる。例えば，連続波では気化・蒸発が起こって，煙霧を発生しながら切開が行われる。それと同時に切開断面の両側に熱凝固層が形成され，深部には光の透過が進行して切開がさらに深部に進む。パルス波では，表層部に気化・膨張現象が発生し，局所的に止血凝固を行う。なお，レーザ光は指向性が強いため，導光路は反射鏡による多関節マニピュレータの使用が必要となる。ガイド光のずれや誤った部位へのレーザ照射に留意しなくてはならない。

表 10.2　おもな医用レーザの種類と用途

種類		発振様式	波長〔nm〕	連続出力〔W〕	ピーク出力〔MW〕	用途
固体	ルビー	パルス Qスイッチ	694.3 347.2 (第2高調波)	1.0	1〜1 000	眼科用光凝固，皮膚・腫瘍・脳への照射，細胞微小外科，ホログラフィ，分光分析
	Nd-YAG	連続波 パルス Qスイッチ	1 064 532 (第2高調波)	0.02〜2 10〜100	1〜20	温熱療法，砕石，創傷治癒，疼痛治療，レーザメス，内視鏡，分光分析，腫瘍の診断・治療
気体	炭酸ガス	連続波	9 620 10 600(遠赤外光)	0.02〜0.05 10〜5 000	10	血管吻合
	アルゴン	連続波	454.5〜514.5 (可視光)	0.2〜20	10	眼科用光凝固，レーザメス，細胞微小外科，蛍光，ホログラフィ，細胞分別
	クリプトン	連続波	457.7〜805	0.5〜5		ホログラフィ，赤外内視鏡
	窒素	連続波	337.1	0.04〜0.25	0.06〜10	生物学的研究，腫瘍の治療
	エキシマ (XeCl)	パルス	308			生物学的研究，色素レーザ励起
半導体	GaAs	準連続波	840	0.001〜0.02		疼痛抑制
	AlGaAs	準連続波 パルス	780, 830 904	0.01〜0.06	10^{-5}	創傷治癒，疼痛抑制，血流測定

〔参考文献 6），p.241，表 17-1 を改変〕

　可視光のアルゴンレーザは，ヘモグロビン吸収が強力で，ヘマトポルフィリン誘導体（HpD）が腫瘍組織内に多く残留するので，光化学反応による腫瘍の選択的治療に用いられる。Nd-YAG レーザは生体組織内に比較的深く入って光散乱が大きく止血・凝固作用にすぐれている。

　電気メスは還流路を確保しないと熱電流として切開作用を生じないが，レーザ光は一方的に放射するだけで受光条件によってのみ作用が決まる。この点が電気メスと大きく違う性質である。

11 人体機能補助装置

　体の老化はまず目に現れるといわれている。加齢とともに水晶体が硬くなり，弾力を失うにつれて遠近の調節がしにくくなって，近点が 22 cm 以上になり近くが見えにくい状態になる。健康時，目は網膜上にはっきりと結像するように，距離によって水晶体の厚さを自動調節する。図 4.12 (a) に見られるように，近くを見るときは毛様体筋が縮小して，毛様体突起が伸び，毛様体小帯が緩む。すると水晶体は自己の弾力で緩み，厚みを増す。反対に遠くを見るときには，逆の現象が生じて水晶体は薄くなり，瞳孔が拡大するという対応をする。この機能が劣えて老眼になるのであるが，その際には老眼鏡をかければよいと単純な認識をしている。

　近視は眼球軸が長いか，水晶体が厚すぎるために網膜の前方で像を結ぶ。遠視は眼球軸が短いか，水晶体が薄すぎるために網膜の後方に像を結ぶ。

　これらの老眼，近視，遠視に対して眼鏡を使用することでごく自然に日常生活に溶け込んでいる。眼鏡の起源についての定説はない。アラブ系の数学，天文学，哲学，医学者である Alhazen（956 年頃～1038 年，アラビヤ名 Al-Hasan ibn al Haytham）は光学的な立場から眼の構造を調べ「視覚論」を著述してレンズの拡大力を指摘している。その影響を受けてイギリスの自然科学者 R. Bacon（1214 年頃～1294 年頃）が「Opus Majus」（1266 年）の著作で拡大レンズの研究を発展し，13～14 世紀にかけてガラス工場の栄えたフィレンツェ市のガラス吹きの親方 Salvino d'Armatodegli Armati が 1285 年に眼鏡レンズを発明したといわれている。1609 年に G. Galileo が天体望遠鏡を作り，1650 年には A. Leeuwenhoek が顕微鏡を考案しているので，光学系としてのレンズの利用はかなり昔から進められていたと思われる。1285 年の初めての眼鏡がどんな形をしていたのか想像もつかないが，片目手持用眼鏡，鼻骨にかける眼鏡などを経て，現在の老眼鏡，遠近両用眼鏡，コンタクトレンズへと発展してきた。"眼鏡は顔の一部です"とばかりに昨今では美容の一部であるかのごとくいわれているが，この眼鏡が立派な人体機能補助機器であるという認識は少ないのではないだろうか。

　老化現象のもう一つの代表例として，白内障がある。網膜に焦点を絞って像を結ぶレンズ

の役割を果たす水晶体が白濁した状態が白内障で，早ければ40代で始まり，50代で35％，60代で80％，70代で85〜90％と老化に伴って増大する。一昔前は，白内障の手術は大変で，しかも機能は完全には復元しなかったが，現代では30分以内で終了し，外来で受けるくらいに容易な手術となった。手術は小さい切開口から超音波プローブで水晶体を乳化吸引し，その代わりに人工水晶体を入れる。機能は完全に復元する。ここでいう人工水晶体，すなわち通称眼内レンズは人体機能代行装置である。

また，虫歯や歯槽膿漏などなんらかの原因で抜歯したあとに入歯をする。これも人体機能代行である。老人が，あるいは身体障害者が使う杖も人体機能補助用具であり，さらに身体障害者用の車椅子も人体機能代行装置なのであろうか。いずれにしても人体機能補助装置は身近に多く存在している。

11.1 補 聴 器

11.1.1 補聴の要因

補聴器を必要とする対象には，老人性難聴のように単に機能が低下したという場合と，重度の障害をもっている場合とがある。老人性の場合は，単に聴力が低下したのだから，その分だけ音を大きくすれば補聴になると考えるのは早計である。どの周波数領域が聴きにくいのか，どの程度の大きさの音が聴きやすいのかが問題で，総合的にどのような特性の補聴器が自然な音感に近いかが要求される。

重度の障害者には，例えば鼓膜が振動しなくなって音が聴こえない疾患者には，植込型補聴器（人工中耳）を適用するとか，音声信号が聴覚神経（蝸牛神経）を刺激しないような聾者や高度難聴者には神経刺激電極を植え込み（人工内耳），外部より音声に相当する電気信号を与える方法がとられる。

聴覚の機構を図 11.1 に示す。耳介で集音された音声を含むもろもろの音は外耳道を通って鼓膜に達し，鼓膜を振動させる。外耳道の長さや太さは個人差が大きく，共鳴する周波数も 2 500 Hz から 4 000 Hz と広くばらつく。このばらつきが伝音特性（音響インピーダンス）の差となって画一的な特性の補聴器では満足できない要因となっている。オージオメータで音響特性を測定するが，この測定法は通常ヘッドホンで測定するので開放型の特性となる。しかし，日常生活の補聴器はイヤホンを使用するのであるから密閉型の音響特性となる。この違いがすでに特性の整合という点で問題となる。

耳小骨を介して 100 μm 以下の厚さの鼓膜で受けた音のエネルギーは前庭窓に伝えられるが，耳小骨の蝶番様動作により鼓膜面積の 20 分の 1 しかない前庭窓に集束されるので，鼓膜での受音圧エネルギーは振幅は小さくても約 30 倍の音圧となって前庭窓裏側の内耳液

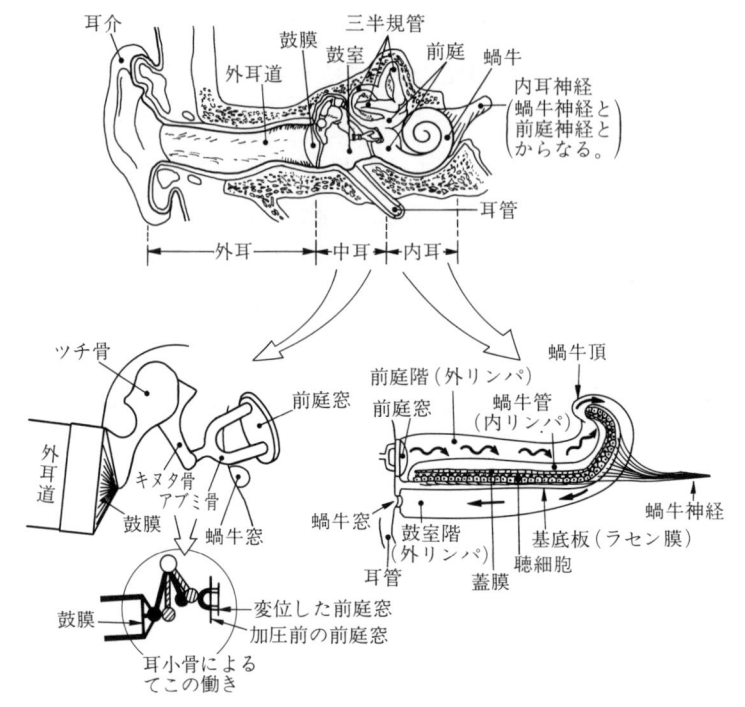

蝸牛（カタツムリ管）を引き伸ばすと中央に仕切りのある１本の管になるが，実際にはすっぽりと骨の中に埋め込まれている。
① 外耳道に集音された音声は鼓膜を振動させる。
② 鼓膜を振動させた音圧は耳小骨のてこの働きによって約30倍に増圧する。
③ 増加した圧力は前庭窓を圧動させ，外のリンパ液を揺すり波動を伝達する。
④ 外リンパ液の波動は聴細胞の聴毛を変形して電位変化を生じる。
⑤ 聴毛電位変化は蝸牛神経に伝達される。
⑥ 蝸牛神経信号は視床を経由して大脳皮質の聴覚野に伝わって音の内容を理解する（大脳の音声パターン認識）。

図 **11.1** 聴覚の機構

（外リンパ液）を振動させることになる。この振動波は蝸牛頂まで伝導され，蓋膜に接した聴細胞の聴毛を変形させて電気信号を発生させ，蝸牛神経に達する。この信号は延髄，視床を経て大脳皮質の聴覚野に到達し音として理解される。

　聴力低下を起こす疾患の原因は，遺伝性の高度なものから，後天的なもの，中耳炎や老化による軽い難聴まである。中耳炎で鼓膜に穴が開くというのは比較的多いし，耳かきをして誤って穴を開けたとか，耳に平手打ちを受けて穴が開いたとか，鼓膜に穴を開けてしまう例は意外に多い。これらのかなりの場合は３か月以内には自然治癒するといわれているが，２年ないし３年たっても穴が開いたままで，しかも耳鳴りなどの症状が発生するようになれば手術をするという段取りになる。手術後は自前の鼓膜が再生して聴力が復元することになる。老人性難聴は，このような形態的な変化に起因するのでなく，内耳から聴神経を含む感音性難聴を特徴としているので，感音系の末梢から中枢まで各部の機能低下が混在してお

り，症例によって機能低下している部位が異なるために，聴力低下度が同程度でも語音の聴取能力に個人差が生じることになる。

11.1.2 体外式補聴器

補聴器の基本的な構成はマイクロホン，増幅器，音量調整器，電力増幅器，出力制限装置，イヤホンであるが，商品として販売されている種類は 400 以上にもなるといわれる。基本形は**図 11.2** に示すように 4 種類に集約されるが，前述のように難聴の要因が多岐にわたっていることと，個人差があることから，標準品，オーダメイドを含めて機種が増えるのは当然といえる。オージオメータによる測定法と補聴器のイヤホン式の違い（開放型か密閉型）によって，実際にどのように聴こえているのかの評価（フィッティングの程度）が難しいことにもよる。音声の聴きやすさは話す速度，母音と子音の関係，音の強弱の度合い，音の指向性などの総合的な情報で決まる。よりよいフィッティングの補聴を個々人に行えるように，**図 11.3** の機器のごとくマイクロコンピュータですべてがディジタル信号処理されて要求性能を自動的に補正してくれ，かつ外耳道の形をとって製作するので密着性のよい挿入ができる。

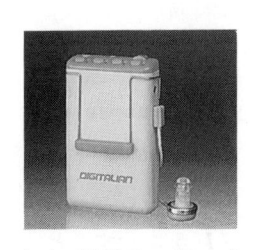

(a) 箱形ディジタル式 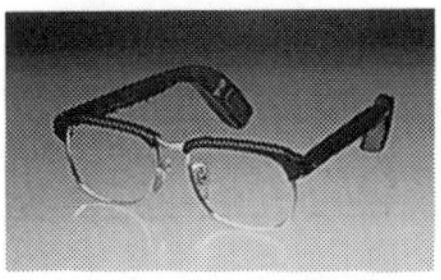　　(b) 骨導眼鏡形

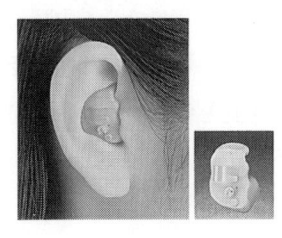

(c) 耳穴形 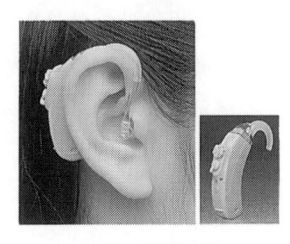　　(d) 耳掛け形

図 11.2 補聴器の種類

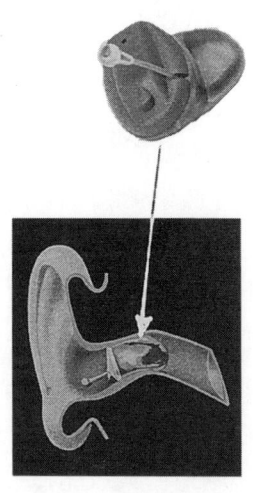

電池を含めて大豆程度の容量にすべての機能が包含され，しかも信号は入力段からディジタル化され，特性が自動的に調整される。形状は耳穴から型をとってフィットするように製作されている。

図 11.3 ディジタル補聴器の例（デンマークのワイデックス社製）

11.1.3 植込式補聴器

重度難聴者のための補聴方法として，植込型補聴器が開発されている。人工中耳は，中耳炎後遺症，慢性中耳炎など高度の伝音系の機能障害がある場合に，図 11.4 のような鼓膜，耳小骨の機能を代替するものとして使用される。人工中耳は大別して体外部と体内部で構成され，体内部のみが耳介後部の皮下と中耳腔に植え込まれる。耳介後部に装着される体外部は，マイクロホンから入力された音声信号を電気信号に変換し，振幅・音量調整ののち，電力増幅器の出力に接続されている体外コイルによって電磁波信号に変換される。この電磁波によって体内コイルに誘導される信号が電気信号に変換され，さらに振動素子により機械振動に変換されてアブミ骨を振動させる。このように人工中耳の信号伝達方式は中耳伝音部に代わって直接アブミ骨を振動させるため，過度応答にすぐれ，ひずみも非常に少ないこともあって臨床結果でも非常にクリアな自然な音響が得られている。

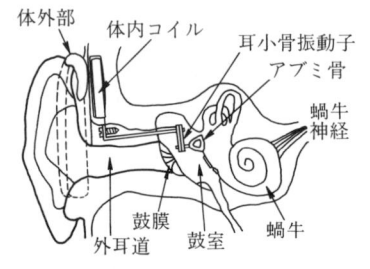

(a) 人工中耳（体内コイル信号による耳小骨の振動方式）の植込模型

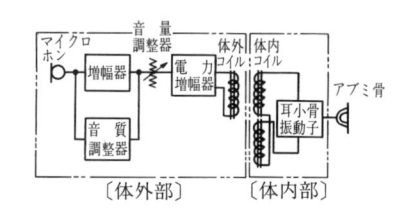

(b) 電気回路のブロック図

図 11.4 人工中耳の原理図（ME 機器ハンドブックより）

一方，亡くなった人の目の角膜を目の不自由な人に移植するためのアイバンクがあるように，耳の移植のためのイヤバンクの活動が一部で始められている。図 11.5 に示すごとく，移植可能な部分は鼓膜からアブミ骨までの中耳である。移植の対象は，慢性中耳炎や生まれつきの障害などで鼓膜が完全でなかったり，耳小骨のつながりが悪かったりしている中耳伝導障害者である。人工内耳より移植による治療効果の方が自然で良好であるのは，移植を受けた人の言をまつまでもなく当然のことと思われる。イヤバンクの活動と移植治療の普及が期待されるところである。

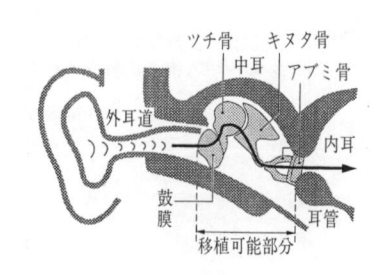

図 11.5 耳の生体移植
〔兵庫イアーバンクのパンフレットより〕

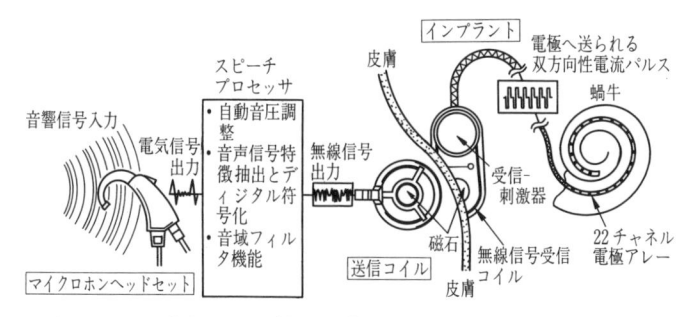

図中ラベル：インプラント、電極へ送られる双方向性電流パルス、スピーチプロセッサ、皮膚、蝸牛、音響信号入力、電気信号出力、自動音圧調整、音声信号特徴抽出とディジタル符号化、音域フィルタ機能、無線信号出力、受信-刺激器、磁石、無線信号受信コイル、送信コイル、皮膚、22チャネル電極アレー、マイクロホンヘッドセット

スピーチプロセッサは音声信号を適切な電気信号の大きさに変えたのち，音質の特徴抽出をしてディジタル符号化する。これを無線信号にして送信コイルより体内受信コイルに受信させ，蝸牛神経内に配列された22チャネルの電極に印加する。

図 11.6 人工内耳の原理図（ME機器ハンドブックより）

人工内耳は重度難聴者および聾者の蝸牛に図 11.6 のように刺激電極を植え込み，人工中耳と同様なコイル結合により，特殊な音声信号を送って蝸牛神経に直接伝達する方式である。このような人々は，大脳皮質聴覚野では言語として認識した経験がなく，言語理解には読唇術と組み合わせたリハビリテーションを行って認識能力を確保できるようにする。

11.1.4 聴力と大脳の機能

老人性難聴は特定の部位の障害でなく，かなり広い範囲にわたる多種の機能障害が混在している。したがって，音はかなり聴こえるし聴きなれた語音は理解できるが，ゆがんだ語音は聴こえにくく騒音中の語音も早口言葉も聴き分けにくいと推定される。一方「自分にとって都合のよいことは聴こえるが不都合なことは聴こえないふりをする」とよくいわれるが，それは音声を音としてのみ聴いているのでなく，大脳の働きで会話の前後の様子や背景によって選択的に内容を理解するという意味であるといえる。人工内耳が実用化されても，装用者は自然の音声を聴くという状態ではないと思われる。理論的には補聴法がうまく整合しているとも思えない人々が補聴器の効力を受けることになる。このような難聴者はほとんどすでに言語を獲得している後天性の難聴といえる。つまり，脳で音を聴く能力（言語や音の性質を理解する能力）をもっているということである。このことを裏返せば，先天性難聴者は乳幼児の時期に植込型補聴器を施すのが望ましい。幼児期に音に対する大脳の聴覚野の機能を発達させれば，言語の理解能力が形成されると期待されるからである。これが原点になって，会話が可能になる。1988年当時，日本では人工内耳をつけている人は800人未満であったが，4歳未満で手術を受けたのはたった10人であった。10年後の今日207人の小児に人工内耳を植え込んだといわれており，徐々に進展しつつあるのは確かなようだ。一方，アメリカでは4000人以上の小児に人工内耳が植え込まれており，人口の比率で考えると日本の5倍にも達する。

11.1.5 新生児・乳幼児の補聴法

幼児の聴力検査では，図 4.11 に示したような無条件反射を利用する方法，音刺激に対する跳上反射やまばたきあるいは目を大きく見開いたりするなどの原始的な無条件反射を利用する方法などが聴力についての手がかりとして使われた。ハイリスク児については図 2.31 に示したような聴性脳幹反応（ABR）による聴力検査が施行されてきたが，客観的に片側ごとの聴力は測定できるものの，手技的に容易ではない。

両親は新生児がいつごろから言葉を話し出すかを知っているのが普通である。12 か月から 15 か月になっても何の言葉の反応や表現がない場合に心配になって病院に行くが，子供の発育には個人差があるのでどうしても我が子の言葉の発育が遅いと感じて積極的に医師に相談を持ちかけるのが 3 歳近くになってからという場合が非常に多い。これでは大脳の発育から考えると遅すぎることになる。難聴を早期に発見し，補聴器をつけて早期療育を行うことが言語の発展に効果的であることはいうまでもない。

アメリカ小児科学会は，顕著な聴力障害は出生児に存在する最も一般的な異常の一つであり，もしも検出されないままであれば将来発話，言語，および認識力の発達を阻害することに注目して，生後 3 か月以内に乳児の聴力障害をすべて検出し，6 か月までに適切な療育を開始することを目標に設定している。正常新生児 1 000 人当り約 1～3 人に，また NICU 収容児 100 人当り約 2～4 人に顕著な両側聴力障害が存在するが，現在のところこれの平均検出年齢はアメリカにおいて生後約 14 か月である。そこで乳児聴力障害の全検出には，すべての乳児を対象とした無差別スクリーニングが必要であり，ハイリスク登録者（例えば聾の家系）のみのスクリーニングでは顕著な先天性聴力障害をもつ新生児の約 50 ％ しか識別できないことを指摘している。1992～1996 年の間に A. L. Mehl らによるコロラド州での新生児聴力スクリーニングの実施が先鞭となって，すでに 22 州で新生児聴力スクリーニングの施行が法制化され，続く他の 18 州も法制化の段階にあり，かつアメリカ小児科学会が上記のような勧告を行い，連邦議会がこれを承認するという現状（1999 年 8 月）に至って，乳児聴力障害スクリーニングの重要性が広く認識される時代になってきている。

生理検査的スクリーニングには，誘発耳音響放射（evoked otoacoustic emission：EOAE）と聴性脳幹反応（auditory brainstem response：ABR）がある。EOAE 法は，外耳道に超小形のスピーカとマイクロホンが一体となったプローブを挿入し，スピーカからクリック音またはバースト音を刺激音として放出する。この刺激音が中耳からの反響音としてマイクロホンで検出される。反響音が発生するのは図 11.7 に示す外有毛細胞が刺激によって長さを変え，そのため基底膜の振動が増大し，鼓膜を振動させるからである。EOAE 法の装置は検出音の周波数成分，ひずみ特性，反響音圧などを測定する機能を備えた簡単な装置であるが，外耳や中耳内の剝片や液体（新生児の中耳ははじめは液体が充満し，生後数

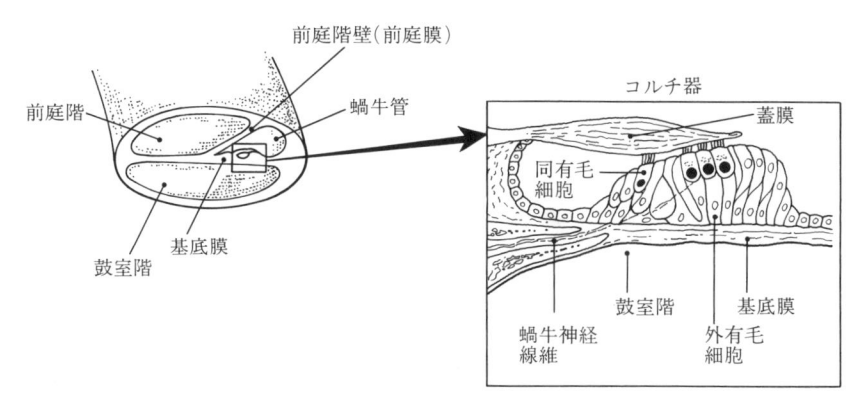

図 11.7 蝸牛の断面とコルチ器構造

時間から数日を要して空気が満ちる）に影響されやすい。

　ABR法の原理は，図2.31，2.32に示した成人の検査法と同じで，クリック音に反応する脳波を乳児の頭部に貼り付けた3個の電極で記録して測定する。ABRスクリーニングでは乳児が安静な状態でなければならないが，中耳や外耳の剝片などには影響されない。生後24～28時間にスクリーニングを実施した場合，再検査率は3％以下が実現可能といわれる。ABR波形のパターンを自動的に認識して判定する自動（automatic）ABR（A-ABR）方式でも再検査率を4％以下にすることが可能な装置が実用化されている。そこでA-ABRを中心に，検査の原理と早期治療の意義について述べる。

　A-ABRの測定法は図11.8(a)に示すように，両側の耳介にイヤカプラを装着し，前額と項(うなじ)に検出電極を，肩口に基準電極を装着し，イヤカプラからのクリック音の刺激で導出される脳波信号を図11.9の装置で加算処理し，判定基準（テンプレート）に照らして正常

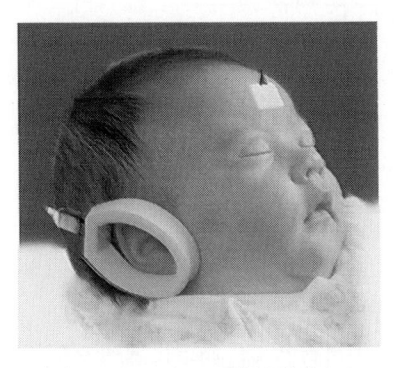

(a) イヤカプラと電極を装着した　　　(b) イヤカプラの構造
　　測定時の幼児の自然睡眠状態

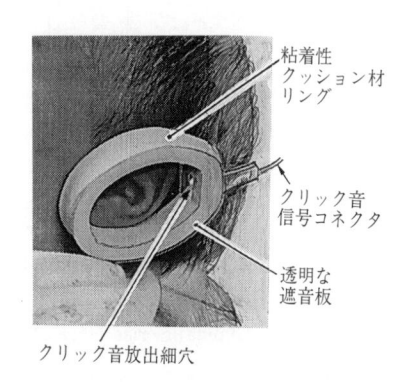

図 11.8 A-ABR法の聴力測定法

11. 人体機能補助装置

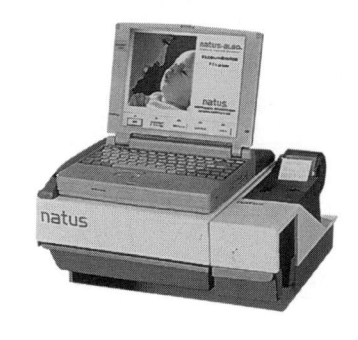

natus-ALGO 2e（Natus Medical Inc. 製）
〔日本ユーロテック(株)提供〕

図 11.9 A-ABR の測定装置

か要再検査かの識別を行う。イヤカプラは正確な取付けが容易で，検査中も耳介などを観察できるように平行面には透明な遮音板を，周囲部はカプラ位置のずれを防ぎかつ耳管のつぶれを避けるように粘着性クッション材で構成され，後縁部細穴よりクリック音を放出する〔図 11.8 (b)〕。クリック音は，周波数帯域 700～5 000 Hz（±5 dB），持続時間 100 μs，音圧 35 dBHL (hearing level) で左耳 34 回/秒，右耳 37 回/秒で同時に刺激する。

スクリーニングの装置本体（図 11.9）は，オペレータの関与なしに自動的に稼働して，最初の 1 000 回の加算後の反応検出の尤度比（ありそうな程度）を計算し，その後は 500 回ごとに同様の計算をする。クリック音に同期加算される信号処理は図 2.32 に見られる平均加算法と同じであるが，尤度評価が容易なように重み付けをしたバイナリテンプレートマッチングアルゴリズム（weight-binary template-matching algorithm）法を採用している（図 11.10）。テンプレートの矢印の長さは 9 時点における割合を合計した複合割合で各点に重み付けをするが，乳幼児の V 波（図 2.32 の V 波と同じ意味）とそれに続く負の谷の最も強い特徴に大きな重み付けをしている。反応が検出される確率が 0.999 97（4 標準偏差）の基準を超えると，検査は終了して合格（正常と判定）となり，15 000 回の加算でも合格しないときは，検査は停止され追跡検査となる。

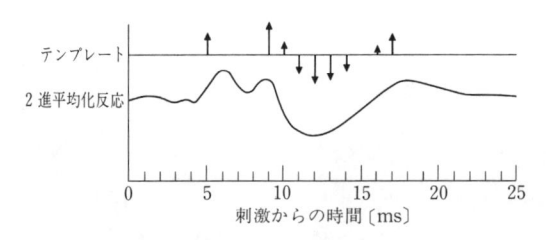

図 11.10 検出アルゴリズムで使用されているテンプレート
（テンプレートシフト ±1.5 ms）

〔Herrman, B. S.: How Does the ALGO Work Anyway?
Clinical Series No. 3, Natus Medical Inc. より〕

この A-ABR 法は，新生児・乳幼児が自然睡眠中に行える，測定に熟練者を必要としない，両耳が同時に測定できる，検査時間が短い（合格までの平均時間が 2～3 分，不合格で 7 分程度），再検査率が非常に小さいなどの利点がある。A-ABR の評価を従来の ABR 法

と比較評価すると，図 **11.11**(*a*) の A-ABR 法で合格した乳幼児の波形と，同図(*b*)の不合格になった乳幼児の波形を見ると，A-ABR 法が偽陰性率においても偽陽性率においても非常に低いことがわかる。これらの波形は被検者が NICU 室 87 人，健康児保育室 13 人，任意の臨床母集団の 53 人，合計 153 人の乳幼児の代表例であり，全数の成績は **表 11.1** に示す検証結果である。

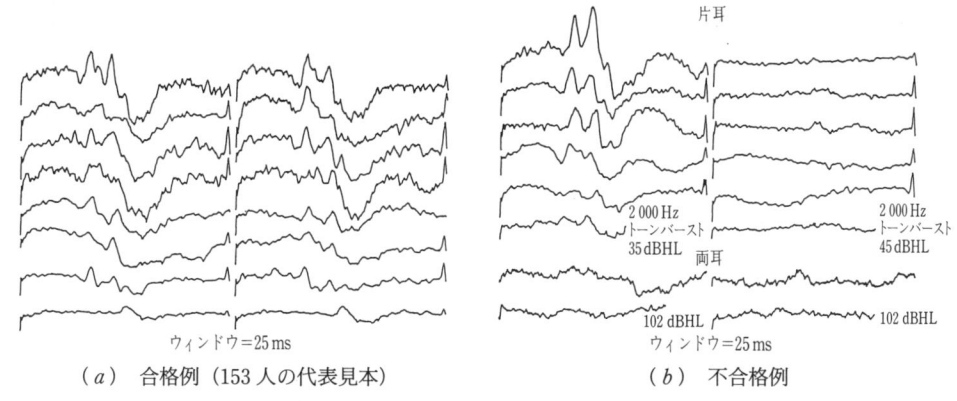

(*a*) 合格例（153 人の代表見本）　　(*b*) 不合格例

図 **11.11**　妥当性検証研究における A-ABR 乳幼児聴力スクリーニングにおける乳幼児の信号平均化反応の例
〔Herrman, B. S. et al. : Amer. J. Audiology, 4-2 より〕

表 **11.1**　ABR と A-ABR 妥当性検証結果

ABR 結果 (N=153)	A-ABR 結果	妥当性検証結果	
		一致	不一致
合　格	127	127	0
不合格	25	21	4
両耳	11	9	2
片耳	14	12	2
検査不能	1	—	—

〔Herrman, B.S. et al. : Amer. J. Audiology, 4-2 より〕

アメリカでは以上のような全新生児聴力スクリーニングが運用されつつある。以前は生後 6 か月までの難聴識別は滅多にされなかったが，A-ABR 法の出現がそれを可能とし，早期識別と治療の導入は聾および難聴者における言語発達に直結する効果をもたらしている。難聴が確認された場合，18 か月未満でも人工内耳手術を施行する幼児もいれば，6 か月程度の補聴器装用効果を確認する期間を必要とする幼児もいる。どのような治療をするかは，それぞれの幼児の症状によることは当然である。図 **11.12** の例は，18 か月で図 **11.6** に示したようにマイクロホンヘッドと磁石結合の送信コイルを装着する人工内耳を植え込んだ難聴者である。図 **11.13** は，16 か月から補聴器を使用している伝音難聴者の例である。これらの幼児が，このような治療を施されたことですぐ言葉の世界に入れるわけではない。長期間の辛抱強い努力と聴音・発音の訓練を重ねて，少年・少女の時期には健康人と区別のない

148   11. 人体機能補助装置

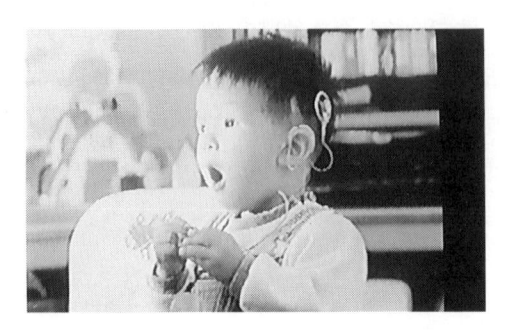

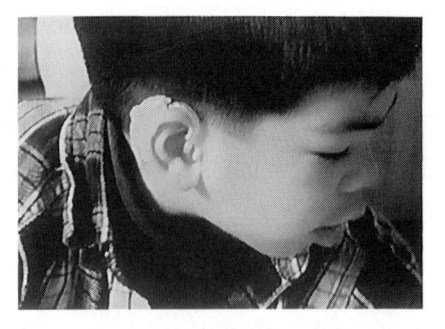

図 11.12 内耳植込み幼児（言葉のトレーニング中）
〔日本ニューロテック(株)提供〕

図 11.13 伝音障害難聴幼児の補聴器着用例
〔日本ニューロテック(株)提供〕

会話の世界に仲間入りをすることになる。

日本でもこの種の装置が使用され始め，医師による献身的な難聴児への対応が各地で開始されつつある。聴覚障害のある新生児は，年間 8 000 人に上ると推定されており，厚生労働省は 1999 年の時点で 5 年以内に全新生児を対象にスクリーニングプログラムの実施を目標としていたが，現時点で全国年間出生児約 110 万人の 50％ 程度まで普及するに至っている。

11.2 人工透析

11.2.1 腎機能と血液透析

血液の浄化作用を担う腎臓は，約 110 g のそら豆に似た形状の臓器で左右に一つずつあり，腎小体（糸球体，糸球体のう，細動脈）とそれに連なる 1 本の尿細管を最小機能単位として約 100 万個（一つの腎臓で）で構成されている（図 11.14）。腎臓を通過する血液は

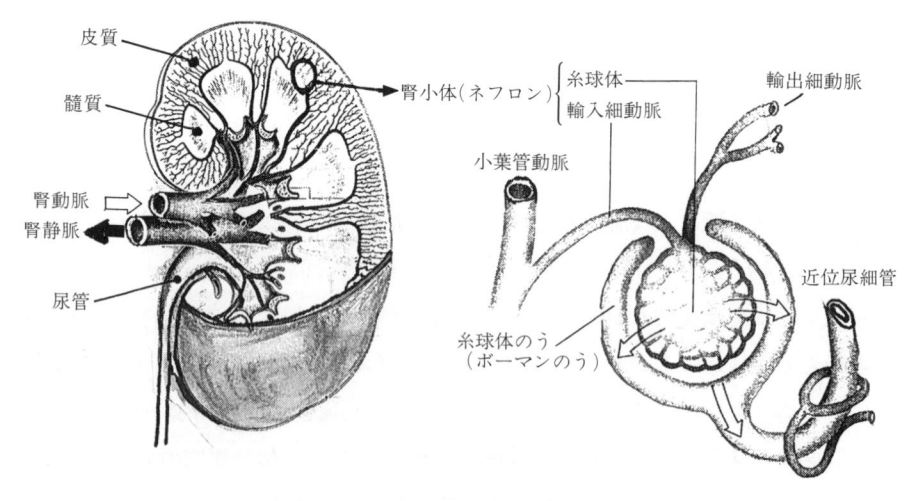

図 11.14 腎臓の機能模型図

1日1800 l にもなり，その血液から老廃物を除去し1日1.5〜2.0 l を尿として排泄している。

機能は糸球体における濾過作用と，尿管における再吸収および抗利尿ホルモンの分泌作用である。腎臓には心拍出量（約5 l/min）の25％に相当する1.2 l/minの血液が糸球体内を流れる。その間に，100〜130 ml/minの割合で糸球体濾過を受け，量にして成人で1日約160 l にも及ぶ。この大部分は尿細管腔で再吸収され，尿として排泄される量は濾過液の1％に相当する1.5 l 程度である。この1.5 l の尿中に生体に必要のない尿素，クレアチニン，尿酸などの老廃物が含まれている。腎臓の働きは，**表11.2**のように排泄機能，内部環境の恒常性の維持，内分泌機能，代謝機能など多岐にわたっている。

表 11.2　腎臓の機能

排泄機能	代謝老廃物（尿素，クレアチニン，尿酸など）の排泄
内部環境の恒常性維持	体液量の調節，体液浸透圧の調節，電解質平衡の維持，酸塩基平衡の調節
内分泌機能	エリスロポエチンの産生（赤血球形成促進），ビタミンDの活性化（カルシウム吸収），レニン産生（血圧調整），プロスタグランジン（平滑筋弛緩など一連の生理作用をする活性物質）の産生
代謝機能	ポリペプチドの代謝など

慢性糸球体腎炎（慢性腎炎），糖尿病性腎症，腎硬化症などの腎機能障害が進行し，腎臓が荒廃して働いているネフロンの数が10％程度以下になると腎不全となり，細胞外液量や成分の調節が乱れ，むくみや脱水，電解質濃度の異常が出やすくなる。ネフロンが減少すると，血液の濾過量も減少し老廃物の除去ができなくなるため，クレアチニンや尿素などの"ごみ"が体内にたまり，エリスロポエチンや活性型ビタミンDの製造能力が低下して貧血や骨の異常，高血圧となる。実際には，このような腎不全の状態になる前に，人工透析が必要となる。人工透析法には血液透析法と腹膜透析法の二つがある。

人工腎臓を用いた透析療法はこの30年間に急速に発展したが，その歴史は意外に古い。1912年に，現在と同様な考え方に基づく血液透析をジョンズホプキンス大学のJ. Abelがウサギで行っている。オランダのW. Kolffは1945年ころまでに現在の人工腎臓の基礎を築き，1950年代には実用器を完成して臨床に応用した。日本でも1965年前後から使用され始め，1976年に健康保険の対象に承認されてから爆発的に発展した。

腹膜透析もCAPD（continuous ambulatory peritoneal dialysis：持続携行式腹膜透析）法として1976年に欧米で開発され，日本では1984年に健康保険の対象に承認された。CAPDは在宅医療としてすぐれた特長をもつ有用な治療法で，積極的な社会復帰を目指す腎不全患者にとって大きな福音となっている。

11.2.2 体外式血液透析法

血液透析の原理は，特殊な膜に入れた血液透析液につけて，血液中の老廃物を透析液の中に析出し，血液を浄化するというものである．現実には，図 11.15 に示すホローファイバ型透析器（ダイアライザ）が使われる．透析器は直径 0.2～0.3 mm のファイバを 8 000～20 000 本束ね，ファイバの内側（透析膜厚は 10～40 μm）の中空に血液を流し，ファイバの外側に透析液を流す．血液を流す方向は，動脈側の流入口から静脈側の流出口である．一方，透析液は血流とは逆方向に流す．現在使用されているファイバの材料，すなわち透析膜の素材はセルロース系膜（再生セルロース，酢酸セルロースなど）が約 8 割，合成膜（ポリスルホン，ポリメチルメタクリレート，エチレンビニルアルコール，ポリアクリロニトリル，ポリアミドなど）が約 2 割である．患者の尿素分布容量（総体液量）に対する浄化度と透析時間の積の比で透析効果を評価するが，再生セルロース膜が透析効果がよいので最も多く使用されている．透析作用は図中に見られるように透析膜を介して血液と透析液の浸透圧（濃度差）によって物質が移動（拡散）する現象を利用している．したがって，透析液は血液から老廃物である尿酸，クレアチニン，尿素，水分などを析出し，造血ホルモンや活性型ビタミン D を作る働きや血圧調節をしている薬物（ナトリウム，クロム，カリウム，重炭酸など）を血液に浸透させて濃度の調整を行っている．腎臓と血液透析で最も異なる点は，

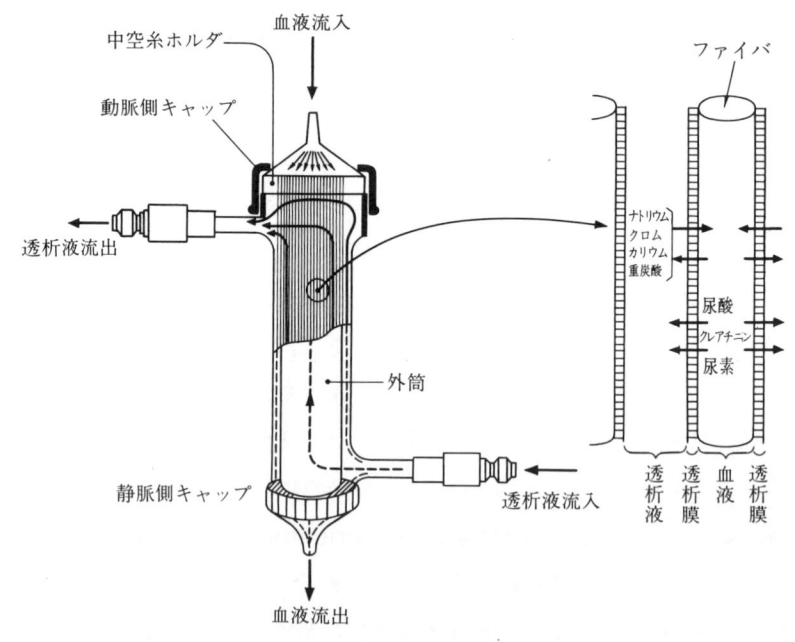

ファイバ直径 0.2～0.3 mm，透析膜の厚さ 10～40 μm で 8 000～20 000 本のファイバ束にして使用

図 11.15 透析器の構造

腎臓が休みなく働いているのに対して，血液透析は1週間に2～3回で合計8～15時間の一定間隔での治療だという点である。透析をしていない間は，体内の老廃物や水分，電解質濃度の変化が大きく，合併症発生につながりやすい。

図 **11.16** に透析回路の原理を示す。腕の橈骨動脈と橈側皮静脈のシャントした部位の動脈側から得られた血液は，血液ポンプを介してダイアライザに送り込まれ，ダイアライザで浄化されて静脈側に戻る。ダイアライザでは，透析液供給装置で調整された透析液が図 11.15 のように膜を介して物質や水の交換を行う。多人数用として複数台のダイアライザを使用する場合には，透析液供給装置は共通で使用して集中管理する。血液流路には血液凝固を防ぐために，抗凝固剤としてヘパリンを注入する。

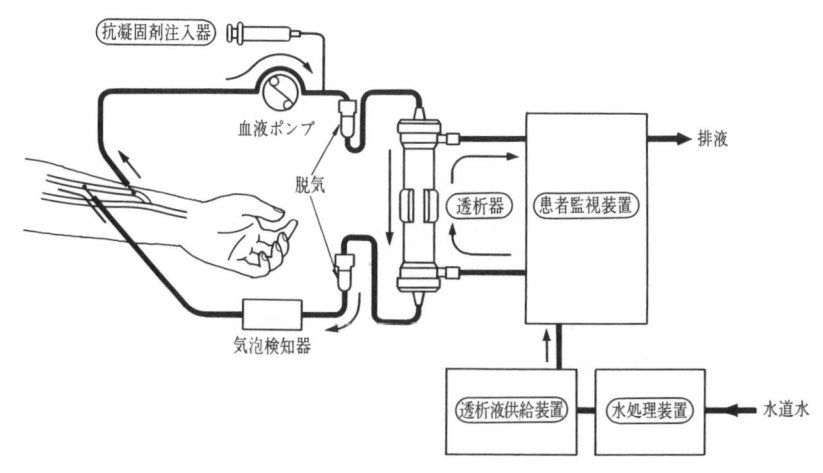

図 **11.16**　血液透析回路の構成〔参考文献15），p.52，図1より〕

図 **11.17** に透析監視装置の基本的な構成を示す。動脈側陰圧検知器は，動脈血導出部の回路内の陰圧を即座に検出し，血液流量不足に対して警報を発すると同時に血液ポンプを自動的に停止する機構となっている。異常な陰圧は血管の損傷や気泡混入の原因になるので，これを未然に防止する必要がある。動脈側回路内圧計および静脈側回路内圧計はダイアライザの入口部および出口部の圧を測定し，設定範囲内を逸脱した場合に警報を発する。圧測定部には気泡消去機能も備わっている。静脈血流入側の直前には気泡検知器がつながれている。この検出器は，患者の体内へ誤って気泡が混入するのを防ぐ最後の砦であり，重要な役割を担っている。気泡検出は，血液中の光の透過率を光電素子で検出する方式と超音波の伝播減衰を検出する方式とがあるが，前者に比べて後者の方が微細な気泡の感知能力が高いので優れている。気泡を検知した場合には，警報音を発し表示灯を点灯すると同時に血液ポンプを停止し，静脈側血液回路を自動的に遮断する機構となっている。

透析液系監視も血液透析には不可欠である。図 **11.17** に見られるように，透析液の成分濃度，漏血の状態，回路内圧，温度などの情報を検出して異常の発見と制御を行っている。

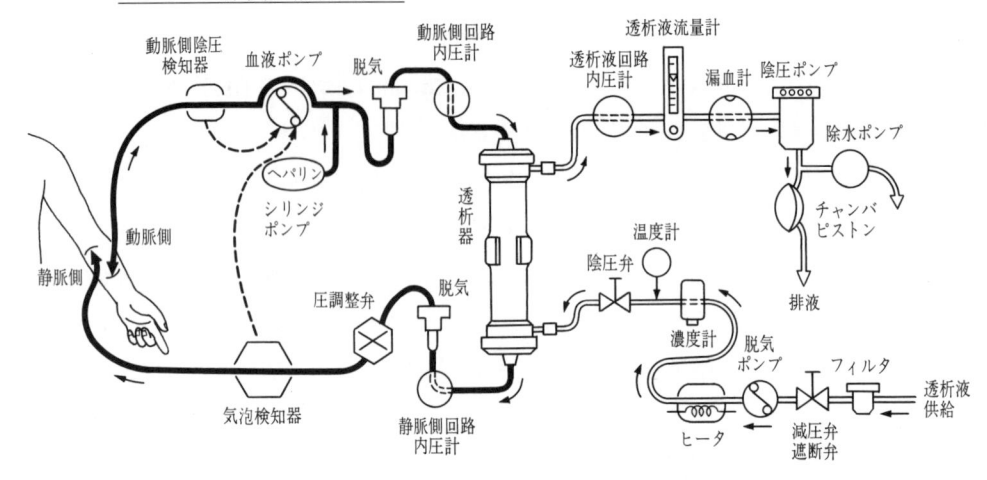

152   11. 人体機能補助装置

図 11.17 透析監視装置の基本構成〔参考文献 14），p.112，図 4-13 を改変〕

透析液回路系で大切なものに除水制御がある。除水制御装置は，任意の単位時間当りの除水速度の設定と総除水量を表示する。制御の方式は大別すると，陽圧による平均膜圧制御，陰圧による平均膜圧制御，閉鎖式透析液回路系からの定量ポンプによる制御がある。実際の除水量測定は，患者体重実測方式，電磁流量計やタービン流量計を使用して透析液流量差を経時的に測定する方式，閉鎖式透析液回路系からダイアフラムやピストンを使用して測定する方式などがある。

11.2.3 腹膜透析法

血液透析は通院して医師や技士の管理のもとに，時間的な制約を受けながら行われる治療である。それに対して，腹膜透析は持続携行式であることから，時間や場所の制限がなく，在宅医療として十分に活用できる点が大きな特徴である。腹膜透析法の原理を図 11.18 に示す。

腹膜透析は，腹壁を覆う壁側腹膜と腹腔内の諸臓器を覆う臓側腹膜の全体を使用し，腹膜

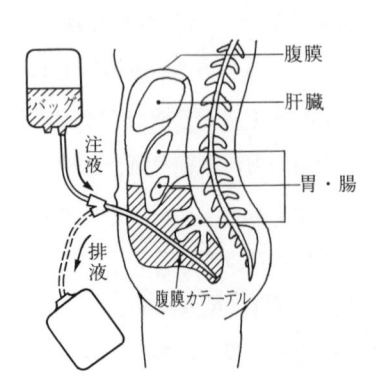

図 11.18 連続携行式腹膜透析法（CAPD）の原理図

をそのまま透析膜として利用する方法である。腹腔にあらかじめ植え込んでおいた直径5mmほどのシリコーン製カテーテルを通して密封されているビニルバッグ内の透析液を注入する。空になったバッグは取り外さずにカテーテルに接続したまま小さく折り畳み，下着の中に納めて健康人と同じように生活する。その間に図 **11.19** のごとく，血液が腹膜を介して腹腔内の透析液と除水・老廃物交換などを行う。

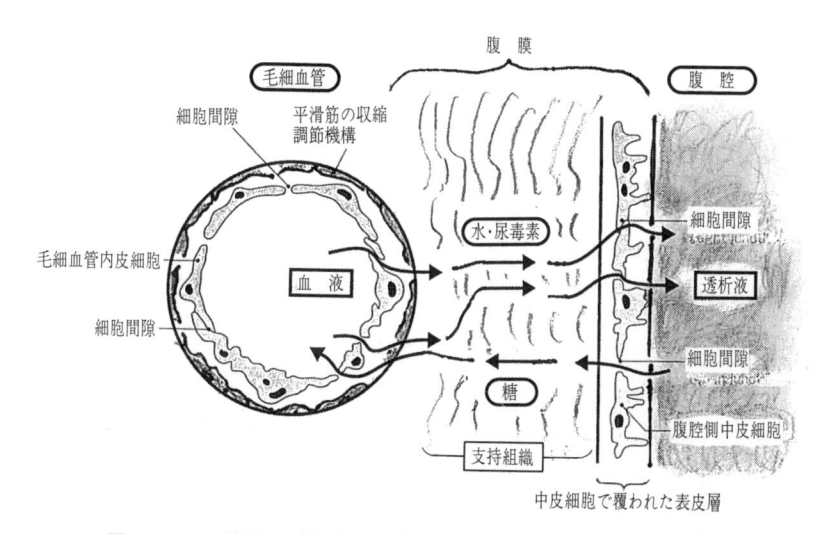

図 11.19 腹膜の透析模型図〔参考文献15），p.23，図4を改変〕

血液透析と比較すれば，シャントがカテーテル，ダイアライザが腹膜，血液ポンプが心臓，血流量が腹膜の血流量，限外濾過圧が腹膜毛細血管圧と考えることができる。除水は透析液のブドウ糖濃度と血糖との間の浸透圧差によって行われる。透析液を注入してから数時間後に空バッグを取り出し，腹部より下部に下げて，腹腔にたまっていた透析液をこのなかに排液する。古い透析液バッグを外して新しいバッグに交換し，再び新しい透析液を腹腔に注入する。この交換を毎日3〜4回繰り返すことになる。

以上の操作を自動的に行える装置もある。これは透析液を体内に送り込んだり取り出した

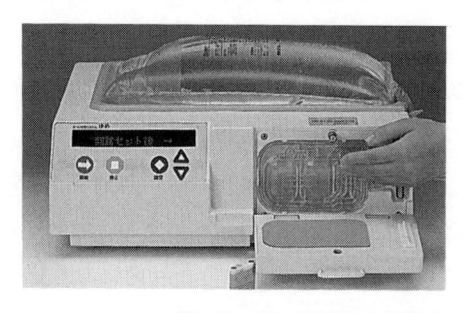

カセット回路方式の注・排液システムの腹腔膜透析装置で処方設定をするだけで簡単に操作できる。夜間就寝中に自動的に透析を行う。

図 11.20 CAPDの装置（バックスター製）

りする際に空気圧を利用する方式なので，図 11.18 のような高低差を利用する透析液の交換方式と異なり，高低差のない布団に寝ていても使用できる。また，注液と排液，液量の測定などはマイクロコンピュータを使った電気回路が中枢機能を担うので，取扱いが容易なカセット式になっている（図 *11.20*）。本体はビデオデッキほどの大きさと約 12 kg の重量なので，持運びに便利で在宅医療に適しているといえる。

11.3 その他の補助装置

11.3.1 人工心肺装置

人工心肺装置は心臓のポンプ作用が停止している間，これに代わって全身の臓器への血液灌流を行い，同時に肺の呼吸機能を代行して血液のガス交換を行う装置である。

この装置は基本的に血液ポンプ，酸素化装置，熱交換器および貯血槽からなっている。おもに開心術の補助手段として体外循環に用いられるが，心臓のポンプ機能が著しく低下し臓器・組織が循環不全に陥った場合の補助循環，肺のガス交換機能が高度におかされた場合の肺機能補助，胸部大動脈瘤手術の補助として，脳分離体外循環や部分体外循環にも用いられる。人工心肺において，心臓の代行を行う血液ポンプには，弾性チューブをローラでしごいて血液を送り出す容積ローラポンプ方式とディスポーザブルなコーン型遠心ポンプ方式がある。血液を酸素化，脱炭酸ガス化する肺の代行装置は，消泡技術の開発によって実現した気泡型方式と，最近では生体肺と同じく膜を介してガス交換する膜型人工肺の方式があるが，後者が主流である。人工心肺は脈流量，血液温度，個別臓器への部分灌流などの正確なコントロールのほかに，血液凝固対策，感染対策などが必要で，これの運用には専門の知識と技術をもったオペレータが当たらなければならない。

11.3.2 植込式人工心臓

人工心臓は全置換型を主体に，40 年以上も研究されてきており，アメリカを中心に置換埋込みが試みられてきたが，長期生存例はなく最長 622 日であった。埋め込まれた人工心臓はいずれも空気駆動型で，空気を送る太い管が皮膚を貫いて体外に出ているために感染を起こしやすいことと，ポンプ内の血栓がおもな原因で長期生存を困難にした。現在では，心臓移植待機中に重篤な心不全に陥った患者の一時的な救命策として使われている。人工心臓の進展は，血液ポンプの駆動方式とそのエネルギーの確保，血栓が生じないような材料や構造の開発にかかっている。アメリカでは完全埋込型人工心臓の開発のための大形プロジェクトが開始され，2005 年を臨床応用の目標に定めている。このような状態になれば，人工心臓は補助機能装置でなく，完全な代行機能装置あるいは治療器の範疇になってくる。

11.3.3 大動脈内バルーンパンピング装置

大動脈内バルーンパンピング（intraaortic balloon pumping：IABP）装置は，急性心筋梗塞後の心不全，心臓手術後のショックや体外循環からの離脱困難時に，心臓の仕事量軽減と冠状動脈血流量増加補助として用いられる補助循環装置である。これは，大動脈内にバルーンカテーテルを挿入し，**図 11.21** のように，心電図や血圧波形を利用してバルーンを心周期に同期させ膨脹収縮させるという方法である。短時間かつ低侵襲の処置であることから広く普及している。

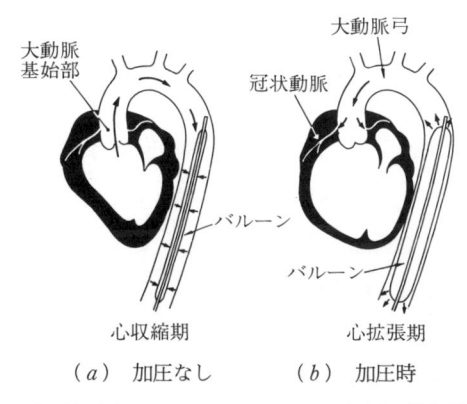

図 11.21 バルーンカテーテルの加圧の動作例

装置本体は，これらの信号を検出する信号検出部とこれらの信号を用いて加圧用ポンプを制御するための制御部で構成される。バルーンの膨脹はガス圧の駆動で行われるが，分子量が小さく粘性抵抗も小さく，かつ万一バルーンが破裂しても安全性を保つため，ヘリウムガスが一般的に使用される。バルーンは大腿動脈より経皮的に挿入され，下行大動脈内に留置されるが，拡張期にバルーンを急激に膨らませて大動脈拡張期圧を上昇させる。この圧上昇で冠状動脈血流量を増加させて心筋に酸素を供給する。一方，収縮期では急激にバルーンを収縮させて左心室からの血液駆出の妨げにならないようにする。健康心では，心収縮期終了と同時に大動脈弁が閉鎖される。その際に大動脈基始部で大動脈弓から血流が逆流する現象で冠動脈が加圧される。この加圧によって冠動脈流が形成される。冠動脈のある部分に梗塞などがあって冠動脈抵抗が大きくなると，通常の逆流圧では十分な冠動脈血流が得られないことになる。このような場合には，心拡張期開始時に同期してバルーンを膨脹させ，冠動脈血流の増大を補助してやる。このためにバルーンの膨脹収縮のタイミングを正確にとる必要がある。装置本体は心電図と血圧信号をコンピュータで自動的に記憶・学習してタイミングを正確に調整する機能をもっている。

12 医療情報システム

12.1 コンピュータがシステムを作る

　病院の医療業務を効率的に運用し，患者サービスの向上と病院経営の安定のために，大形コンピュータを導入して集中的に事務処理を行うことから病院のコンピュータ化が始まった。コンピュータの利用方法や範囲は病院施設によって異なっていた。

　初期の大形コンピュータによる集中的な処理形態から，現在はコンピュータの小形化と高性能化によりそれぞれの施設に適した処理をするダウンサイジング化と分散化されたコンピュータシステムになってきた。具体的にはパーソナルコンピュータとワークステーションを中心にしたネットワーク化が進み，情報処理や情報伝達のために病院のあらゆる業務がコンピュータ化の対象となっている。しかも，コンピュータ機器の高速化とネットワークの高速通信が可能になったことにより，その対象は一つの病院内にとどまらず，地域ばかりか全国的な規模に拡大しつつあり，やがて全世界へと広がりを見ることになるであろう。このような現象を考えると，医療のコンピュータシステムは**表12.1**に示すような範囲になる。

　このような広範囲の医用システムのなかでどれが医療情報システム（clinical information system：CIS）なのかという境界を設定するのは困難である。あえて分類を試みれば，診療支援システムでの臨床検査システム，患者監視システム，画像情報処理システム，看護支援システムであり，診療関連システムでの病歴管理システムであり，地域医療情報システムでの救急医療情報システム，遠隔地医療情報システム，在宅医療支援システムである。ここに抽出したシステム自体はそれぞれ内容が膨大で，個々のシステムがそれ自体で機能するばかりでなく，システム相互間でも通信（情報交換）でき，どこからでも各システムの情報に接することができる。そのために，情報処理，表示，伝送方式の標準化，用語の統一が必要である。現に電子カルテではこの問題に大きなエネルギーが各分野から提供され，作業が進んでいる段階である。

12.1 コンピュータがシステムを作る

表 12.1 医用システム

①―病院情報システム
  ―診療支援システム
   ・オーダシステム
   ・臨床検査システム
   ・患者監視システム
   ・画像・情報処理システム
   ・病棟システム
   ・看護支援システム
  ―診療関連システム
   ・患者予約・案内システム
   ・調剤システム
   ・給食管理システム
   ・病歴管理システム
  ―医事システム
   ・レセプト作成システム
   ・医事統計システム
  ―病院管理システム
   ・物品管理システム
   ・薬剤管理システム
   ・財務管理システム
   ・経営管理システム
  ―研究・教育システム

②―地域医療情報システム
  ・結核・感染症サーベイランスシステム
  ・救急医療情報システム
  ・遠隔医療情報システム
  ・病診連携システム
  ・在宅医療支援システム
  ・住民検診システム

③―その他
  ―健康管理システム
   ・総合健診システム
   ・専門ドックシステム
   ・健康増進システム
  ―テレメディシン
   ・テレカンファランスシステム
   ・テレラジオロジーシステム
   ・テレパソロジーシステム

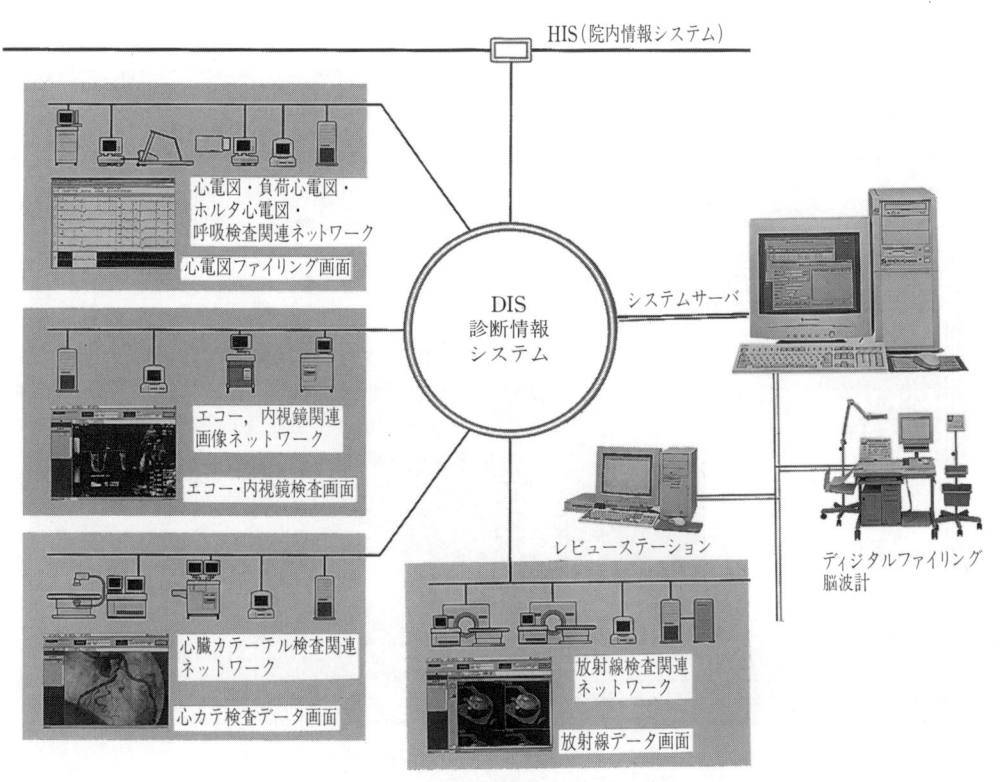

図 12.1 診断情報システムの構成

12.2 システムの広域性

医療情報システムを構成する個々のシステムを取り上げるとシステム概念が狭く理解され

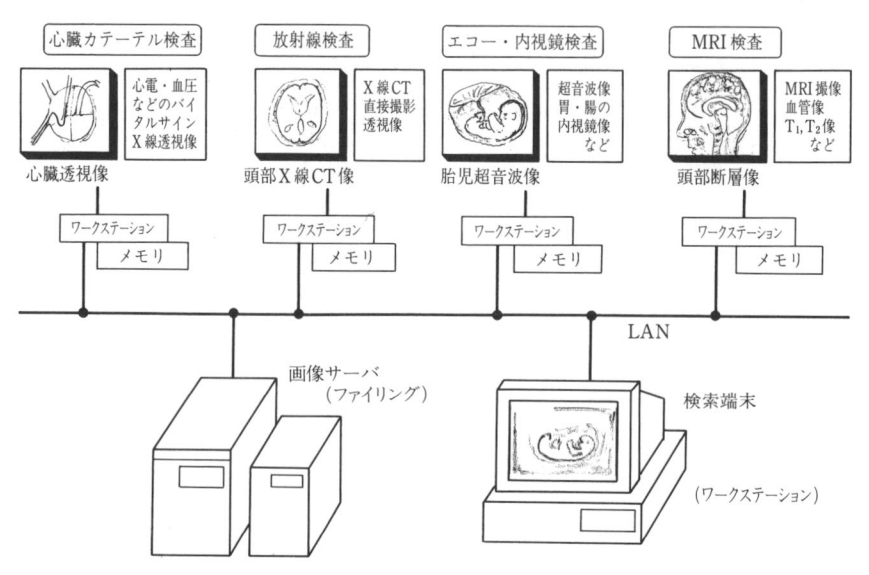

(a) 医用画像のファイリングシステム

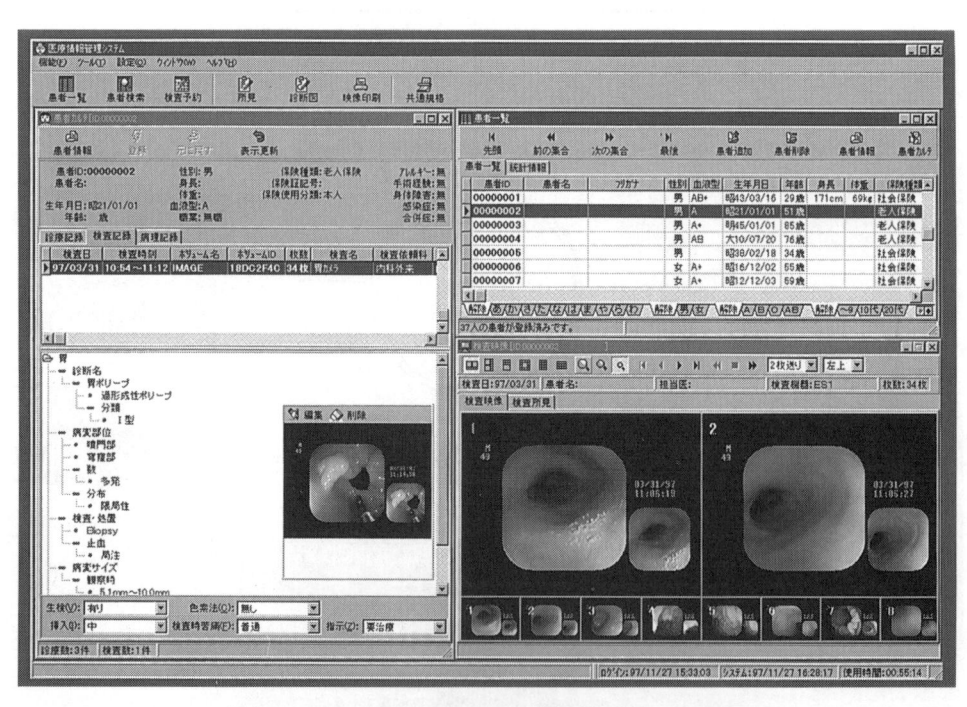

(b) ファイリングシステムからの内視鏡画像の検索画面

図 12.2 画像情報処理のファイリングシステムと検索画面

がちになるので，事例として混合のシステムや，単独で利用されるシステムをいくつか紹介することにする。

図 12.1 に診断情報システム（diagnosis information system：DIS）を示す。システム名は表 12.1 に出てこないが，臨床検査システム，画像情報処理システムの複合で検査項目ごとにそれぞれシステムを構成し，いろいろな画像情報も画像データの種類によっておのおのシステムを構成する。それらが総合的に結合してシステムサーバに接続されているので，データは一括して保管される。これらは，必要に応じて，レビューステーションで検索することができる。この DIS 自体も一つのサブシステムであり，基幹になっている病院情報システム（hospital information system：HIS）に接続されている。

図 12.2 は医用画像情報の処理・ファイリングシステムと検索画面の一例である。画像は情報量が多くディジタル化して処理・ファイリングを行うが，DIS のサブシステムともなりうるので大容量の画像サーバを使うことになる。検索は DIS 内で行えるので，同図(b)の内視鏡画面も端末から見ることができる。

12.3 システムの社会的役割

図 12.3 に遠隔診療支援システムの模式図を示す。遠隔診療といっても，高速通信網の

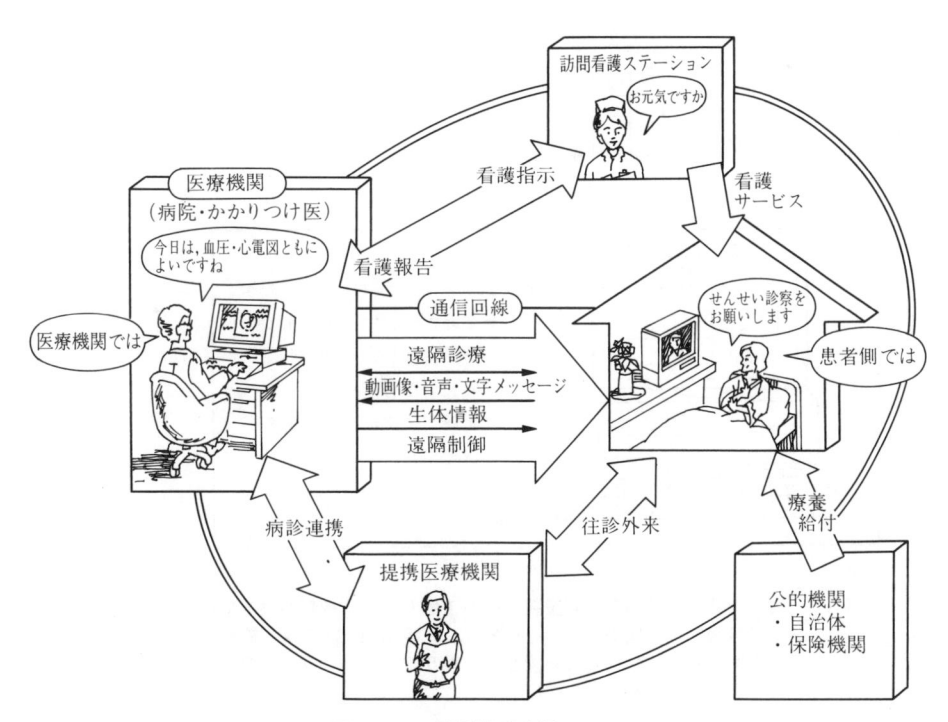

図 12.3 遠隔診療支援システム

160   12. 医療情報システム

発達とコンピュータの高速化によって距離の問題はなくなっている。対象は隣の老人看護家庭であり，提携病院であり，過疎地の病院であり，離島の病院であり，あるいは訪問看護ステーションであるかもしれない。患者側からは医師と対話しながら血圧，心電図，心拍数，S_pO_2 などの生体情報をリアルタイムで送信できるし，テレビ電話と測定器で医師から的確な指示が受けられる。医療機関側では，遠隔地の患者の容態を医師が患者側の装置を遠隔操作することで把握し，患者画面やリアルタイム生体情報の表示画面を通して対面診療に近い医療環境で的確な指示を行うことができる。患者を診療した際に測定した数値は，データベースに蓄積すると同時に連携している医療機関に転送も行う。

　遠隔診療支援システムの一部である訪問看護システムを図 12.4 に拡大表示する。訪問看護は，看護活動や治療内容が大切なことは当然のことながら，その容態を記録保存して他日に備えるとか，他の看護者と情報を共有するとか，その記録をもとに看護者は医師から治

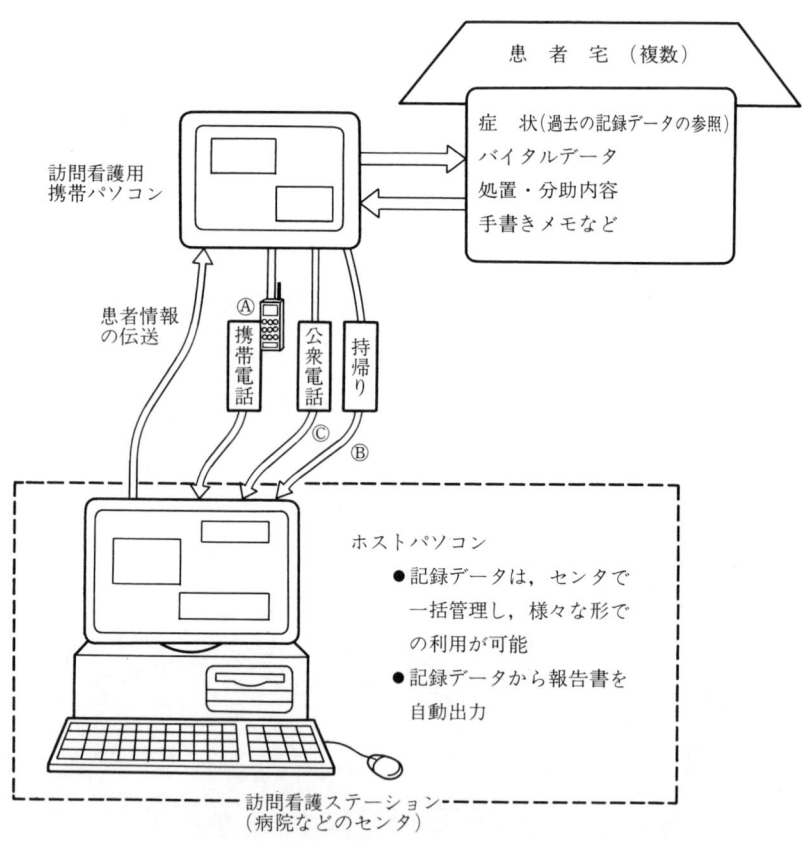

入力した情報の訪問看護支援装置への送信方式は 3 種類が選択できる。
　Ⓐ：携帯端末に携帯電話機を接続し，直接訪問看護支援装置へ送信
　Ⓑ：ステーションに端末装置を持ち帰り，通信ユニットを介して転送
　Ⓒ：電話回線を使用して送信

図 12.4　訪問看護支援システム

療方針や指示を得る。その情報を看護ステーションに入力し記憶させておくことが重要である。入力方法は図のように3通りある。訪問看護ステーションには，特定患者の基本情報やトレンドグラフを画面上に即座に表示することができる装置が備わっている。

　もう一つの例は，看護支援システムである。この場合の看護者の活動は，入院患者の病室の巡回検診情報管理あるいは治療計画管理に利用される。**図12.5**に見られるように，電子ノートで患者名を検索すれば，検温画面からトレンド情報まで知ることができるし，投薬・処置計画まで表示され，記載作業の省力化と看護内容の徹底を図ることができる。

　ここに記載した医療情報システムは全体のうちの一部である。このなかでも，すでに実施活用されているものもあれば，将来計画として実行予定しているものもある。医療情報システムは，コンピュータを駆使すればどのようなシステムでも構築できるということは十分理解できるし，現実にそのとおりである。しかし，何のためにコンピュータシステムが必要かという目的が明確でないといけない。医療の質の向上と普遍化，都市部と遠隔地や過疎地との医療レベルの格差の解消，高度医療技術の速やかな普及などの医療技術に関してのみならず，大きな経済効果をもたらすシステムでなければならない。このような観点から医用システムの役割は広く，深く，かつ大きいと考える。

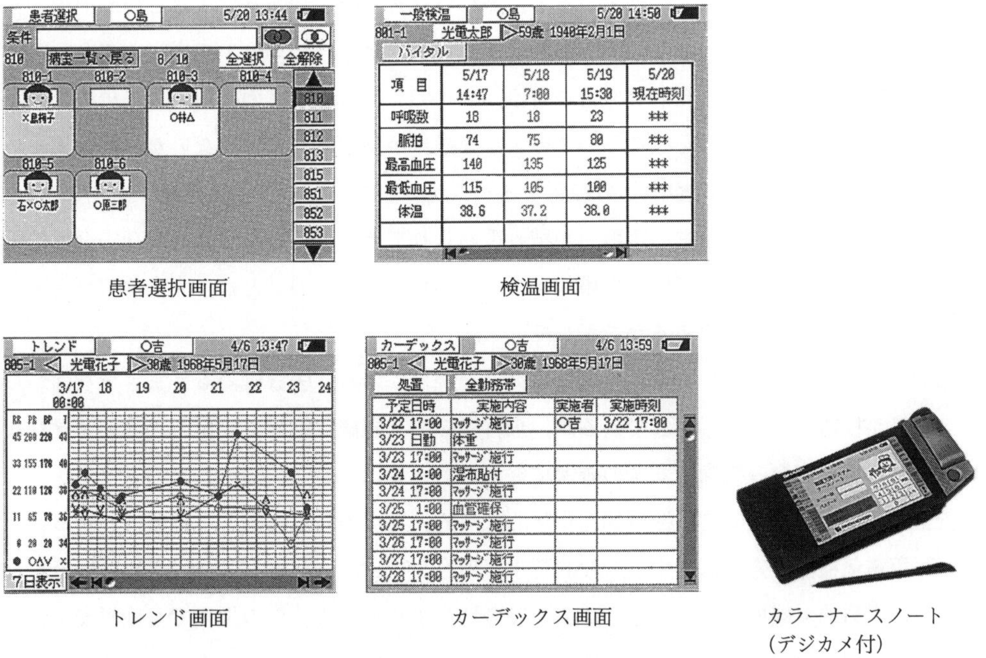

患者選択画面　　　　検温画面

トレンド画面　　　　カーデックス画面　　　　カラーナースノート
（デジカメ付）

看護婦は右のような電子ノートをもって病室を巡回検診し，ペンで入力する。
その記録をナースセンタのコンピュータに転送入力する。

図12.5　看護支援システム

13 安全対策

13.1 安全の概念

　事故はどこでも発生する。交通事故，食品中毒被害，水害，地滑りなど人災・自然災害を含めて，いつでも遭遇する危険性がある。最高学術レベルにあって絶対に安全だといわれた原子力発電所も，アメリカのスリーマイル島，旧ソ連のチェルノブイリでは重大な事故を起こした。また，昔なら不慮の災難であったとあきらめていた事故も，後日の究明によって事故原因に理由のあることがわかってくる。安全対策が最も進んでいるのは飛行機ではないかといわれている。飛行機事故が発生すると，それには必ず原因があるはずだという前提で原因の究明が行われる。設計上か，製造上か，運航管理上か，パイロットの操縦ミスか，天候上かとさまざまな角度から究明の努力をする。すべてをパイロットの操縦ミスと単純に分類してはいけない。操縦ミスを起こしやすいような操作が要求されてはいないか，たとえミスを犯してもそれを自動的に検出して修正するシステムになっていないかなどの追求がされて，より一層高い安全性を求める努力が積み重ねられてきた。このように高度な安全性の確保に努めても，飛行機（旅客機）の事故はあとを絶たない。このことは，完全な安全を達成することが，いかに困難であるかを示している。

　医療の分野でも，当然，安全性の確保に努力を続けている。医療機器もさまざまな面から安全対策が検討され，実行されているが，飛行機の例と同様に絶対に安全だとはいいきれない。つねに相対安全の概念で安全の確保に努力している。

　安全性の問題は，電気的，機械的，化学的，熱的，光学的，生物的と多種類にわたっている。医用電気機器の安全に関する一般的要求事項としては，IEC 601-1 が国際的に規定されていて，電気的，機械的安全を中心に広く安全性を求めている。この規格でも絶対安全の概念でなく相対的な安全を経済的，技術的によりよい効果を上げる対策を求めている。

13.2 人体の電流反応（マクロショックとミクロショック）

日常生活での感電は，電流の流入・流出部位が皮膚である。一方，医療現場では，診断や治療のために心臓内に直接に電極や生理食塩水で満たしたカテーテルを挿入することがあるため，直接心臓に電流が流入することがありうる。このような電流経路による違い，すなわち皮膚を通して体内に電流が流入する場合と心臓に直接電流が流れる場合では，電撃事故（電気ショック）の程度が異なる。体表からの電撃をマクロショック，心臓への直接の電撃をミクロショックと明確に区分している。ミクロショックとマクロショックとでは，心室細動を起こす値が約1:1000ほどに違う。流れる電流の周波数によっても反応が異なる。**図13.1**に示すように，周波数で人体の興奮を起こすレベルが変わり，50〜100Hzの領域が最も感じやすいことになる。この特性から，不都合なことに商用周波数の50Hz，60Hzが感度の高い周波数であることがわかる。一方電気メスのように300kHz以上の高周波の大電流ではショックを受けない。

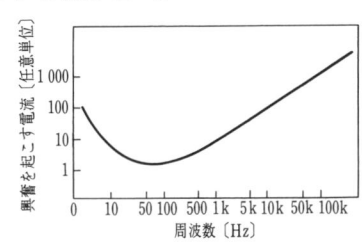

図 13.1 交流の周波数と刺激の閾値

人体の電撃反応は，**表13.1**に示すようにミクロショックとマクロショックでは大変な違いがある。マクロショックだけに関しても，**表13.2**のように電流値によって反応や影響の程度が大きく異なる。安全通則では，マクロショックは最小感知電流1mAの10分の1の100μAを安全限界値，ミクロショックでは心室細動を起こす電流0.1mAの10分の1

表 13.1 人体の電撃反応（商用交流，1秒間通電）

電撃の種類	電流値〔mA〕	人 体 反 応 （通称）
マクロショック	1	びりびり感じる（最小感知電流）
	10	行動の自由を失う（離脱限界電流）
	100	心室細動が起こる（マクロショック心室細動電流）
ミクロショック	0.1	心室細動が起こる（ミクロショック心室細動電流）

表 13.2 マクロショックの電流値と人体反応

電流値〔mA〕(50または60Hz 1秒間通電)	反応および影響
1	感ずる程度の電流（最小感知電流）
5	手，足に許しうる最大電流（最大許容電流）
10〜20	自力で離脱できる限界（離脱電流）
50	痛み，気絶，激しい疲労，心臓，呼吸系の興奮
100〜3 000	心細動の発生
6 000 以上	心筋の持続した収縮，一時的な呼吸麻痺，火傷

の 10μA を安全限界値とそれぞれ定めている。

13.3 電撃の安全対策の保護手段と程度

安全通則では「機器は，正常な使用および単一故障状態において電撃（電気ショック）の危険を生じてはならない」となっており，機器を電撃に対する保護の形式と程度によって分類し，おのおのの機器ごとに，正常および単一故障状態での漏れ電流の許容値を定めている。

13.3.1 電撃に対する保護の形式（保護手段）による分類
- クラスⅠ機器：基礎絶縁および保護接地による保護
- クラスⅡ機器：二重絶縁または強化絶縁による保護
- 内部電源機器：直流の使用による危険電流（交流）の防止

図 13.2 に保護手段による分類を示す。

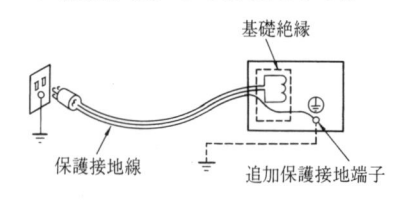

(a) クラスⅠ機器：保護接地を必要とする

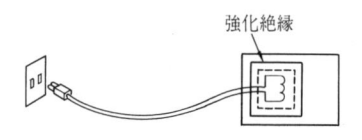

(b) クラスⅡ機器：保護接地に依存しない

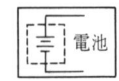

(c) 内部電源機器：電池電源でフローティングする（ただし充電しながら使用できる機器は対象とならない）

図 13.2 保護手段による分類

13.3.2 電撃に対する保護の程度（使用目的）による分類
- B形機器：保護接地で保護し，身体表面に取り付けて使用する機器
- BF形機器：絶縁した装着部をもち，機器の組合せ使用に適した機器
- CF形機器：装着部の絶縁を特に考慮し，心臓に直接使用する機器

ここで BF，CF の F はフローティング回路（floating circuit）のことで，安全の程度を高めるために「患者回路の絶縁」（地球から浮かす）をすることを表している。

13.3.3 漏れ電流の許容値

漏れ電流の許容値は，初めはミクロショックとマクロショックの安全を確保するために設定された．しかし，これは機器が正常に動作したときの考え方であり，機器を使用する際にはさまざまな条件で安全でなくてはならない．そこで，機器が正常状態でも単一故障状態でも許容値が**表 13.3** を満足したとき安全であると規定するようになった．ここで規定している漏れ電流の経路は**図 13.3** に示す．患者漏れ電流④，⑤は，直接使用している機器ではなく，それに接続されている別の機器によるかあるいは患者になんらかの要因で外部から電源が加わった場合を想定して許容値を決めている．

表 13.3 漏れ電流の許容値〔IEC 601-1 医用電気機器安全通則（1988）〕

電流の経路		B 形機器 正常状態	B 形機器 単一故障状態	BF 形機器 正常状態	BF 形機器 単一故障状態	CF 形機器 正常状態	CF 形機器 単一故障状態
接地漏れ電流		0.5	1*	0.5	1*	0.5	1*
外装漏れ電流		0.1	0.5	0.1	0.5	0.1	0.5
患者漏れ電流-1(装着部から大地へ流れる電流)		0.1	0.5	0.1	0.5	0.01	0.05
患者漏れ電流-2(信号入出力部にのった電源電圧による)		—	5	—	—	—	—
患者漏れ電流-3(装着部にのった電源電圧による)		—	—	—	5	—	0.05
患者測定電流	直流	0.01	0.05	0.01	0.05	0.01	0.05
	交流	0.1	0.5	0.1	0.5	0.01	0.05

*電源導線の1本の断線だけ

① 接地漏れ電流
② 外装漏れ電流
③ 患者漏れ電流-1
④ 患者漏れ電流-2
⑤ 患者漏れ電流-3
⑥ 患者測定電流

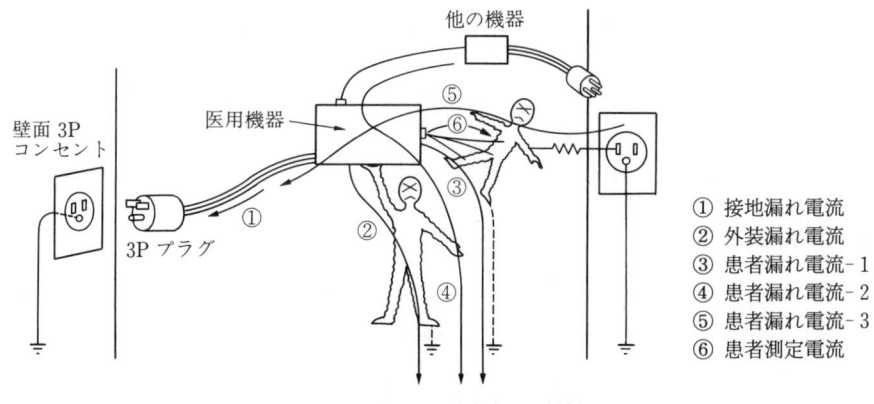

図 13.3 漏電流流路の模様

〔小野哲章：臨床 ME 機器なんでも 110 番，日本プランニングセンター(1990)，p.215, 図Aより〕

13.3.4 単一故障状態

単一故障状態とは，保護手段の一つが故障するか，外部に一つの異常が存在する状況をいう。これを安全通則では具体的に規定している。代表例を次に列記する。

- 保護接地線が断線
- 一つの電源導線の断線
- F形装着部（フローティングの患者回路）や信号入出力部に外部の電圧が現れる
- 可燃性麻酔ガスの外装からの漏れ
- 温度制限器の故障

安全確保の手段の根幹である基礎絶縁，強化絶縁，二重絶縁に必要な耐電圧，沿面距離，空間距離は使用交流電源電圧ごとに細部にわたって規定されており，これらが電気的破壊をする可能性は少ないとして単一故障状態には含まれていない。

13.3.5 医療環境の安全管理（EPRシステム）

心カテーテル検査室，心内心電図，心血管造影室などが行われる環境のように，ミクロショック防止が絶対必要な区域ではEPR（equipotential patient reference system：等電位化）システムが必要である。例えば，人体組織の2点間の電気抵抗が$1\mathrm{k}\Omega$で，ミクロショックの電流許容値が$10\mu\mathrm{A}$だとすると，その2点間の電位差は$10\mathrm{mV}$が許容値となる。これは非常に小さい電位であるから，浮いた金属部の静電気帯電などは容易にこの条件を満たしてしまう。つまり，ミクロショックを発生する危険性が十分にある。そこで上記ミクロショック防止区域に置かれたすべての機器や金属部（ドアや窓枠を含めて）を1点（EPRポイント）に接続し，その点を接地する。EPRシステムを点検するにはシステム内の電気機器をすべて使用状態にして，EPRポイントとベッドフレーム，照明灯金具などの金属物体間の電位を測定する。電位差が$10\mathrm{mV}$以下であればEPRシステムが機能しているといえる。

13.3.6 漏れ電流測定

図 13.1 で示しているとおり，人体の電流に対する敏感さは周波数によって異なる。$10\mathrm{Hz}\sim1\mathrm{kHz}$で最も強く，$1\mathrm{kHz}$を超えると周波数に比例して鈍くなる。商用周波数（50，$60\mathrm{Hz}$）は最も敏感（危険）な周波数であることに留意する必要がある。そこで漏れ電流を測定する器具（measuring device：MD）は図 13.4(a) の回路が規定されている。この回路の周波数特性は，同図(b) のように$1\mathrm{kHz}$を遮断周波数として，それ以上の領域で感度が低下している。この特性からわかるとおり，MDは人体の電流に対する敏感さが考慮されている。

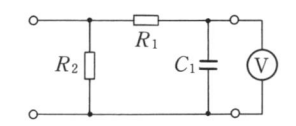

R_1 : 10 kΩ ± 5 %
R_2 : 1 kΩ ± 1 %
C_1 : 0.015 μF ± 5 %

電圧計のインピーダンスは 1 MΩ
以上で精度は 5 % 以内

(a) 測定用器具（MD）の回路　　　(b) 周波数特性

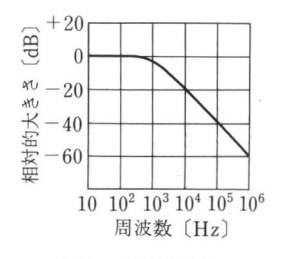

図 13.4　漏れ電流測定用器具の特性

医用機器の大部分がクラス I 機器で占められているが，そのクラス I 機器の漏れ電流の一般的な測定法は

- 正常状態では，電源の極性を切り換えて測定する。
- 単一故障状態では，保護接地線および電源コードの片側の断線を両側について模擬測定する。

13.4　電磁環境と安全

13.4.1　電波障害に対する安全

電磁波障害の最近の社会的問題として大きく取り上げられているのが，携帯電話から発射する電波によってペースメーカ植込み者のペースメーカが誤動作する懸念についての話題である。

携帯電話の発生する電波は 900〜1 500 MHz で波長が 20〜33 cm であるので，ペースメーカが電磁干渉を受けるのはアンテナからほぼ 1 波長程度の距離である。しかし，ペースメーカには本来携帯電話の発射する高周波を感知する能力がないにもかかわらず電磁干渉を受けるのは，図 13.5 に示すような携帯電話が発射している誘導磁界によるバースト状の高周波が，ペースメーカ内のなんらかの検波回路機能によって，高周波包絡の低周波パルスが作られるからではないかと考えられている。

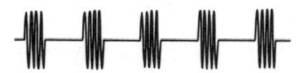

(a) 携帯電話の発射する電波の形式

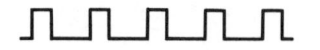

(b) ペースメーカが感知する信号

高周波バーストが低周波の方形波になってペースメーカに影響すると考えられる。

図 13.5　携帯電話が放出する電磁波の影響を受けるペースメーカの波形

以上のような社会的背景をもとに，厚生省は平成9年3月（1997年）「医療用電気機器への電波の影響を防止するための携帯電話端末等の使用に関する指針」を提示して，携帯電話に対する関心を求めている．具体的には，病院内への持込み禁止や使用制限区域を設定したり，植込型心臓ペースメーカ装着者には22cm以上離れた所で使用することを求めている．また，補聴器使用者に対しても同様に，近接した状態では携帯電話端末，PHS端末，コードレス電話などの機器の電源を切ることを求めている．

不特定多数のなかにいるペースメーカ装着者や補聴器使用者を保護するために，交通機関の車内放送で携帯電話の使用の自制を求めているのもこのような事情による．

さらに，ペースメーカ植込患者には携帯電話による発振停止の危険など，日常生活での問題ばかりでなく，医療現場においてもさまざまな電磁障害に配慮しなければならない．MRIの検査は発振モードの変化，低周波治療器は発振停止，ハイパサーミアは発振停止やモード変化があるので使用は禁止しなければならない．また，近くでのコンピュータ作動は発振停止が考えられるので使用に注意しなければならない．

13.4.2 電磁的両立性

電磁的両立性（electromagnetic compatibility：EMC）は「許容値を超えたいかなる電磁妨害波も放射せず，かつそのような電磁環境において，設計された機能を維持するために機器，装置またはシステムがもつべき能力」と定義されている．電磁妨害波の抑制（emission）および電磁妨害波の排除（immunity）の要求項目がIEC 601-1-2（電磁的両立性―要求と試験）に規定されている．すなわち

① 電磁妨害波の抑制能力（電磁妨害波を与えない能力）については，10m測定法で機器は次の性能を満たすこと
   - 30〜230MHzの周波数帯域で30μV/mの電界強度
   - 230MHz〜1GHzの周波数帯域で37μV/mの電界強度
② 電磁妨害波の排除能力（電磁環境下で満足に機能する能力）については，次の条件を満たすこと
   - 静電気放電については，接触放電は3kV，気中放電は8kV
   - 放射無線周波電磁界については，周波数範囲260MHz〜1GHzで電界強度3V/m
   - 過渡バースト波は，電源プラグ機器で1kV，永久設置機器で2kV，3m以上の相互接続線で0.5kV
   - 電圧サージは，ノーマルモードで1kV，コモンモードで2kV

従来は，医用電気機器が近い距離に配置・使用されている場合の機器相互間干渉にのみ注意をすればよかった．しかし，最近では各種ディジタル機器の高速化や無線機の急速な普及

によって，医療施設内での電磁環境が大きく変化し，医用電気機器が誤動作を発生させた医療事故例も報告されるようになった。このような状況から，EMCの対応が強く要求されている。

13.5 治療装置の安全

治療装置は人体に直接になんらかのエネルギーを加えて治療するものであるから，安全の性質も測定器のそれとは違ってくる。機器自体の安全性は当然ながら，操作上あるいは取扱い上の安全が特に重要となる。そこで除細動器，電気メスおよびレーザメスを例に，安全を検証してみる。

13.5.1 除細動器

除細動器は約5 000 Vの電圧を瞬時に放電するので，高電圧刺激パルスによる電気ショックの危険性がある。放電電極用パドルにペーストを塗布して導通性を上げ，電極全面積を圧着して放電するが，その際に患者に素手で触れたり，操作者以外が接触していては**図13.6**のような漏れ電流が発生する。パドルの圧着不十分は患者への除細動無効や電極部熱傷を起こし，術者・介護者には電気ショックを与えたり機器の故障の原因にもなる。

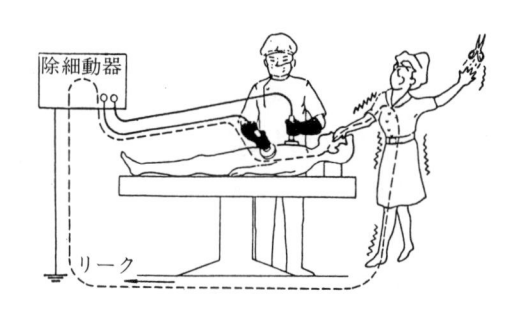

図13.6 除細動器の放電パルスによる電気ショック
〔参考文献6)，p. 206，図13-5より〕

13.5.2 電気メス

対極板装着部位の熱傷は接触部の減少による部分的な電流密度の増大が大きな原因である。**図13.7**(*a*)のような面積を確保しないと，当然電流密度が増大する。

対極板以外で見られる熱傷は同図(*b*)のようにいくつかの高周波分流回路が形成される生体の接触点で生じる。これの対策として，最近の電気メスは対極板を接地から浮かしたフローティング方式を採用したものが増えている。しかし，完全なフローティングは難しく，多少の高周波漏れ電流が生ずる。対極板コードの断線は高周波分流を増大させるので，このような場合は警報を発して出力を遮断する機能を備えている。

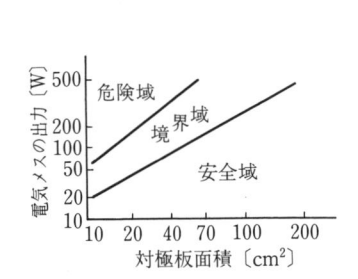

(a) 対極板面積とメス出力対極板が全面密着しなければ部分的発熱で熱傷を生ずる

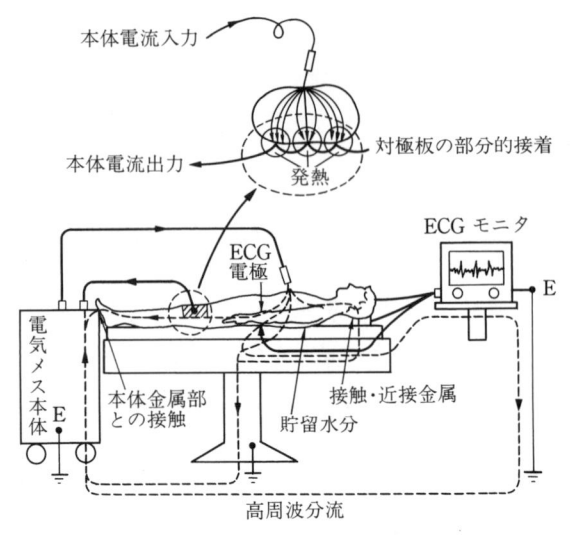

(b) 高周波分流による漏れ電流路
電気メス本体の金属部外筐との接触部とかモニタや金属ベッドなどによって流路が形成されて高周波分流が発生し，患者漏れ電流となる。

図 13.7 対極板接地型電気メスの対極板発熱と高周波分流
〔参考文献6)，p. 233, 234, 図16-4〜6を一部改変〕

13.5.3 レーザメス

レーザ光は発生物質によって周波数が異なり，遠赤外光から紫外光まで分布している。扱う際には，眼や皮膚に対する防護が大切である。レーザ光は他の光源に比べ，眼，特に網膜に対して危険性が大きい。例えば，CO_2レーザのような遠赤外光は一般のガラス眼鏡で保護するが，Nd-YAGレーザやArレーザは近赤外光なので専用の防護眼鏡が必要である。レーザは点光源なので，舞台照明や電球などより1 000倍や10倍以上もパワー密度が高く，レーザ光が直接眼に入るのがいかに危険かがよく理解できる。

眼に続いて障害を受けやすい部位は，皮膚である。日焼けして美容性を高めようなどという程度ならよいが，過度の日光浴は紫外線レーザ（例えばエキシマレーザ）を受けたのと同様に熱作用による紅斑，水疱を形成する。一度ぐらいは誰しも経験するところである。しかし，レーザ光となると焦点によるパワー密度が高いので，皮膚の壊死などの熱傷が生じやすい。皮膚の色，角質化，脂厚，着色などによって障害の差は異なるが，熱が皮膚の深部に及ぶほど重篤になる。波長が1μm近辺の近赤外光は，透過性が高いので注意を要する。また，紫外光は突然変異誘発性や発癌性が強いといわれているので，一層の注意が必要である。

13.6 システム安全

　安全を確保する基本的な要因は，機器自体が安全性の高いものでなくてはならないのは当然である。単一の機器のみで診療が行われることはまれで，多くの場合，さまざまな医療機器が患者の検診・治療に使用される。このように多要素の機器が連携してシステムを構成している。システムのなかでは，個々の構成要素の安全性を追求するだけでは全体の安全を達成することはできない。個々の構成要素が全体の安全にどのようにかかわっているかを検討し，その対策を考えることがシステム安全である。それに加えて，機器を操作するのは人間であるから，人間も一つの要素に含めた安全対策も必要である。すなわち，人間工学的な配慮を加えた安全対策が求められる。

　機器の設計にあたっては，人間は操作ミスを起こす可能性が十分にあることを前提に，また操作者は手順書に基づいた使用を必ず守るという条件が考慮されている。これは人間の特性を配慮して人為的過誤（ヒューマンエラー）の発生要因を排除する対策である。そこで機器に求めらる安全と人間（操作者・患者）に必要とされる安全の両面からシステム安全の手法を考えてみよう。

13.6.1　機器に対するシステム安全

　個々の機器の設計にあたって，**表 13.4** に示すような人間工学的な安全対策を一般的に共通項目として挙げている。具体的には，人間の特性を考慮しヒューマンエラーの発生要因を除去する対策として，次に示す方法がある。

表 13.4　機器の人間工学的安全対策

（a）　異常を引き起こさない構造・構成	（b）　人間工学的な配慮・設計
① 本質的に異常の生じない構造・構成	① 人間の特性に合ったインタフェース
② 異常状態またはその兆候の検知・検出	② 配置，位置の標準化（つまみやコネクタ）
③ 異常状態を悪化させる条件の除去	③ 操作手順の適正化と標準化
④ 異常状態の結果生ずる危険の最小化	④ コーディングの採用（形・色などの統一）
⑤ 異常状態拡大の防止	⑤ 操作方向と機能変化方向の一致
⑥ 正常状態に戻す機能	⑥ 変化速度の適正化
⑦ 異常状態の表示	⑦ 情報を整理して表示
⑧ 異常状態の防止	

〔1〕　フェイルセーフ（fail safe）

　機器が故障しても患者や操作者には危険が及ばない安全対策である。すなわち，故障時の異常を検出して機能を停止する方法である。例えば，電気メスの使用時に対極板のコードが断線したとすると，電気メスが断線を検出して出力を遮断するという仕組みである。これは表 13.4(a)の②と④の組合せを図っている。

〔2〕 フールプルーフ (fool proof)

安全が十分に保証されていて間違いようのない安全の方法という意味であり，無条件安全対策の一環とみなされている。機器が異常状態になっても患者や操作者に危害を与えないということで，例えば，保温装置が過熱したとしてもサーモスタットによって自動的に出力制限をしたり出力遮断をする（過大出力時の出力遮断）とか，医療ガス供給異常を未然に防止するためのピンインデックス方式などが該当する。このピンインデックス方式は，ガスの配管端末器（アウトレット）を誤接続しないように，ガスの種類別に異なったピン数とピン配置のアダプタで接続をする方式である。これらの人間工学的対策は，表 $13.4(a)$ の②と⑧の組合せによる。

〔3〕 多重系の安全

一つの機能が作用しなくなった場合に，それを代行する機能を備える方式で，IABP などに停電時用のバッテリを搭載するなどがこれに該当する。この方式の考え方を大きく拡大したものに，病院の非常用電源装置がある。病院電気設備の安全基準（JIS T 1022）に非常電源の種類（表 13.5）が定められていて，商用電源停電時にどのような性能と機能で対応するかを規定している。この多重系の安全は，表 $13.4(a)$ の②や代替機能の組合せで満足することになる。

表 13.5 非常電源の種類〔JIS T 1022 より〕

非常電源の種類	電圧確立時間 （立上り時間）	連続運転時間 （最小）	用途例
一般非常電源	40 秒以内	10 時間以上	重要機器・照明
特別非常電源	10 秒以内	10 時間以上	生命維持装置
瞬時特別非常電源	瞬　時	10 分以上（「一般」と連結）	手術灯

なお，病院電気設備の安全基準では保護接地についても規定している。図 13.8 に示すように，医用電気機器を使うすべての医用室には，クラス I 機器が使用できるように 3 P 式の医用コンセントを設備しなければならない。このための医用接地極の接地抵抗は，10 オーム以下としている。

〔4〕 警報システム方式

心電図・血圧・心拍数モニタに代表される患者監視装置は，患者の異常や装置の異常の発生時に警報を発する。この警報をもとに医療スタッフは適切な処置を行う。ただし，この方式は警報に対して医師や看護婦あるいは医療技術者が適切な対策をすることによってはじめて安全が確保されることになるので，フェイルセーフやフールプルーフ，多重系の安全の自己完結方式とはやや安全確保の性質が異なる。この対策は，表 $13.4(a)$ の②と⑦の組合せとなる。

13.6 システム安全　173

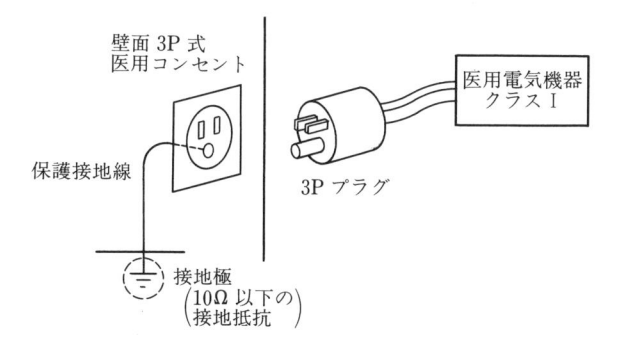

壁面3P式
医用コンセント
保護接地線
3Pプラグ
医用電気機器
クラスI
接地極
(10Ω以下の接地抵抗)

クラスI機器は3Pプラグを使用しなければならない。したがって、医用電気機器を使うすべての医用室はクラスI機器用の3P式の医用コンセントを設備する。

図 13.8　3P式の医用コンセント (JIS T 1022)

〔5〕 人に優しい機器

通常は手順書に基づいて使用している機器でも、いったん緊急時になったとき操作ボタンが多すぎたり操作順序が複雑で誤操作を起こして事故につながるようでは困る（図13.9）。操作者にとっては人間工学的な配慮がなされている使いやすい機器でなくてはならない。まさに表12.4(b)①，②および③，あるいは④と⑤を加えた人間工学的な配慮と設計がなされている装置が操作者に優しい機器といえる。さらに機器は患者に対しても優しくなくてはならない。患者に恐怖心を与える検査機器や治療器では誰のための医療かを忘れたことになる。平常心で治療を受けられてこそ患者への負担を軽減し、かつ患者の生体情報を精確に把握することができる。

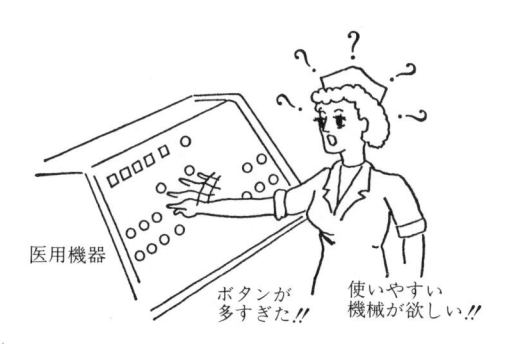

医用機器
ボタンが多すぎた!!
使いやすい機械が欲しい!!

●操作は順序よく正しく速やかに

図 13.9　複雑な操作，機器の誤接続は事故の原因

13.6.2　人為的ミスの安全対策

昨今マスコミによる医療事故の報道の多さには驚かざるをえない。厚生省は1999年1月から2000年3月の間に新聞に報道された医療事故は41件であると報告（平成12年4月厚

生省医薬安全局長）している。その後も毎月2〜3件の医療事故の報道は続き，その内容も医療技術レベルの低さに起因するよりも，人為的な単純ミスと思われるものが大部分である。手術患者の取違えから点滴液の取違えや注射液の間違いを含めて，大学病院から一般市中病院まで施設の大小や優秀なスタッフがそろっているとかを問わず，単純な医療ミスがあまりにも目に付く。この現象が，医療界の透明性が拡大したものなのか，患者の意識レベルが向上したことによって医療行為の公開が促進されたことによるのかは即断できないが，潜在的に人間は誤ちを犯すものだという認識で安全対策を考えなければならない。そのために，次のような点が挙げられる。

（1）**組織的な運用と責任体制の確立** このことにより二重，三重のチェック機構が作用することになり，かつ人為的ミス発生の要因を個人の問題として扱うのでなく，その背景は何かを組織として解明できることになる。

（2）**情報の普遍化** 個々のスタッフの情報交換を密にして，個々人の役割を認識し確認することになる。

（3）**独善性の排除** 特定個人の絶対的権限を戒めて，情報の共有化を図る。これはチェック機能の強化につながる。

（4）**特殊技能の依存性の排除** ベテランのスタッフは職人的技能を発揮しがちである。しかし，これは慣れによるミス発生の要因になる可能性をもち，治療手順の標準化の妨げになる。

（5）**医療過程の公開** 医療過程をつねに積極的に開示するという意味ではなく，医療が密室の行為でなく誰からも見られうる環境であるという意識をもつことである。このことが適度な緊張を維持し，ミス発生の予防となりうる。

（6）**医療過誤が「人為的ミスによる」という結論を安易に求めないこと** 医療従事者がミスを起こす背景には，組織運用，責任体制，人間関係，自身の生活環境，学校教育・卒後再教育の質や頻度の問題などの多くの要因がある。そこで，個人のミス（体験）を客観的に報告できる環境の形成や，特定の個人に過剰負担を与えていないかなどの配慮が必要である。「うっかり」ミスはなぜ起こるかの原因究明が大切で，これが最大の単純ミス再発防止対策につながる。

参 考 文 献

1) 中野昭一編：図解生理学，医学書院（1994）
2) 日本電子機械工業会編：改訂ME機器ハンドブック，コロナ社（1997）
3) 日本電子機械工業会編：改訂医用超音波機器ハンドブック，コロナ社（1997）
4) 高橋信次，佐久間貞行編：図解コンピュータ断層法，秀潤社（1990）
5) 瓜谷富三，岡部哲夫編：放射線診断機器工学，医歯薬出版（1997）
6) 日本エム・イー学会ME技術教育委員会監修：MEの基礎知識と安全管理，南江堂（1996）
7) 竹本忠良，長廻　紘編：消化管内視鏡診断テキスト①，文光堂（1983）
8) 北畠　顕，井上通敏編：超音波心臓ドプラー法，丸善（1986）
9) 特集「電極技術」，医用電子と生体工学，21巻7号（1983）
10) 石山陽事：脳波と夢（新コロナシリーズ），コロナ社（1994）
11) 木村雄治：体を測る（新コロナシリーズ），コロナ社（1995）
12) 木村雄治：体を治す（新コロナシリーズ），コロナ社（1998）
13) 厚生省健康政策局医事課，(財)医療機器センター監修：臨床工学技士指定講習会テキスト，金原出版（1990）
14) 都築正和，斎藤正男監修，阿岸鉄三編：人工腎臓，医学書院（1996）
15) JJNスペシャルNo.62：透析ナーシング，医学書院（1999）

索　引

【あ】

アイソレーション	70
圧電材料	105
圧電素子	77
アプニア	101
アブミ骨	142
安静閉眼状態	27

【い】

医用コンセント	172
医用データ処理装置	45
医用テレビジョン	45
医用無線テレメータ	72
医用レーザ	136
医療情報システム	156

【う】

植込型除細動器	132
植込型補聴器	139
埋込式ペースメーカ	129
運動神経線維	82
運動誘発電位	62

【え】

遠隔診療支援システム	104
沿面距離	166

【お】

オージオメータ	53, 141
オシロメトリック法血圧計	40
音響インピーダンス	64
温度調節能力	65

【か】

回転陽極	112
蝸牛神経	139
可視光線領域	66
活性酸素	65
カラードップラ断層像	108
ガルバノメータ	3
眼圧計	53
感音性難聴	140
換気機能	86
眼球電位計	46
観血式血圧計	36
看護支援システム	104
患者回路	70
完全埋込型人工心臓	154
完全自動型除細動器	132
冠動脈流	155
ガンマカメラ	121

【き】

基礎絶縁	166
気泡検知器	151
逆投影法	117
強化絶縁	166
胸部双極誘導	24
共鳴周波数	124
巨視的磁気モーメント	123
銀-塩化銀電極	8
筋線維群	82

【く】

クラスⅠ機器	164
クラスⅡ機器	164
グラスファイバ	127

【け】

傾斜磁界	124
携帯電話	167
血液再灌流音	42
血液透析法	149
血管描画像	126
血中酸素飽和度	51
血中炭酸ガス分圧	92
検温画面	161

【こ】

高周波分流回路	169
拘束性障害	87
高電圧刺激パルス	169
光電子増倍管	120
光電脈波	52
呼吸疾患患者監視装置	95
呼吸流量計	84
国際電気標準会議	65
国際脳波学会基準	27
固定陽極式	112
鼓膜温度	50
固有音響インピーダンス	105
コリメータ	120
混合性換気障害	87

【さ】

差圧式	85
再環流	91
最高血圧	39
在宅医療	154
在宅医療支援システム	156
最低血圧	39
細胞膜	59
撮影式心電計	4
サーミスタ	78
酸素消費量分布	57

【し】

紫外線レーザ	170
視覚誘発電位	32
磁気共鳴画像	122
磁気共鳴画像装置	56
色素希釈法	90
子宮収縮情報	99
糸球体	148
刺激装置	45
刺激伝導系	7
刺激伝導系障害	129
耳小骨	142
システム安全	171
自動ABR	145
シナプス	28
シャント	151
集中患者監視装置	95
受光素子	66
巡回検診情報管理	161
蒸気爆発	136
上室・心室性期外収縮	22
使用周波数割当範囲	74
ジルコン-チタン酸鉛系磁器	77
人為的過誤	171
神経結合部	28

神経伝導障害	84	大動脈拡張期圧	155	糖尿病性腎症	149
腎硬化症	149	大脳皮質	29	動脈圧	38
人工心肺	154	大脳皮質運動野	62	動脈側陰圧検知器	151
人工中耳	142	胎盤循環	98	動脈血中酸素飽和度	89
人工内耳	142	ダウンサイジング化	156	読唇術	143
心磁図	51	多重反射	111	特定小電力無線局	73
心疾患患者監視装置	95	縦緩和時間	124	ドップラ効果	55
心室細動	131	縦 波	63	【な】	
心室除細動器	131	単一筋線維活動電位	82		
新生児集中監視装置	95	単一故障状態	166	内視鏡検査	127
心臓電気現象	3	単針極	82	内部電源機器	164
診断情報システム	159	【ち】		【に】	
診断用超音波装置	65				
シンチレータ	120	知覚情報	31	二重絶縁	166
陣痛曲線	99	超音波画像	107	尿細管腔	149
陣痛計	76	超音波吸引手術装置	135	人間工学的対策	172
心電図の自動解析	18	超音波心音計	55	人間工学的な配慮	171
浸透圧	150	超音波心音マイクロホン	55	【ね】	
深部体温	50	超音波ビーム	107		
【す】		聴覚神経	139	熱希釈法	90
		聴覚野	140	熱電子	112
水銀血圧計	4	聴診器	47	熱ペン直記式記録器	13
睡眠時無呼吸症候群	33	聴性脳幹反応	144	【の】	
睡眠深度	31	聴性誘発電位	31		
ストレインゲージ	76	直接血圧測定	36	脳幹網様体	31
【せ】		直接撮影	57,113	脳磁図	51
		直記式記録器	11	【は】	
静磁界方向	123	【て】			
静止電位	8			曝射量	113
生体情報	42	低域遮断周波数	13	波動伝播特性	105
赤外線体温計	50	デマンド型	129	針電極	82
セクタ式	109	電気的興奮（刺激）	4	バルーンカテーテル	155
セクタ電子走査式	110	電気二重層	8	半自動除細動器	131
切開作用	136	電極接触抵抗測定機構	27	半導体ゲージ	76
接触式眼圧計	54	電子式スパイロメータ	85	【ひ】	
絶対安全	162	電子走査型	108		
先天性難聴者	143	電磁波障害	167	光吸収特性	87
【そ】		電磁波放射線	63	非観血式血圧計	53
		電磁妨害波の排除能力	168	皮膚表面電極	46
走査原理	109	電磁妨害波の抑制能力	168	病院電気設備の安全基準	172
相対安全	162	テンプレート	146	標準12誘導心電図	17
【た】		【と】		標準信号電圧	5
				【ふ】	
ダイアライザ	151	洞結節	5		
体温調節中枢	64,94	橈骨動脈	151	ファイバスコープ	127
体外式除細動器	132	透視撮影	57,113	フェイルセーフ	172
体外式ペースメーカ	129	透視状態	113	フォトダイオード	79
対極板	169	透析液	150	賦 活	28
胎児瞬時心拍数曲線	99	透析効果	150	賦活脳波	31
胎児心音計	55	透析膜	150	腹膜透析法	149
体性感覚誘発電位	32	同相電圧利得	68	不平衡型増幅器	9
耐電圧	166	橈側皮静脈	151	ブリッジ回路	102

フールプルーフ	172	マクロショック	163	【り】	
フローティング	70	慢性糸球体腎炎	149	リニア式	109
分散化	156	慢性腎炎	149	リニア電子走査式	109
分娩監視装置	101	【み】		粒子放射線	63
【へ】		ミクロショック	163	両側聴力障害	144
平均加算法	34	ミネソタコード	20	【れ】	
平均血圧	39	【む】		レーザ光	170
平衡機能計	47	無呼吸	101	連続サンプリング法	92
閉塞性障害	87	【ゆ】		【ろ】	
弁別比	10	誘発筋電図	84	老人性難聴	140
【ほ】		誘発耳音響放射	144	老廃物	150
放射性同位元素	119	【よ】		【わ】	
保護接地線	167	横緩和時間	124	ワイヤゲージ	76
ホルタ自動血圧計	41	横波	63		
【ま】					
マグネタイト	62				

α 線	62	EOAE	144	QRS 波	18
α 波	25	EPR	166	R 波検出	22
β 線	62	FFT	108	R 波同期機能付除細動器	131
δ 波	33	FSK	73	radio isotope	119
θ 波	33	IEC	15, 65	RI	119
		IEC 601-1	162	SEP	32
ABR	144	I.I.	113	SPECT	119
Ag-AgCl 電極	8	JIS	15	S-R 法	116
B 形機器	61	Korotkoff	4	time of flight 法	125
BF 形機器	61	MOS キャパシタ	114	TOF 法	125
CAPD	149	MRI	56, 122	T-R 法	116
CCD 素子	50	PET	119	X 線吸収係数断層	115
CF 形機器	61	PR 時間	20	X-ray image intensifier	113
CT 値	117	PZT	77		

―― 著者略歴 ――

- 1959年　電気通信大学電気通信学科卒業
- 1959年　フグダ電子(株)勤務
- 1968年　日本電気三栄(株)勤務
- 1991年　日本光電工業(株)勤務
- 1998年　東京電子専門学校講師
- 2002年　西武学園医学技術専門学校講師
- 2013年　西武学園医学技術専門学校退職

医用工学入門
Introduction to Medical and Biological Engineering　　　© Yuji Kimura 2001

2001年 3月21日　初版第 1 刷発行
2022年 9月25日　初版第14刷発行

検印省略	著　者　　木　村　雄　治
	発行者　　株式会社　コロナ社
	代表者　　牛来真也
	印刷所　　新日本印刷株式会社
	製本所　　有限会社　愛千製本所

112-0011　東京都文京区千石 4-46-10
発 行 所　株式会社　コロナ社
CORONA PUBLISHING CO., LTD.
Tokyo Japan
振替00140-8-14844・電話(03)3941-3131(代)
ホームページ　https://www.coronasha.co.jp

ISBN 978-4-339-07075-0　C3047　Printed in Japan　　　(江口)

<JCOPY> <出版者著作権管理機構 委託出版物>
本書の無断複製は著作権法上での例外を除き禁じられています。複製される場合は,そのつど事前に,出版者著作権管理機構(電話 03-5244-5088, FAX 03-5244-5089, e-mail: info@jcopy.or.jp)の許諾を得てください。

本書のコピー,スキャン,デジタル化等の無断複製・転載は著作権法上での例外を除き禁じられています。購入者以外の第三者による本書の電子データ化及び電子書籍化は,いかなる場合も認めていません。
落丁・乱丁はお取替えいたします。

電気・電子系教科書シリーズ

(各巻A5判)

- ■編集委員長　高橋　寛
- ■幹　　　事　湯田幸八
- ■編集委員　　江間　敏・竹下鉄夫・多田泰芳
  　　　　　　　中澤達夫・西山明彦

配本順		書名	著者	頁	本体
1.	(16回)	電気基礎	柴田尚志・皆藤新二・多田芳志 共著	252	3000円
2.	(14回)	電磁気学	多田泰芳・柴田尚志 共著	304	3600円
3.	(21回)	電気回路Ⅰ	柴田尚志 著	248	3000円
4.	(3回)	電気回路Ⅱ	遠藤勲・鈴木靖・吉澤昌純・藤木純編著 共著	208	2600円
5.	(29回)	電気・電子計測工学(改訂版)―新SI対応―	降矢典恵・福田和明・吉山拓二・高西鎮郎・西平平・奥西立正・青木幸 共著	222	2800円
6.	(8回)	制御工学	下奥青西 共著	216	2600円
7.	(18回)	ディジタル制御	青堀俊幸 共著	202	2500円
8.	(25回)	ロボット工学	白水俊次 著	240	3000円
9.	(1回)	電子工学基礎	中澤達夫・藤原勝幸 共著	174	2200円
10.	(6回)	半導体工学	渡辺英夫 著	160	2000円
11.	(15回)	電気・電子材料	中澤・森山・押田・服部 共著	208	2500円
12.	(13回)	電子回路	須田健二 共著	238	2800円
13.	(2回)	ディジタル回路	伊原充博・若海弘夫・吉澤昌純・室賀進也 共著	240	2800円
14.	(11回)	情報リテラシー入門	山下巖 共著	176	2200円
15.	(19回)	C++プログラミング入門	湯田幸八 著	256	2800円
16.	(22回)	マイクロコンピュータ制御プログラミング入門	柚賀正光・千代谷慶 共著	244	3000円
17.	(17回)	計算機システム(改訂版)	春日健・舘泉雄治 共著	240	2800円
18.	(10回)	アルゴリズムとデータ構造	湯田幸八・伊原充博 共著	252	3000円
19.	(7回)	電気機器工学	前田勉・新谷邦弘・江間敏 共著	222	2700円
20.	(31回)	パワーエレクトロニクス(改訂版)	高橋勲・江間敏 共著	232	2600円
21.	(28回)	電力工学(改訂版)	江間敏・甲斐隆章 共著	296	3000円
22.	(30回)	情報理論(改訂版)	三木成彦・吉川英機 共著	214	2600円
23.	(26回)	通信工学	竹下鉄夫・吉川英夫 共著	198	2500円
24.	(24回)	電波工学	松田豊稔・宮田克正・南部幸久 共著	238	2800円
25.	(23回)	情報通信システム(改訂版)	岡田裕・桑原唯史 共著	206	2500円
26.	(20回)	高電圧工学	植月唯夫・松原孝史・箕田充志 共著	216	2800円

定価は本体価格+税です。
定価は変更されることがありますのでご了承下さい。

図書目録進呈◆

組織工学ライブラリ
―マイクロロボティクスとバイオの融合―

(各巻B5判)

■編集委員　新井健生・新井史人・大和雅之

配本順			頁	本体
1. (3回)	細胞の特性計測・操作と応用	新井史人編著	270	4700円
2. (1回)	3次元細胞システム設計論	新井健生編著	228	3800円
3. (2回)	細胞社会学	大和雅之編著	196	3300円

再生医療の基礎シリーズ
―生医学と工学の接点―

(各巻B5判)

コロナ社創立80周年記念出版
〔創立1927年〕

■編集幹事　赤池敏宏・浅島　誠
■編集委員　関口清俊・田畑泰彦・仲野　徹

配本順			頁	本体
1. (2回)	再生医療のための発生生物学	浅島　誠編著	280	4300円
2. (4回)	再生医療のための細胞生物学	関口清俊編著	228	3600円
3. (1回)	再生医療のための分子生物学	仲野　徹編	270	4000円
4. (5回)	再生医療のためのバイオエンジニアリング	赤池敏宏編著	244	3900円
5. (3回)	再生医療のためのバイオマテリアル	田畑泰彦編著	272	4200円

バイオマテリアルシリーズ

(各巻A5判)

			頁	本体
1.	金属バイオマテリアル	塙　隆夫・米山隆之共著	168	2400円
2.	ポリマーバイオマテリアル ―先端医療のための分子設計―	石原一彦著	154	2400円
3.	セラミックバイオマテリアル	岡崎正之・山下仁大編著	210	3200円

尾坂明義・石川邦夫・大槻主税
井奥洪二・中村美穂・上高原理暢　共著

定価は本体価格+税です。
定価は変更されることがありますのでご了承下さい。

図書目録進呈◆

ME教科書シリーズ

（各巻B5判，欠番は品切または未発行です）

- ■日本生体医工学会編
- ■編纂委員長　佐藤俊輔
- ■編纂委員　稲田 紘・金井 寛・神谷 瞭・北畠 顕・楠岡英雄
  戸川達男・鳥脇純一郎・野瀬善明・半田康延

	配本順			頁	本体
A-1	（2回）	生体用センサと計測装置	山越・戸川共著	256	4000円
B-1	（3回）	心臓力学とエナジェティクス	菅・高木・後藤・砂川編著	216	3500円
B-2	（4回）	呼吸と代謝	小野功一著	134	2300円
B-4	（11回）	身体運動のバイオメカニクス	石田・廣川・宮崎・阿江・林共著	218	3400円
B-5	（12回）	心不全のバイオメカニクス	北畠・堀編著	184	2900円
B-6	（13回）	生体細胞・組織のリモデリングのバイオメカニクス	林・安達・宮崎共著	210	3500円
B-7	（14回）	血液のレオロジーと血流	菅原・前田共著	150	2500円
B-8	（20回）	循環系のバイオメカニクス	神谷 瞭編著	204	3500円
C-3	（18回）	生体リズムとゆらぎ―モデルが明らかにするもの―	中尾・山本共著	180	3000円
D-1	（6回）	核医学イメージング	楠岡・西村監修 藤林・田口・天野共著	182	2800円
D-2	（8回）	X線イメージング	飯沼・舘野編著	244	3800円
D-3	（9回）	超音波	千原國宏著	174	2700円
D-4	（19回）	画像情報処理（Ⅰ）―解析・認識編―	鳥脇純一郎編著 長谷川・清水・平野共著	150	2600円
D-5	（22回）	画像情報処理（Ⅱ）―表示・グラフィックス編―	鳥脇純一郎編著 平野・森共著	160	3000円
E-1	（1回）	バイオマテリアル	中林・石原・岩崎共著	192	2900円
E-3	（15回）	人工臓器（Ⅱ）―代謝系人工臓器―	酒井清孝編著	200	3200円
F-2	（21回）	臨床工学(CE)とME機器・システムの安全	渡辺 敏編著	240	3900円

定価は本体価格+税です。
定価は変更されることがありますのでご了承下さい。

図書目録進呈◆